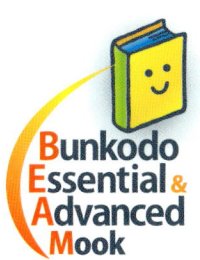

Bunkodo
Essential &
Advanced
Mook

原則から処方の具体例までわかる

輸液の
コツとポイント

[編集]
独立行政法人国立病院機構 京都医療センター外科
畑 啓昭
＋
BEAM（Bunkodo Essential & Advanced Mook）編集委員会

文光堂

執筆者一覧

■ 執　筆（執筆順）

畑　　啓昭	独立行政法人国立病院機構 京都医療センター外科
小泉　三輝	独立行政法人国立病院機構 京都医療センター腎臓内科
柴垣　有吾	聖マリアンナ医科大学腎臓・高血圧内科　准教授
花田　　健	島根大学医学部附属病院腎臓内科
藤田　芳郎	中部ろうさい病院リウマチ・膠原病科・研修センター長
土師陽一郎	中部ろうさい病院リウマチ・膠原病科
松原　　雄	京都大学大学院医学研究科腎臓内科学
三枝　孝充	Medical University of South Carolina 腎臓内科フェロー
今井　直彦	聖マリアンナ医科大学腎臓・高血圧内科　医長
小木曾　聡	独立行政法人国立病院機構 京都医療センター外科
井上　裕之	独立行政法人国立病院機構 京都医療センター医療技術部臨床工学科　主任臨床工学技士
飯野　靖彦	日本医科大学腎臓内科　教授
早川　峰司	北海道大学病院先進急性期医療センター
鷲澤　尚宏	東邦大学医療センター大森病院栄養治療センター　准教授
西川　　元	独立行政法人国立がん研究センター中央病院外科
谷口　洋貴	大津ファミリークリニック　代表，洛和会音羽病院救急総合診療科　部長
濱中　訓生	独立行政法人国立病院機構 京都医療センター救命救急センター
山畑　佳篤	京都府立医科大学大学院医学研究科 救急・災害医療システム学　講師
平川　昭彦	藤田保健衛生大学病院救命救急医学講座　准教授
大野　博司	洛和会音羽病院 ICU/CCU
黄瀬　大輔	京都大学医学部附属病院呼吸器内科
石倉　宏恭	福岡大学病院救命救急センター　診療部長
大田　大樹	福岡大学病院救命救急センター
入江　悠平	福岡大学病院救命救急センター
田中　具治	京都大学医学部附属病院麻酔科
金井　伸行	医療法人社団 淀さんせん会 金井病院　理事長
奥知　慶久	独立行政法人国立病院機構 京都医療センター外科
佐々木雅也	滋賀医科大学附属病院栄養治療部　病院教授
鈴木　一幸	岩手医科大学医学部内科学講座消化器・肝臓内科分野　教授
遠藤　龍人	岩手医科大学医学部内科学講座消化器・肝臓内科分野　講師
山川　一馬	大阪大学医学部附属病院高度救命救急センター
益永　信豊	独立行政法人国立病院機構 京都医療センター循環器科
田川　美穂	社会福祉法人京都社会事業財団 京都桂病院腎臓内科　医長
坂根　直樹	独立行政法人国立病院機構 京都医療センター臨床研究センター
島津　智子	独立行政法人国立がん研究センター研究所家族性腫瘍研究分野
菊池　隆幸	京都大学大学院医学研究科脳病態生理学講座脳神経外科
六車　　崇	国立成育医療研究センター手術・集中治療部集中治療科　医長
久我　修二	大分大学医学部脳・神経機能統御講座小児科学
近藤　英治	京都大学医学部附属病院産科婦人科
上田　剛士	洛和会丸太町病院救急・総合診療科
岡崎　凡子	天理よろづ相談所病院緩和ケアセンター

序文

　輸液は，最も基本となる医療行為の1つです．実際に多くの診療科で日常的に使用されていることと思います．しかし，基本であり，色々なところで使用されているがゆえに，輸液について一から学ぶ機会をもたないまま，何となく処方に慣れていっている若いドクターが多いのが実際のところではないでしょうか．

　かくいう私も，輸液の専門家ではなく，研修医の頃から輸液についてもわからないことだらけで，さまざまな教科書を読んだり，講演を聞いたりしながら勉強を続けてきた一外科医にすぎません．そんな専門外の私が編集を担当するにあたり，専門の先生方が編纂されておられる幾多の良本と異なるメリットは何かと考えたところ，唯一で最大のメリットは，私が読者である先生方と同じ視点をもっているという点ではないかと考えました．

　したがって本書では，私が研修医であった頃に考えた「この科の疾患ではどのような輸液が使われるのだろう？」という疑問を，各診療科の先生方に説明をしていただく体裁としました．また，それらを一貫して理解しやすいように自分なりに咀嚼した輸液の基本を前半にまとめました．ここは，専門家の目からは不十分・不正確な内容かもしれませんが，まずはここを足掛かりにして，さらなる良書，教科書に進んでいただければと思います．

　また，各項の執筆は，日頃から私の疑問に適切にアドバイスをしてくださる近しい先生方から，私が是非読んで勉強したいと思い面識がないにもかかわらず無理なお願いをした先生方まで，多くのすばらしい先生方にご協力をいただきました．きっと，これらを読むことで，「何となく輸液の処方に慣れる」のではなく，しっかりと学んで輸液を処方できるドクターになれることと思います．

　最後に，某研修医のための輸液セミナーの講師に抜擢いただいたことで私の輸液との関わりを広げてくださった京都大学消化管外科教授 坂井義治先生，ならびに文光堂編集部の方々に感謝申し上げます．

平成24年2月

独立行政法人国立病院機構 京都医療センター外科

畑　啓昭

原則から処方の具体例までわかる
輸液のコツとポイント

● Contents 目次

I. 入門レクチャー
輸液で覚えるべきこと　〜最初にここから覚えてスタート〜　畑　啓昭 …………… 2

II. 輸液の基本
1. 輸液はどんなときに必要？　畑　啓昭 …………… 26
   - ミニレクチャー　不要な輸液ってどんな輸液？　畑　啓昭 …………… 29
2. 脱水と血管内容量の評価　小泉三輝 …………… 30
3. 電解質がおかしい！　〜診断と補正の原則〜
   - （1）Na, Cl 濃度の異常，診断と補正の原則　〜研修医が Na, Cl 異常値をみたときに参照しやすい原因・鑑別，補正の原則〜　花田　健・柴垣有吾 …… 38
   - （2）K 濃度の異常，診断と補正の原則　土師陽一郎・藤田芳郎 …… 52
   - （3）Ca/P/Mg の異常，診断と補正の原則　松原　雄 …………… 64
4. 酸塩基平衡異常の分析の原則　三枝孝充 …………… 74
5. 輸液製剤の種類　畑　啓昭 …………… 90
6. 輸液の禁忌　〜こんな輸液は厳禁！〜　今井直彦 …………… 102
7. 末梢・PI・CV カテーテルの選び方　小木曾　聡 …………… 107
   - ミニレクチャー　ゲージ（G）とフレンチ（Fr）の話　畑　啓昭 …………… 113

● Memo
- 尿中 Na 排泄分画(FENa)と尿中尿素窒素排泄分画(FEUN) …………… 32
- 低カリウム血症＋代謝性アシドーシス …………… 56
- TTKG について …………… 56
- Bartter 症候群，Gitelman 症候群 …………… 57
- 主細胞に吸収されない陰イオンが低カリウム血症を起こすしくみ …………… 57
- 甘草が偽性アルドステロン症を起こすしくみ …………… 58
- HCO_3^- の測定値 …………… 76
- 代謝性アルカローシスの機序 …………… 77
- 代謝性アシドーシスにおける高カリウム血症 …………… 80
- 代謝性アシドーシスにおける呼吸性代償 …………… 81
- アニオンギャップ(AG) …………… 82
- 呼吸性アシドーシスによる神経症状 …………… 86
- 浸透圧の計算 …………… 90
- 乳酸，酢酸，重炭酸の違い …………… 92
- 糖質の違い …………… 94
- 高カリウムと心電図 …………… 102
- レッドマン症候群 …………… 103
- 静脈炎について …………… 105

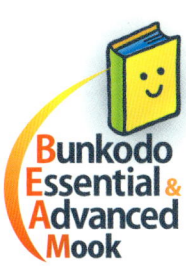

| ミニレクチャー 輸液用ポンプの基礎知識　〜輸液・シリンジポンプの基礎知識・注意点〜 | 井上裕之 | 114 |
| 8. ORS（経口電解質補正液）・スポーツドリンク・ジュース | 飯野靖彦 | 118 |

III. 栄養輸液の基本

1. 栄養輸液はどんなときに必要？　早川峰司 …… 124
2. 末梢静脈栄養と中心静脈栄養の原則とメニュー　鷲澤尚宏 …… 129
3. 中心静脈栄養輸液を作ってみよう　〜例題から考える〜　畑　啓昭 …… 139
4. 経腸栄養の原則　西川　元 …… 143

IV. 診療科・疾患別の輸液

〜輸液開始の判断→具体的な処方例→止めるタイミングは？〜

1. 救急で使う輸液
   - （1）初療での輸液　〜脱水症を見逃さない〜　谷口洋貴 …… 150
   - （2）心肺蘇生時の輸液　濱中訓生 …… 157
   - （3）外傷（出血性ショック）の輸液　山畑佳篤 …… 164
   - （4）クラッシュ症候群・横紋筋融解症の輸液　山畑佳篤 …… 171
   - （5）熱傷の輸液　平川昭彦 …… 175

末梢静脈から投与可能な糖濃度は？ …… 106	ビタミンの配合 …… 136
サイフォニング現象とは？ …… 116	ABC-OMI …… 151
ASPEN，ESPENの調べられるアドレス …… 126	細胞外液型の選択〜リンゲルか，乳酸リンゲルか，酢酸リンゲルか？ …… 153
CVC留置による合併症 …… 131	1/2生食(half saline)の作り方 …… 154
感染制御チーム（ICT） …… 131	高エネルギー外傷とは？ …… 164
栄養サポートチーム（NST） …… 132	急速輸液ってどれくらいの速さで入れるの？ …… 165
静脈栄養の用語について …… 132	ショックインデックス …… 167
非蛋白熱量窒素比（NPC/N比） …… 133	横紋筋融解症を起こしやすい薬剤 …… 171
FAO/WHO基準とTEO基準 …… 135	近位側をしばることは推奨されない！ …… 172
GSX製剤 …… 136	コンパートメント症候群の管理 …… 173
メイラード反応 …… 136	

- **（6）敗血症性ショックの輸液** 大野博司 ……………………………………… 181
- **（7）ALI/ARDSの輸液** 黄瀬大輔 ……………………………………………… 187
- **（8）アナフィラキシーショックの輸液** 石倉宏恭・大田大樹 ……………… 193
- **（9）熱中症の輸液** 石倉宏恭・入江悠平 ……………………………………… 201

2. 麻酔科で使う輸液　田中具治 ……………………………………………………… 209

3. 外科で使う輸液　〜周術期輸液の考え方〜　畑 啓昭 ……………………… 215

4. 消化器科で使う輸液
- **（1）下痢・嘔吐のときの輸液** 金井伸行 ……………………………………… 223
- **（2）腸閉塞のときの輸液** 奥知慶久 …………………………………………… 228
- **（3）炎症性腸疾患のときの輸液** 佐々木雅也 ………………………………… 232
- **（4）肝硬変のときの輸液** 遠藤龍人・鈴木一幸 ……………………………… 240
- **（5）急性膵炎のときの輸液**　〜急性膵炎の重症度と輸液管理〜　山川一馬 … 247

5. 循環器科で使う輸液
- **（1）心不全のときの輸液** 益永信豊 …………………………………………… 253
- **（2）虚血性心疾患のときの輸液** 益永信豊 …………………………………… 258

6. 腎臓内科で使う輸液　田川美穂 …………………………………………………… 264

ミニレクチャー 造影剤腎症を予防するには？　田川美穂 …………………………… 270

SAFE study ……………………………………… 183	サードスペースのコントロールが術後輸液最大のポイント … 218
FACTT（Fluid and Catheter Treatment Trial）study … 186	腸閉塞＝イレウス？ ………………………………… 229
Starlingの式 …………………………………… 188	経鼻胃管（short tube）vs イレウス管（long tube） …… 230
体温低下を防止するために加温した輸液を投与 …… 196	本邦と欧米とのアミノ酸輸液製剤と脂肪乳剤の使い方の
アドレナリンの経静脈投与に注意 ………………… 197	差異 ……………………………………………… 245
アドレナリンの早期自己注射 ……………………… 200	急性膵炎の栄養療法は？ ………………………… 249
熱中症時の薬物による体温調節は控えるべき …… 203	急性膵炎におけるプロカルシトニン（PCT）測定の有用性
熱射病の分類 ………………………………………… 205	……………………………………………………… 251
熱中症と急性意識障害の鑑別 ……………………… 208	血栓溶解療法とPCIのどちらを選択するか？ ……… 262
熱中症の予防法 ……………………………………… 208	敗血症性ショック時の輸液 ………………………… 267
乳酸と酢酸による違い ……………………………… 210	メトホルミンと乳酸アシドーシス ………………… 274

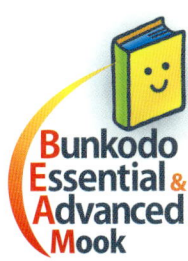

7. 糖尿病科での輸液 坂根直樹 ……… 274
8. 内分泌科で使う輸液 島津智子 ……… 284
9. 脳卒中のときの輸液 菊池隆幸 ……… 290
10. 気管支喘息発作時の輸液 黄瀬大輔 ……… 295
11. その他
　（1）小児の輸液 久我修二・六車 崇 ……… 298
　ミニレクチャー **骨髄輸液** 六車 崇 ……… 305
　（2）周産期の輸液 〜不幸な帰結を未然に予防する妊娠・分娩時の輸液〜 近藤英治 ……… 309
　（3）高齢者・在宅医療の輸液 〜高齢者に役立つ皮下注射〜 上田剛士 ……… 322
　（4）終末期に使う輸液 岡崎凡子 ……… 329

参考資料：ISO 規格，日本医療器材工業会のカラーコード ……… xii
付録：Further Readings ……… 338
索引 ……… 347

- ドクターコールの例 ……… 282
- hungry bone syndrome とは ……… 287
- ヒドロコルチゾンの投与量 ……… 288
- クモ膜下出血発症直後の輸液管理が最大のポイント ……… 292
- 晶質液(crystalloid solution)と膠質液(colloid solution) ……… 301
- 小児の維持輸液における輸液量と輸液速度の求め方（Holliday と Segar の計算式） ……… 303
- 確保時の検体採取 ……… 307
- 妊娠・授乳に関する薬剤情報の入手サイト ……… 310
- Wernicke 脳症の予防 ……… 312
- 分娩後異常出血の原因：4Ts ……… 313
- バルーンタンポナーデ法 ……… 316
- 過度の血圧低下に注意！ ……… 317
- 硫酸マグネシウムの治療域 ……… 318
- 産褥期の血圧管理 ……… 321
- volume depletion と dehydration ……… 323
- 生理食塩水以外の製剤を持続皮下注射するとき ……… 326
- 終末期がん患者とは ……… 329
- 悪液質とは ……… 329

● **column**
生理食塩水の浸透圧は？ ……… 37

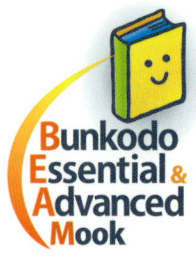

BEAMシリーズによせて

　このたび，文光堂から卒後5～6年までの熱意ある若手医師を読者対象とした特集テーマ形式の単行本，BEAM（Bunkodo Essential & Advanced Mook）シリーズを刊行することになりました．編集メンバーは月刊「臨床研修プラクティス」企画を担当してきた4名です．2004年に始まった新臨床研修制度にあわせて「臨床研修プラクティス」を6年間にわたって刊行してきましたが，このほど臨床研修制度が見直されたこともあり，「臨床研修プラクティス」から実地診療に役立つ単行本であるBEAMシリーズに衣替えすることにしました．「臨床研修プラクティス」も楽しく編集させていただきましたが，読者層が二年ごとに変わるため，どうしても類似のテーマを繰り返さざるを得ない側面があり，一方で限られた誌面という制約のため，なかなかもう一歩踏み込むことができないもどかしさがありました．しかし，ご承知のように「臨床研修プラクティス」の特集からは，永久保存版として「感染症診療マスターブック」「研修医のためのステロイドの使い方のコツ」「頻用薬の選び方・使い方」など10冊以上の名著がすでに単行本として発刊され，幸い好評でいまも医学系書店の書架やネット書店のウェブを飾っています．そこで，総合医として必須でかつプラクティカルな知識をわかりやすい誌面で特集し若手医師に提供する，という姿勢で，あらたなMOOKシリーズを刊行することにしました．掘り下げた内容ながらもポイントは外さないという特徴の思いを込めて，この新シリーズをBEAM（Bunkodo Essential & Advanced Mook）と名付けました．BEAMには光の線や束という意味の他に，（希望の）光・笑顔というニュアンスもあります．MOOKというのは耳慣れない言葉かもしれませんが，タイムリーでコンパクトなMagazineと完成度が高く重厚なBOOKの長所を併せ持った刊行物という主旨の造語です．本シリーズでは，このMOOKの利点を生かすべく，若手医師にもっとも求められているテーマを厳選し，専門家をゲスト編集者にお招きして実践的でプラクティカルな内容にまとめ上げました．「臨床研修プラクティス」の時からの伝統ですが，編集者の中で総合診療部に所属するのは一名のみで，残りはレジデント経験のある皮膚科医，心臓血管外科医，循環器内科医です．編集会議では，この三名が読者の視点に立って，いわば「素人の素朴な質問」をゲスト編集者や総合内科医に浴びせ困惑させながら，わかりやすい企画構成を心がけています．うち一名は大学教授から公立病院院長に転身しましたので，より身近な「肌で感じる」スキルや知識をより重視する編集会議になったと自負しています．

　本シリーズが情熱あふれる皆さんのような若手医師の重宝で手軽なリファレンスブックとして有機的に機能すれば編集者としてこれに勝る喜びはありません．自分たちのレジデント時代を回顧して，「こんな本があればよかったのに」という単行本を目指したいと思います．皆さんの気力や体力がある限りその熱意は私達編集者に届きます．是非，思いやりのある優れた臨床医をめざして，本シリーズを座右に一層の精進に邁進しましょう．

平成22年5月

　　　　　　　BEAM（Bunkodo Essential & Advanced Mook）編集委員会 ※所属は現在のもの
　　　　　　　　　　宮地　良樹　京都大学 教授
　　　　　　　　　　上田　裕一　天理よろづ相談所病院 病院長・医学研究所長
　　　　　　　　　　郡　　義明　天理よろづ相談所病院白川分院 院長
　　　　　　　　　　服部　隆一　島田市病院事業管理者・市立島田市民病院 院長

カラー口絵

II-⑦　末梢・PI・CV カテーテルの選び方

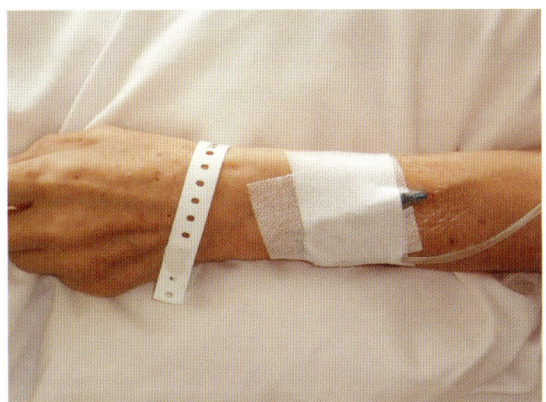

図1　(副)橈側皮静脈へ留置された PVC
(p.108)

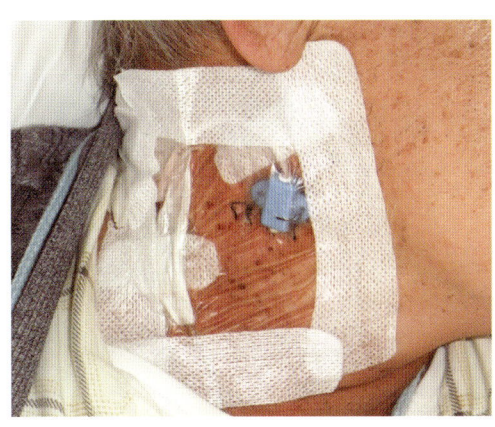

図2　内頸静脈に留置された CVC
(p.108)

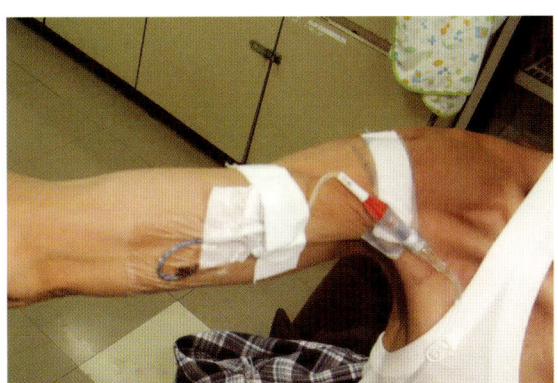

図3　尺側皮静脈から上大静脈へ留置された PICC
(p.108)

Ⅳ-①-(8)　アナフィラキシーショックの輸液

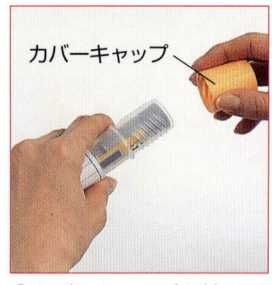
①カバーキャップを外す

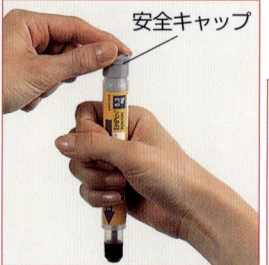
②安全キャップを取る

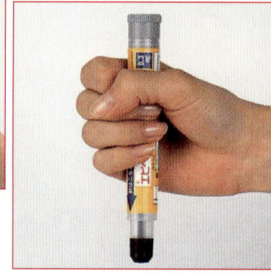
③手で握る

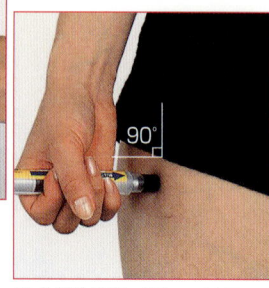
④大腿外側に押しつける

図2　エピペン®の使用方法（p.199）

Ⅳ-ミニレクチャー　骨髄輸液

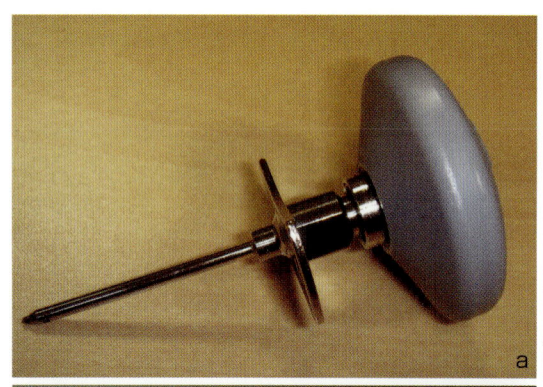

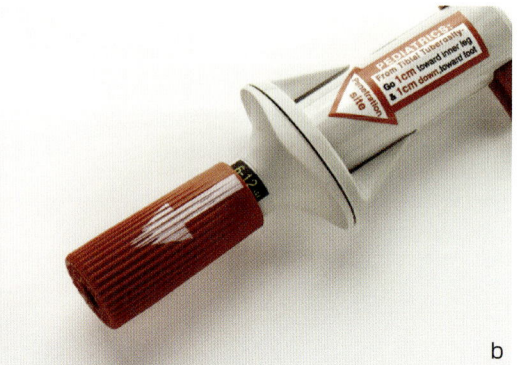

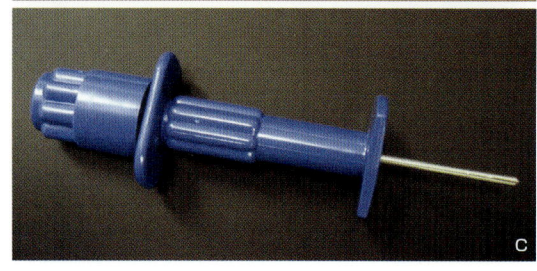

図1　骨髄輸液針（p.306）
a：骨髄輸液針，b：バネの力で刺入する骨髄輸液針，c：骨髄輸液・採取兼用のもの．

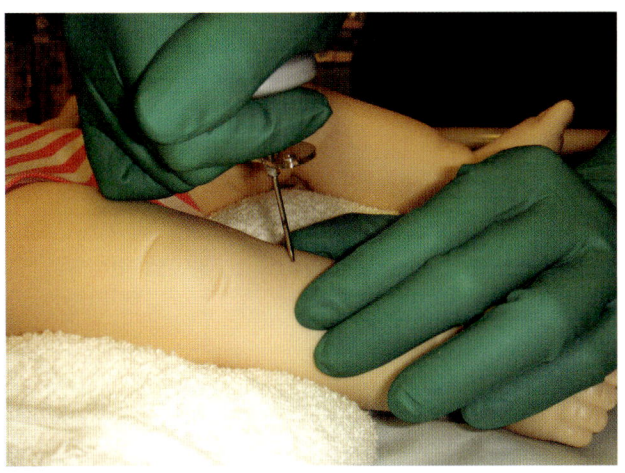

図2　骨髄輸液針の刺入（下肢の把持）(p.307)

Ⅳ-⑪-(3)　高齢者・在宅医療の輸液

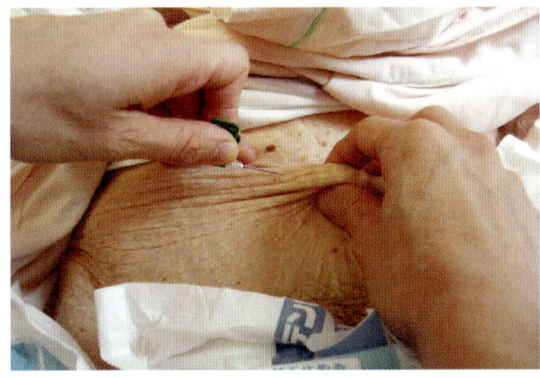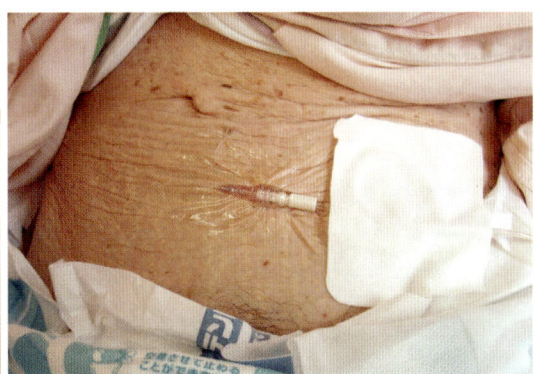

図1　腹壁での持続皮下注射の例 (p.324)

左（穿刺方法）：腹壁の皮膚をつまみ，翼状針を45°の角度で針が皮下にとどまるように刺入する．
右（固定方法）：左と異なり留置針を使用している．固定は末梢静脈に使用する被覆材を使用する．体動による針の迷入や折れを防ぐために腹壁のしわに沿って刺入・固定する．

参考資料

II - ミニレクチャー　ゲージ（G）とフレンチ（Fr）の話

表1　ISO 規格

公称外径	ゲージ(G)	外径(mm)		内径		
				標準の壁の厚さ (mm)	薄い壁の厚さ (mm)	さらに薄い壁の厚さ (mm)
		最小	最大	最小	最小	最小
0.40	27	0.400	0.420	0.184	0.241	−
0.45	26	0.440	0.470	0.232	0.292	−
0.55	24	0.550	0.580	0.280	0.343	−
0.60	23	0.600	0.673	0.317	0.370	0.460
0.70	22	0.698	0.730	0.390	0.440	0.522
0.90	20	0.860	0.920	0.560	0.635	0.687
1.20	18	1.200	1.300	0.790	0.910	1.041
1.60	16	1.600	1.690	1.100	1.283	1.390
2.10	14	1.950	2.150	1.500	1.600	1.727

（ISO 9626 より）

表2　日本医療器材工業会のカラーコード

静脈留置針

針外径		カラーコード
mm	G	
0.6	26	紫
0.7	24	黄色
0.8, 0.9	22	濃紺
1.0, 1.1	20	ピンク
1.2, 1.3	18	深緑
1.4, 1.5	17	白
1.6, 1.7, 1.8	16	灰色
1.9, 2.0, 2.1, 2.2	14	オレンジ
2.3, 2.4, 2.5	13	赤
2.6, 2.7, 2.8	12	水色
3.3, 3.4	10	薄茶色

注射針

針外径		カラーコード
mm	G	
0.3		yellow
0.33	29	red
0.36		blue-green
0.4	27	medium grey
0.45	26	brown
0.5	25	orange
0.55	24	medium purple
0.6	23	deep blue
0.7	22	black
0.8	21	deep green
0.9	20	yellow
1.1	19	cream
1.2	18	pink
1.4	17	red-violet
1.6	16	white
1.8	15	blue-grey
2.1	14	pale green
2.4		purple
2.7		pale blue
3		green-yellow
3.4		olive brown

I. 入門レクチャー

 輸液で覚えるべきこと
　　〜最初にここから覚えてスタート〜　　　　　　　　　　2

I 入門レクチャー

輸液で覚えるべきこと
~最初にここから覚えてスタート~

　この章では，覚えておくと輸液を理解しやすくなると思われる基本的な事柄を取り上げました．赤字部分は覚えておくとよいところです．説明を読んで一度は理解ができても，必要なことを覚えてしまわないと，次の機会に再び理解するところから始めないといけません．せっかくなので，説明の後の虫食い問題を覚えてしまいましょう．必要なことを覚えてしまうときっと輸液がわかりやすく，面白くなると思います．

I　維持輸液ってどういう意味？

1　1日に必要な水分はどれくらい？

1）まず，からだに入ってくる水分と出ていく水分を考えましょう．

（A）In：入ってくる水分

　入ってくる水分として次の3つ，①**食事中の水分**，②**代謝水**，③**飲み物**，を考えましょう．

①1日の食事（3食）の中に含まれる水分（飲み物は除く）は**約900 mL**です．

②**代謝水**とは何でしょう？　生命維持のためにからだの中の栄養分（炭水化物，蛋白質，脂質など）が代謝されATPなどの形でエネルギーが取り出されますが，その結果として含まれていた炭素（C）や水素（H）は最終的に二酸化炭素（CO_2）と水（H_2O）になります．この水分が**代謝水**と呼ばれ，1日に**約300 mL**産生されます（**代謝水の量＝5 mL/kg/日で計算も可能**）．

③飲み物の量は，たとえば飲み会のときには多くなりますし，1日中ダラダラ寝ているときには少なくなるように，時と場合により大きく変わります．ひとまずW mLとしておきましょう．

Side memo

食事中の水分は約900 mL/日

代謝水は約300 mL/日
（5 mL/kg/日）

(B) Out：出ていく水分

　出ていく水分として次の３つ，④不感蒸泄，⑤便，⑥尿，を考えましょう．

④不感蒸泄とは何でしょう？　鼻や口から吸った空気が肺に届いてから吐き出される間に，空気の温度や湿度を調整するために無意識にからだの中の水分が使われています．また皮膚からも常に水分が蒸発して失われています．これらを不感蒸泄といい，1日で約 900 mL になります（不感蒸泄の量＝15 mL/kg/日，体温が1℃上昇するごとに約 15％増加します）．

⑤便に含まれる水分を考えましょう．通常の便の場合は1日当たり約 100～300 mL の水分が含まれています．

⑥尿量を考えましょう．飲水量と同じように，尿量も日々の生活の中で常に変化することを実感していると思います．たとえば，暑い中で運動をすると尿も濃く少なくなりますし，飲み会でビールをたくさん飲んだ後は薄い尿が多く出るように，摂取した水分の量に従って尿量は調節されています．ここでは尿量を U mL としましょう．

> 不感蒸泄は約 900 mL/日（15 mL/kg/日，体温1℃上昇ごとに 15％増加）

まとめると

　　(A) In＝①食事中の水分（900 mL）＋②代謝水
　　　　　（300 mL）＋③飲水（W mL）
　　(B) Out＝④不感蒸泄（900 mL）＋⑤便（300 mL）
　　　　　＋⑥尿（U mL）

となり，①食事中の水分と④の不感蒸泄の量がほぼ同じ，②代謝水の量と⑤便の水分量がほぼ同じと考えると1日の水分の出入りがわかりやすくなります．概算すると，③飲水量（W mL）＝⑥尿量（U mL）となり，通常の状態では飲んだ量がだいたい尿として出ているということになります．

　しかしこのままでは，水分を飲む量が多ければ尿も多くなり，少なければ尿も少なくなることしかわからず，1日に必要な水分量はわからないままです．

　そこで次に1日に必要な尿量を考えましょう．尿はからだの中で不要となった不揮発酸などの溶質を排泄しています．これには，最も濃い尿（排泄すべき溶質を多く含む尿）をつくって排泄するとしても，1日最低約 600 mL

> 尿量は最低 600 mL/日

の尿が必要です．

　以上から，口から食物を食べている普通の状態であれば，水分は最低 600 mL は必要ということがわかります（実際には運動をして汗をかいたり，下痢ぎみだったりと，安全域を考える必要があるので，もう少し水分量は必要です）．

2) 次は，絶飲食で輸液が必要な状態を考えましょう．輸液として水分はどれくらい必要でしょうか？

(A) In：入ってくる水分

①代謝水：300 mL

②輸液：ひとまず F mL としましょう．

(B) Out：出ていく水分

③不感蒸泄：900 mL

④便：300 mL

⑤尿：U mL（最低 600 mL）

> **まとめると**
> (A) In＝①代謝水（300 mL）＋②輸液（F mL）
> (B) Out＝③不感蒸泄（900 mL）＋④便（300 mL）
> 　　　　＋⑤尿（UmL）

ここでも①代謝水と④便の水分は同じ量と考えると，②輸液（F mL）＝③不感蒸泄（900 mL）＋⑤尿（U mL）となります．

尿量（U mL）は 1 日最低で 600 mL 必要だったので，③不感蒸泄（900 mL）＋⑤尿（最低 600 mL）＝**1,500 mL/日が最低の輸液量**となります．

　実際には心不全などで輸液制限がない限り，安全量を見込んで 1 日の輸液量は 2,000 mL が基本の量となります．

絶飲食のときに必要な輸液量＝2,000 mL/日

　臨床においてはいろいろな要素で誤差が出てくるため，概算の輸液量が把握できれば，あとは日々，循環血漿量を評価して適正に維持できるように輸液量を調整するのが正しい姿勢と思うので，あまり使う機会がありませんが，式 1 のような計算式もあります．

4-2-1 ルール（表1）

　0～10 kg までは 4 mL/kg/時，10～20 kg までは 2 mL/kg/時，20 kg 以上は 1 mL/kg/時で計算します．小児にも使えます（個人的には少し量が多めな印象）．

表1　4-2-1 ルール

体重 (kg)	0～10	10～20	20～
輸液量 (mL/kg/時)	4 mL/kg/時	40 mL/時＋（10 kg を超える 1 kg につき 2 mL/時ずつ）	60 mL/時＋（20 kg を超える 1 kg につき 1 mL/時ずつ）

例　体重 60 kg なら
4 mL×10 kg＋2 mL×10 kg＋1 mL×40 kg＝100 mL/時

絶飲食のときの輸液量
＝2,000 mL/日

式1 1日量の計算

1日の必要量＝2,000 mL＋25×（体重－60 kg）

例　80 kg なら
2,000＋25×（80－60）＝2,500 mL

覚えましたか？ 虫食い問題

人間のからだの1日の水分の出入りを考えます．入ってくる水分（In）は，【①】【②】【③】の3つがあります．【①】中に含まれる水分（飲み物は除く）は約【④】mL です．【②】は栄養分が代謝されるときに含まれていた水素（H）が水（H_2O）になることで，1日約【⑤】mL 産生されます（【⑥】mL/kg/日）．

出ていく水分（Out）としては，【⑦】，【⑧】，【⑨】があります．

【⑦】は皮膚や，呼吸に伴って気道から失われる水分で，1日約【⑩】mL になります（【⑪】mL/kg/日，体温が1℃上昇するごとに【⑫】%増加します）．

【⑧】は，下痢でない限り，通常1日約【⑬】mL と考えます．
まとめると，

(A) In＝【①】（【④】mL）＋【②】（【⑤】mL）＋【③】（W mL）
(B) Out＝【⑦】（【⑩】mL）＋【⑧】（【⑬】mL）＋【⑨】（U mL）
となります．

In と Out を考えると，【①】と【⑦】はほぼ同じ量，【②】と【⑧】はほぼ同じ量と考えられます．残りは【③】と【⑨】で，ほぼ【③】と同じ量が【⑨】として排泄されています．

絶飲食で輸液をしているときは，In は【②】と輸液 F，Out は【⑦】，【⑧】，【⑨】です．まとめると，

(A) In＝【②】（【⑤】mL）＋輸液（F mL）
(B) Out＝【⑦】（【⑩】mL）＋【⑧】（【⑤】mL）＋【⑨】（U mL）
となります．

【②】と【⑧】は相殺すると考えます．すると，輸液 F＝【⑦】＋【⑨】となります．【⑦】は1日約【⑩】mL 必要です．【⑨】は，体内の不要な物質を排泄するのに最低で約【⑭】mL 必要です．すると最低必要な輸液 F は【⑩】＋【⑭】＝【⑮】mL となります．

余裕をみて，絶飲食のときに必要な輸液量は【⑯】ml となります．

(答え)

①食事中の水分　②代謝水　③飲水　①食事中の水分
④900　②代謝水
⑤300　⑥5
⑦不感蒸泄　⑧便　⑨尿
⑦不感蒸泄
⑩900　⑪15
⑫15
⑧便　⑬300

①食事中の水分　④900　②代謝水　⑤300　③飲水
⑦不感蒸泄　⑩900　⑧便　⑬300　⑨尿

①食事中の水分　⑦不感蒸泄　②代謝水　⑧便　③飲水　⑨尿
③飲水　⑨尿
②代謝水
⑦不感蒸泄　⑧便　⑨尿
②代謝水　⑤300
⑦不感蒸泄　⑩900　⑧便　⑤300　⑨尿

②代謝水　⑧便　⑦不感蒸泄　⑨尿　⑦不感蒸泄　⑩900　⑨尿
⑭600
⑩900　⑭600　⑮1,500
⑯2,000

❷ 1日に必要な電解質はどれくらい？

1) 電解質の量について理解するために，少し細かいですが単位のことを覚えましょう

（1）％濃度，モル濃度，当量

▶ **[％]**：溶液中に溶けている溶質の質量が何％かを表す単位．質量パーセント濃度といいます．

> 例　ブドウ糖が50g溶けている1Lの溶液は，5％溶液となります（5％糖液のこと）．

▶ **[mol/L]**：溶液1L中に，何モルの溶質が溶けているかを表す単位．容量モル濃度といいます．

> 例　8.4％メイロン®注は1L中に炭酸水素ナトリウム〔NaHCO₃（分子量84）〕が84g溶けている溶液のことであり，1 mol/L溶液となります．

▶ **[Eq]**：当量．当量は電解質を考える場合に便利な単位です．Na⁺ 1 molとCl⁻ 1 molは電気的に釣り合いますが，Ca²⁺ 1 molとCl⁻ 1 molは電気的に釣り合いません．この計算を簡単にするために，電荷を反映した量を電荷当量（equivalent：Eq）という単位で表します．1価のイオン（Na⁺）なら 1 mol＝1当量（Eq），2価（Ca²⁺）なら 1 mol＝2 Eq，n価なら 1 mol＝n Eqとなります．医学の世界では，含まれる電解質の量が少ないため[mmol]（ミリモル）に対応するmEq（ミリ当量）がよく使われます．

> 例　NaCl 9 gを含む溶液1L **(0.9％)** に含まれるNaとClの量を調べてみましょう．NaClの分子量は58.5なので，9/58.5＝0.154 mol/Lです．ミリの単位にすると，154 mmol/Lとなります．これは**生理食塩水の濃度**であり，**生理食塩水中のNa量は154 mEq/L**となります．また塩化ナトリウム〔塩（NaCl）〕1g中のNa⁺は**(1/58.5＝0.017)**より **17 mEq**となります．

2) それでは1日に必要な電解質の量を考えましょう

ここでは重要な2種類のみを考えます．それは，**Na**と**K**です．

▶ **[Na]**：塩のとりすぎはよくないといわれる一方で，全くとらないと人間は生きていけません．では，1日に最低何gの塩が必要でしょうか．日本人の平均摂取量は10gを超えており，推奨は9g程度とされていますが，最低必要

表2　分子量とmEq

物質名	分子量	1gのmmol≒mEq
Na⁺	23	43
Cl⁻	35.5	28
K⁺	39	26
Ca²⁺	40	25 mmol (50 mEq)
NaCl	23＋35.5＝58.5	17
KCl	39＋35.5＝74.5	13
HCO₃⁻	1＋12＋16×3＝61	16.4
NaHCO₃	23＋61＝84	12
ブドウ糖	180	5.5

濃度について

・本文中の容量mol濃度（molarity）[mol/L]は計測したい溶液を調べればよいので簡便です．

・他に質量モル濃度（molality）[mol/kg・H₂O]という単位もあります．これは水1 kg中に溶けている溶質の量をモルで表したもので，温度や圧力が変わって溶媒（水）の体積が変わっても，水の量は重さを使うので濃度は一定になる利点があります．浸透圧の計算などに使用されます．

・正確には血漿1L中には凝固因子などが溶けていて，1L＝0.93 kg・H₂Oになりますが，医学の分野では扱う溶質の量がミリモル[mmol]の次元の話であるため，どちらの単位でも大きな違いにはならないでしょう．

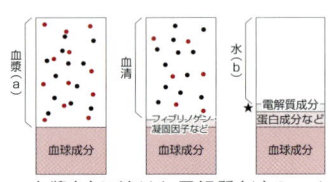

・血漿(a)に溶けた電解質(★)のmol濃度は，容量mol濃度（mol/L）
・水(b)に溶けた電解質(★)のmol濃度は，重量mol濃度（mol/Kg・H₂O）
・人間の体内では蛋白・電解質の濃度が低いので，どちらも大きな違いはない．

図1　血液，血漿，血清のイメージ

生理食塩水中のNa量は154 mEq/L，NaCl 1g中のNa⁺量は17 mEq

な量は3〜4g程度です．

先ほどの単位に変換してみると，**NaCl 1 g が 17 mEq** だったので，3〜4gは51〜68 mEq となります．成人の体重を60 kg くらいとすると，約1 mEq/kg となっています．ですから，これからは簡単に **1 日に必要な Na は 1 mEq/kg** と覚えましょう．

例　体重が60 kg であれば，NaCl 60 mmol ≒ 3.5 g となります．

▶ [K]：こちらも簡単に **1 日に必要な K は 0.5 mEq/kg** と覚えましょう．

例　体重が60 kg であればKは30 mEq 必要となります．

・1日に必要な Na は 1 mEq/kg
・1日に必要な K は 0.5 mEq/kg

表3　1日当たりの電解質必要量

電解質	維持輸液（長期の場合）
Na	1 mEq/kg
K	0.5 Eq/kg
Cl	酸塩基平衡の維持に必要な量
Ca	(10〜15 mEq)
Mg	(10〜20 mEq)
P	(5 mg/kg)

覚えましたか？

虫食い問題

生理食塩水は，NaCl の【①】％溶液であり，1 L 中に NaCl が【②】g 溶けています．モル濃度の単位に書き換えると NaCl（分子量58.5）1 g は【③】mmol なので，生理食塩水1 L 中に溶けている【②】g の NaCl は約【④】mmol となります．当量で表すと Na イオンは1価なので，1 L 中の Na イオンは単位も含めて【⑤】となります．その他，覚えておくとよい量は，ブドウ糖の分子量【⑥】，8.4％メイロン®注に含まれている炭酸水素ナトリウム（NaHCO₃）の分子量【⑦】などです．

1日に必要な電解質の量について，塩（NaCl）は体重1 kg 当たりで考えると1日に【⑧】mmol/kg/d 必要です．体重が60 kg とすると1日に【⑨】mmol 必要であり，NaCl 1 g が【③】mmol であることから，約【⑩】g が1日に必要な塩（NaCl）の量となります．カリウム（K）は，体重1 kg 当たり1日に【⑪】mmol/kg/d 必要です．

（答え）

①0.9

②9

③17

②9　④154

⑤17 mEq

⑥180

⑦84

⑧1

⑨60

③17　⑩3.5

⑪0.5

❸　栄養分（ブドウ糖）について

1日に必要な栄養分は？　という話になると，Harris-

Benedictの式などで計算したエネルギーが必要ということになりますが，ここでは最低限必要な糖分を考えてみます．からだの中で脳や赤血球はエネルギー源としてブドウ糖（グルコース：Glu）を必要とします．また異化を抑えるためにもある程度のグルコースが必要です．これらには **1日100gが必要**とされています．**グルコース1gは4kcal**になるので，100gで400kcalになります．

・1日に必要なグルコースは最低100g，400kcal

❹ 維持輸液とは？

絶飲食で入院中の体重60kgの人に行う基本の輸液について，これまでの水分，電解質，栄養の説明を思い出しながら，組成を考えてみましょう．

▶ [水分]：1日に必要な水分は **2,000 mL**．
▶ [電解質]：1日にNaは **1 mEq/kg必要**だったので，60 kgでは60 mEq．

　1日にKは **0.5 mEq/kg必要**だったので60 kgでは30 mEq．

▶ [栄養]：1日にブドウ糖（Glu）は **100 g必要**．

　したがって必要な輸液は，Na 60 mEq，K 30 mEq，Glu 100 gを含む2,000 mLの輸液となります．これは，一般に維持液といわれている3号液（ソリタ®-T3）製剤の組成とほぼ同じになります．

ソリタ®-T3　Na 35 mEq/L，K 20 mEq/L，Glu 43 g/L

2,000 mLでは，Na 70 mEq，K 40 mEq，Glu 86 gが含まれることになります．

　このような理由で通常の絶飲食の人の維持に適当な輸液はソリタ®-T3　2,000 mLとなっています．

・維持輸液（ソリタ®-T3）2,000 mL/日
　（Na 70 mEq≒1 mEq/kg，K 40 mEq≒0.5 mEq/kg，Glu≒100 g）

Harris-Benedictの式
基礎エネルギー消費量（basal energy expenditure：BEE）の算出に用いる．
男性 BEE＝66.5＋13.8×体重(kg)＋5×身長(cm)－6.5×年齢
女性 BEE＝655.1＋9.6×体重(kg)＋1.8×身長(cm)－4.7×年齢
必要エネルギー＝BEE×活動指数×ストレス指数
活動指数：1.0〜1.1（寝たきり），1.2（床上安静），1.3（ベッド外で活動），1.5（低い），1.7（適度），1.9（高い）
ストレス指数：手術；1.1（軽度），1.2（中等度），1.8（高度）
外傷，1.35（骨折）
感染症；1.2（軽度），1.5（中等度）
熱傷；1.5（体表面積の40%），2（体表面積の100%）
がん；1.1〜1.3

ソリタ®-T3　Na 35 mEq/L，K 20 mEq/L，Glu 43 g/L

> **覚えましたか？** 虫食い問題

絶飲食で入院中の人の基本の輸液を考えましょう．1日に必要な水分は少し余裕をみて【①】mLでした．次に電解質ですが，重要なNa, Kのみを考えます．Naは体重1kg当たり1日に【②】mmol/kg必要でした．体重が60kgとすると1日にNaClが【③】mmol必要です．次にKですが，体重1kg当たり1日に【④】mmol/kg必要でした．体重が60kgとすると1日にKが【⑤】mmol必要になります．またブドウ糖（Glu）は，脳や赤血球の栄養源として最低1日に【⑥】g必要でした．

以上から，基本の輸液はNaCl【③】mmol，K【⑤】mmol，Glu【⑥】gを含む【①】mLの輸液ということになります．一般に維持液といわれている3号液（ソリタ®-T3）の組成は，Na【⑦】mEq/L, K【⑧】mEq/L, Glu【⑨】g/Lとなっており，2,000 mLでは，Na 70 mEq≒1 mEq/kg, K 40 mEq≒0.5 mEq/kg, Glu 86 g≒100 gとなることから，絶飲食の人の維持に適当な輸液になっています．

（答え）
①2,000
②1
③60
④0.5
⑤30
⑥100

③60　⑤30
⑥100　①2,000

⑦35　⑧20　⑨43

Ⅱ 輸液の生理

❶ 輸液の生理を理解するために，浸透圧について復習しておきましょう

水などの小分子は自由に通過できるが，電解質や蛋白などの溶質は通過できないような膜のことを半透膜といいます．小学校の理科の実験で見たことがあると思いますが，この半透膜で濃度の異なる2つの溶液を仕切ると，薄い液（溶質濃度の低い液）から濃い液（濃度の高い液）へ水が移動（浸透）していきます．この浸透する力を**浸透圧**といいます．浸透圧の大きさは，溶液と純水を半透膜で隔てたときに「浸みてくる水を押し返す力の大きさ」で定義されます．イメージとしては，溶液はそれぞれの濃度に応じて"水からの攻められやすさ"をもっていて，濃度が高いと"攻められやすさ"も大きくなります．"攻められやすさ"を浸透圧として表していると考えるとよいでしょう．

浸透圧の詳しい単位

容量モル濃度1 mmol/Lの溶液の浸透圧は1 mOsm/L（osmolarity）と表します．重量モル濃度1 mmol/kg・H₂Oの溶液の浸透圧は1 mOsm/kg・H₂O（osmolality）で表します．濃度の話と同様で，医学の世界では溶けている溶質の量がmmolの次元なのでどちらの単位でも大きな差は生じませんが，正確には重量mol濃度（mOsm/kg・H₂O）を用いて表します．

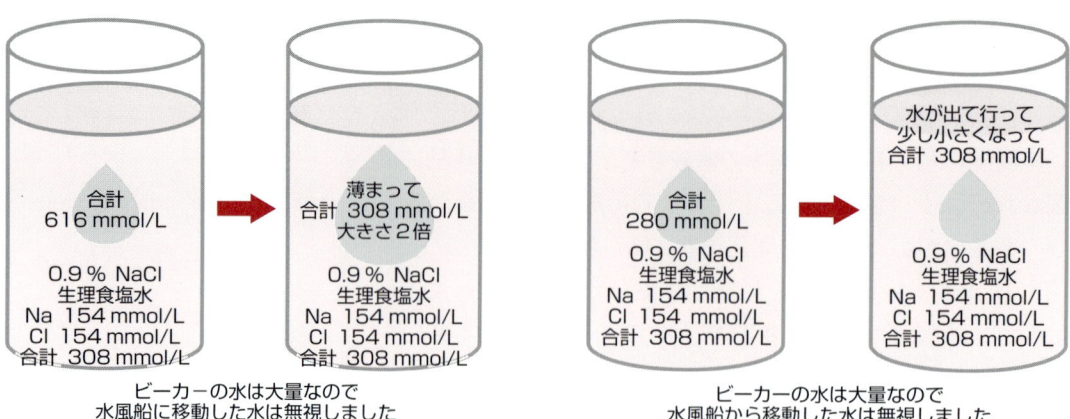

図2　細胞に水が入るイメージ　　　　図3　細胞から水が出ていくイメージ

1） さらに具体的なイメージを描いてみましょう

①大きなビーカーの中に生理食塩水（0.9％ NaCl 溶液）が入っていて，そこに半透膜でできた小さな水風船を沈めます．水風船の中には KCl 溶液（KCl 308 mmol/L 溶液）が入っています．生理食塩水は Na^+ と Cl^- がそれぞれ 154 mmol/L（NaCl 1 g が 17 mmol だったので 17×9≒154）ずつ溶けていて，合計 308 mmol/L の濃度になります．一方，KCl 溶液には，K^+ と Cl^- イオンが合計 616 mmol/L 溶けているので，KCl 溶液は生理食塩水の 2 倍の浸透圧をもっています．しばらくして，生理食塩水から水風船の中に水が浸みてきて水風船が 2 倍の大きさになると，中身の KCl 溶液の濃度は 1/2 になって，生理食塩水と KCl 溶液の浸透圧が釣り合い，安定した状態となります（図2）．

②今度は同じ生理食塩水のビーカーの中に別の KCl 溶液（K^+ が 140 mmol/L と Cl^- が 140 mmol/L）の水風船が入っている場合を考えます．今度は水風船（合計 280 mmol/L）から生理食塩水（合計 308 mmol/L）のほうに水が出ていき，風船が縮んで KCl 溶液の濃度が濃くなって，生理食塩水の濃度と同じになったところで安定になります（注：ビーカーは大きいので生理食塩水のわずかな増減は無視して考えました．図3）．

③このように半透膜で包まれた水風船の大きさは，水風船に含まれている溶質の mol 数に応じて水が引き込まれた結果，決まっていることがわかりました．

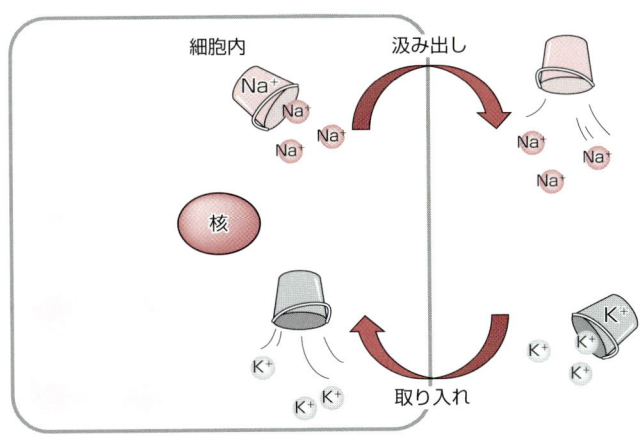

図4　Naの汲み出し，Kの取り入れ

2）次は実際の細胞を考えてみましょう

　太古の海で生物が誕生したとき，海水の電解質は人間のからだの細胞外液と同じであったといわれています．この海水の中で誕生した単細胞生物を考えてみましょう．1つひとつの細胞は細胞膜で包まれています．水はこの細胞膜を自由に通ることができますが，電解質は細胞膜を自由に通過することはできません．つまり細胞膜は半透膜なので，海水中の細胞は前項のビーカーに漂う水風船と同じ状態なわけです．ただし，少し違うのは**細胞膜にはNaやKなどを選択的に通過させるイオンチャネルやイオンポンプが存在する**ことです．これによりNaは常に細胞外に汲み出されて，反対にKは細胞内に取り入れられ，結果としてまわりの海水とは異なるような細胞内の環境を維持しています．

　同じように人間のからだも数十兆個の細胞が血液や間質液などの細胞外液（古代の海）に浸った状態で存在し，せっせと**Naを細胞外に汲み出し，Kを細胞内に取り入れて**，細胞内の環境を維持しています（図4）．

・細胞膜にはイオンチャネルやイオンポンプがあり，その働きでNaは細胞外にKは細胞中に移動する結果，細胞の中にはKが多く，細胞外液にはNaが多い電解質濃度が維持されています．

> **覚えましたか？**　虫食い問題

水は自由に通るけれども，イオンなどの溶質は通ることができない膜のことを【①】といいます．人間の細胞の細胞膜も【①】でできているので，細胞外と細胞内との間では水は自由に通るけれどもイオンは自由には通らないようになっています．しかし，膜内にイオンチャネルやイオンポンプがあるため，【②】や【③】などの一部のイオンについては選択的に通過できる構造になっています．その結果，【②】は細胞内から細胞外に汲み出され，【③】は細胞外から細胞内に取り入れられることで，細胞外液には【②】が多く【③】が少ない状態に，細胞内液は【②】が少なく【③】が多い状態で安定するようになっています．

（答え）

①半透膜　①半透膜

②Na
③K
②Na
③K
②Na　③K　②Na
③K

❷　人間のからだの水分は何％？

1）からだ全体では？

人間のからだは **体重の60％が水分** です．この水分のうち **2/3** が数十兆個ある細胞内に含まれる **細胞内液** で，残りの **1/3** は細胞を取り囲む **細胞外液** です．さらにこの細胞外液の **1/4が血管内** に，残りの **3/4が間質** に存在しています（図5）．

体重の60％が水分
水分の2/3が細胞内液
水分の1/3が細胞外液

> **例**　体重が60 kgの人の場合，水分は60％＝36 L含まれており，その2/3である24 Lが細胞内液，残りの12 Lが細胞外液です．細胞外液の1/4である3 Lが血管内に存在し，3/4である9 Lが間質に存在することになります．

また，**血液の量は体重の7〜8％（約5 L）** とされていることも覚えましょう．

血液の量は体重の7〜8％（約5 L）

2）細胞内液・細胞外液のNa濃度は？　K濃度は？

細胞内液と細胞外液との間には細胞膜があるために，電解質は自由に移動ができません．一方，**血管内の水分と電解質は，血管をつくっている細胞と細胞の隙間から自由に間質に移動することができる** ので，細胞外液中の電解質はどちらでもほぼ同じです．

細胞内液で最も多い陽イオンは **Kイオンで約150 mEq/L**，**Naイオンは約14 mEq/L** です．

細胞外液で最も多い陽イオンは **Naイオンで約**

血漿，間質液，細胞内液の詳しい組成は図7のようになります．表示はmEq/Lなので血漿・間質液と細胞内液の溶質量（つまり浸透圧）が異なるように見えます．これはMgやCaなど2価のイオンや蛋白があるため，電荷等量（Eq）上は差があるように見えるのですが，mol濃度では血漿・間質と細胞内液は同じ濃度（つまり同じ浸透圧）になっています．

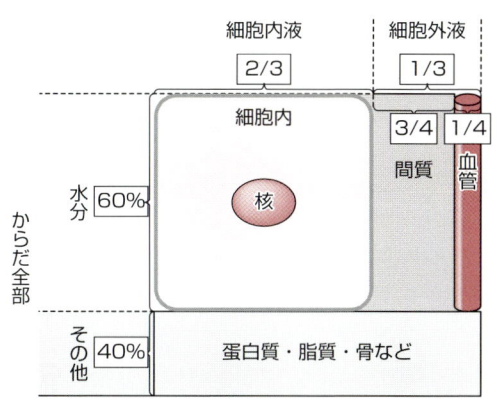

図5 からだの中の水分の分布

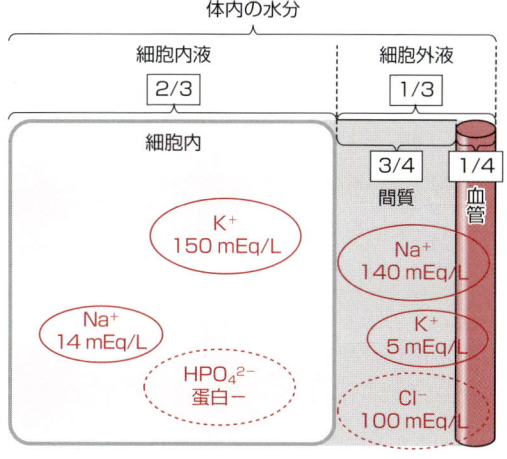

図6 からだの中での電解質の分布

140 mEq/L，Kイオンは約5 mEq/L です．その他，量は少ないですがいろいろな陽イオンがあり，さらに陽イオンと同量の対になる陰イオンや蛋白も存在しています．これらの溶質の合計で細胞内液・細胞外液の浸透圧が決まり，**互いの浸透圧が等しくなるように水が行き来して平衡状態**になっています（図6）．

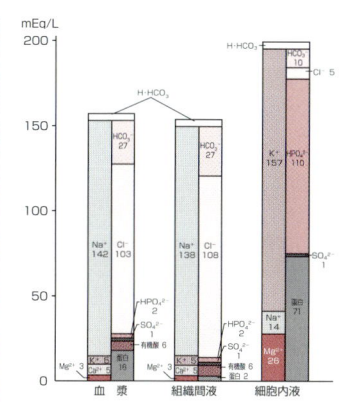

図7 体液区分のイオン組成
（→p.49を参照）

覚えましたか？

虫食い問題

人間のからだの水分の量は体重の約【①】%で，このうち【②】が細胞内に【③】が細胞外に存在します．さらに細胞外液の【④】が血管内に，【⑤】が間質に存在します．

体重60 kg の人で考えると，【①】%の【⑥】L が水分で，このうち【②】の【⑦】L が細胞内液として，【③】の【⑧】L が細胞外液として存在します．さらに【⑧】L の細胞外液のうちの【④】である【⑨】L が血管内に，【⑤】である【⑩】L が間質に存在することになります．また，体重の約【⑪】%が血液の量となっており，約【⑫】L になります．

細胞内液と細胞外液の間は細胞膜があるため，水は自由に行き来が【⑬できる or できない】．電解質は自由に行き来が【⑭

（答え）
①60　②2/3
③1/3　④1/4
⑤3/4
①60　⑥36 L
②2/3　⑦24 L　③1/3　⑧12 L
⑧12 L　④1/4
⑨3 L　⑤3/4　⑩9 L
⑪7〜8
⑫5

⑬できる　⑭できない

輸液で覚えるべきこと

できる or できない】．一方，細胞外液内の血管と間質のあい
だは，水は自由に行き来が【⑮できる or できない】，電解質は
自由に行き来が【⑯できる or できない】．その結果，血管内と
間質では電解質濃度はほぼ同じになっています．

⑮できる
⑯できる

細胞外液中で最も多い陽イオンは【⑰】で約【⑱】mEq/L，K
は約【⑲】mEq/L，細胞内液中で最も多い陽イオンは【⑳】で約
【㉑】mEq/L，Na は約【㉒】mEq/L と細胞内外で反対の組成
になっていますが，水は自由に行き来ができるので浸透圧は等
しく平衡状態になっています．

⑰Na　⑱140
⑲5　⑳K
㉑150　㉒14

❸ では，いろいろな種類の輸液を行ったとき，からだの中はどう変化するのでしょうか？

1）輸液の前に注意〜浸透圧比とは？〜

輸液の前の注意として，血管内に輸液できる溶液の条件
を考えておきましょう．

たとえば，水そのもののような浸透圧の低いものの輸液
を行うと，血管内に入ったときに血球内に水がどんどんと
入っていって溶血を起こしてしまいます．反対に浸透圧の
高い輸液を行うと，刺入部近くの血管上皮の細胞から水分
を奪ってしまい，上皮細胞が傷んで血管炎を起こしたり血
管痛が起きてしまいます．したがって，**血液と同じ浸透圧
の液体**を輸液するのが一番からだには合っているといえま
す．血液と同じ浸透圧（浸透圧比が 1）の輸液製剤として
は次の 2 種類が基本となります．

> **生理食塩水**
> NaCl（食塩）だけを使って，血液と同じ浸透圧に
> したものを生理食塩水といい，1 L に NaCl が
> 9 g＝154 mmol 入っています．
>
> **5％ブドウ糖液**
> ブドウ糖（分子量 180）だけを使って，血液と同
> じ浸透圧にしたものを 5％ブドウ糖液といい，
> 1 L にブドウ糖が 50 g 溶けています．

5％ブドウ糖液は，血管内に輸液された後は**すぐにブド
ウ糖が吸収される**ため，実際には何も含まれていない**水
（electrolyte free water）を輸液したのと同じ**状態にな

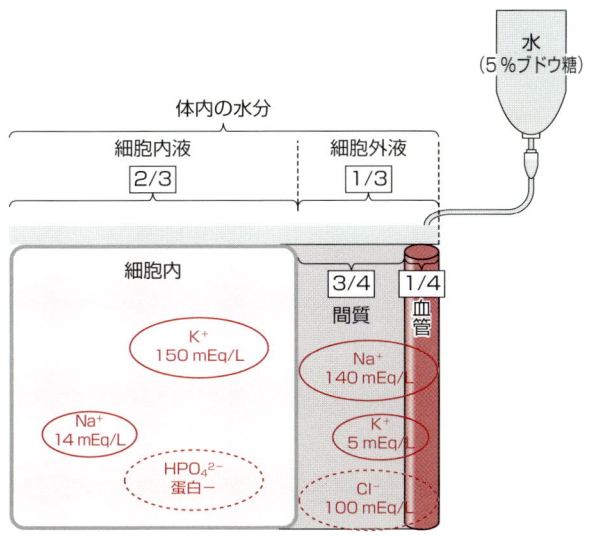

図8　5％ブドウ糖液を輸液したとき

ります．

2）5％ブドウ糖液を輸液すると？

　上記のとおり，5％ブドウ糖液は浸透圧比が1の溶液ですが，輸液後はすぐにブドウ糖が吸収されて，水（free water）のみを輸液したのと同じ状態になります．体内では，水は細胞膜を自由に行き来するので，輸液した水は**細胞外液・細胞内液すべてにわたって均等にいきわたる**ことになります（図8）．

3）生理食塩水を輸液すると？

　血管内と間質の間は水・電解質は自由に行き来ができるので，生理食塩水中に含まれているNa^+とCl^-は，血管内から間質へ広がっていきます．しかし細胞膜は自由に通過することができないため，輸液されたNa^+とCl^-はすべて細胞外液（血管内と間質）の中にとどまることになります．細胞内では電解質の濃度は変わっておらず，浸透圧も変わっていないままです．

　一方，細胞外液には新たに加わった生理食塩水がそのまとどまっているわけですが，生理食塩水は浸透圧比が1であり，細胞外液の浸透圧に変化を与えません．したがって，輸液された生理食塩水分だけ細胞外液量が増えます

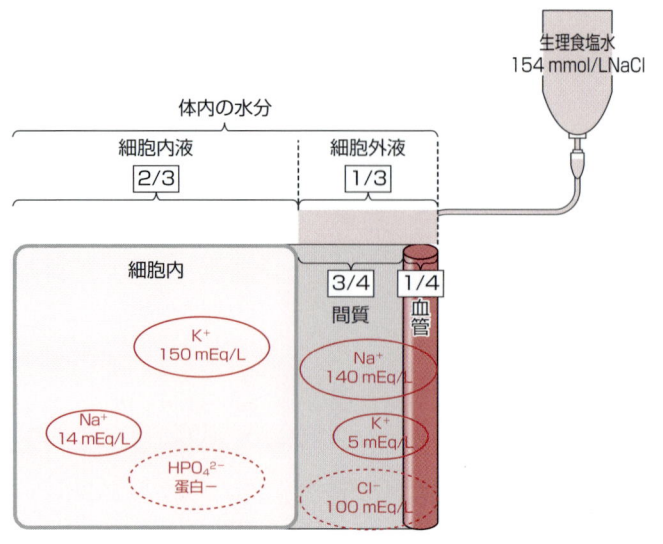

図9 生理食塩水を輸液したとき

が，細胞内液の量や細胞内液の浸透圧，細胞外液の浸透圧は変わらないままで，水の移動も起こりません（図9）．

> ・生理食塩水は，すべて細胞外液中にとどまり，細胞外液の量を増加させます．

覚えましたか？　　　　　　　　　　　**虫食い問題**

NaClのみで浸透圧比を合わせた溶液を【①】といい，1L中にNaClが【②】g，【③】％含まれており，【④】mmol/Lの濃度になっています．

ブドウ糖のみで浸透圧を合わせた溶液を【⑤】といい，1L中にブドウ糖が【⑥】g溶けています．ブドウ糖は体内に輸液された後は【⑦】されるため，実際には【⑧】を輸液したのと同じ状態になるわけですが，水は血管壁と間質の間を自由に通過【⑨できる or できない】ので，また細胞外液と細胞内液を分ける細胞膜を自由に通過【⑩できる or できない】ので，輸液された水は【⑪】に均等に分布することになります．

次は生理食塩水です．Na⁺とCl⁻は血管壁は自由に通過【⑫できる or できない】ので，また細胞膜を自由に通過【⑬できる or できない】ので，輸液されたNa⁺とCl⁻はすべて【⑭】に分

（答え）

①生理食塩水

②9　③0.9　④154

⑤5％ブドウ糖液

⑥50

⑦吸収・代謝　⑧水 (electrolyte free water)

⑨できる

⑩できる

⑪細胞内液と細胞外液すべて

⑫できる

⑬できない

⑭細胞外

布，生理食塩水の浸透圧比は1なので水の移動も起こりません．結局，輸液された生理食塩水はすべて【⑭】にのみ分布することになります．

⑭細胞外

❹ ここでちょっと質問です．人間の体液量（細胞外液量）は何で決まるの？

体液量は体内のNaClの量で決まると聞いたことがあるかと思います．これはナゼ？

細胞外液の量は，細胞外液の中に含まれる溶質の量によって決まります．**細胞外液の溶質はNaとClが大部分を占めていて，他の溶質の増減はごくわずか**です．また**NaClは（前項）のように細胞外にのみとどまる**ので，体内のNaClの増減と細胞外の溶質の増減が一致することになります．つまり，**NaClが細胞外液の量を決めている**ことになるのです．一方，細胞は半透膜で包まれていたり，細胞の形が保たれるような構造があることで，**細胞内の溶質量はほぼ一定に保たれており**，細胞内だけで溶質の量が増えて細胞内液だけが増加するというようなことはありません．したがって，体液（細胞内液＋細胞外液）の量はNaClの量に応じて変わるといえるのです．

・NaClの量が細胞外液量（体液量）を決めます．

❺ ソリタ®-T3（3号液：維持液）を輸液したら？

ソリタ®-T3の組成は先にも出てきましたが詳しくは，Na 35 mEq/L，K 20 mEq/L，Cl 35 mEq/L，乳酸 20 mEq，Glu 43 g/L となります．このうち，グルコースと乳酸は代謝されてなくなるのでここでは無視しましょう．残りのKとNa，Clを順に考えてみましょう．**Kは体内に入ると**血管から間質に広がった後，イオンポンプにより細胞内に取り込まれ，**大部分が全身の細胞内にとどまってしまいます**．細胞内には多量のKが存在しているため，増加量はごくわずかとなります．一方，細胞外液中に残ったKはさらに少なく，浸透圧を考えるときには無視してもよい量

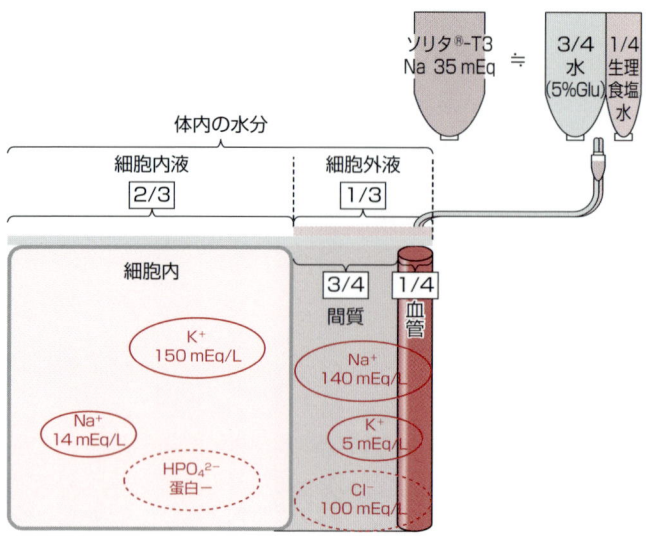

図10　3号液を輸液したとき

になります．

　次に残ったNaとClを考えやすくするために，ソリタ®-T3（Na 35 mEq/L，Cl 35 mEq/L）1 Lを生理食塩水 1/4 Lと水（free water）3/4 Lに分けてみると，生理食塩水 1/4 L＝250 ml中にはNaとClがそれぞれ154×1/4＝38.5 mmolずつ含まれていて，ちょうどソリタ®-T3 1 Lに含まれるNaClの量と同じになります．

　つまり，ソリタ®-T3を1 L輸液する場合は，生理食塩水 1/4 Lと5％ブドウ糖液 3/4 Lを輸液するのと同じと考えればよいわけです．その結果，250 mLは生理食塩水として細胞外液の増加に働き，750 mLは水として細胞内・外すべてにいきわたることになります（図10）．

> ・維持液（ソリタ®-T3）＝1/4 生理食塩水＋3/4 水（free water）

　同じように 1号液（ソリタ®-T1：Na 90 mEq/L，Cl 70 mEq/L，乳酸 20 mEq/L，Glu 26 g/L）は生理食塩水と5％ブドウ糖液が1/2ずつと考えるとよいでしょう．

覚えましたか？ 虫食い問題

人間の細胞外液（体液）の量は【①】の量で決まります．細胞外液中のイオンは多い順に【②】と【③】であり，その他の溶質の変化は微小です．したがって【②】【③】の量で細胞外液量が決まり，細胞内液の溶質は変化が少ないことから，体液量は【①】の量できまるのです．

ソリタ®-T3の組成はNa, Cl【④】mEq/L, K【⑤】mEq/L, Glu【⑥】g/Lであり，ソリタ®-T3 1Lは【⑦】3/4Lと【⑧】1/4Lが合わさった溶液と考えられるので，ソリタ®-T3 1Lを輸液すると，3/4Lの水が【⑨】に分布し，1/4Lが【⑩】に分布することになります．

またソリタ®-T1はNa【⑪】mEq/L, Cl【⑫】mEq/L, Glu【⑬】g/Lなので，【⑭】と【⑮】が半分ずつ混ざった溶液と考えられます．

〈答え〉
①NaCl
②Na^+　③Cl^-
②Na^+　③Cl^-

①NaCl
④35　⑤20
⑥43　⑦5％ブドウ糖液
⑧生理食塩水
⑨細胞内と細胞外全体
⑩細胞外液
⑪90　⑫70
⑬26　⑭生理食塩水　⑮5％ブドウ糖液

6　今度は血漿の浸透圧を計算してみましょう

細胞外液に含まれるイオンと，その他のブドウ糖や尿素などの濃度を計算します．イオンの濃度については，**細胞外液は陽イオンと陰イオンが同数で電荷的に釣り合っているので，陽イオンのみを考えて2倍**すればよいでしょう．そして陽イオンはほとんどがNa^+で，K^+，Ca^{2+}の量は少ないためここでは無視しましょう．次に細胞外液に含まれるブドウ糖の量ですが，これは血糖値から計算します．**ブドウ糖の分子量は180**，血糖値をBSとすると，その単位はmg/dLなので1dLにBS mg，つまり1Lには10×BS mg溶けているため，mmol/Lに単位を変換するには10×BS÷180＝BS/18 mmol/Lとなります．

尿素は体内のアミノ酸が代謝されてできる産物で，尿素1 molに窒素（N_2）1 molを含んでいます．通常の検査では尿素に含まれる窒素成分（N_2）を尿素窒素として計測しているので，尿素のmol数と尿素窒素のmol数は同じです．**尿素窒素の分子量は28**，BUNの単位がmg/dLなので，単位を揃えると尿素のmol数はBUN/2.8 mmol/Lとなります．

これらをまとめると，

ブドウ糖の分子量は180

血漿浸透圧＝2×[Na]＋BS/18＋BUN/2.8

となります.

例 Na＝140，BS＝90，BUN＝14 とすると，血漿浸透圧は約 290 mOsm! となります.

▶ 血糖値を 90 とすると，ブドウ糖が浸透圧に寄与するのはたった 5 mOsm 程度なので，高血糖でなければ，**ブドウ糖は血漿浸透圧に大きな影響は及ぼしません**. もちろん血糖値が 500 mg/dL にもなると，血漿浸透圧は約 1 割の 28 mOsm（500/18＝27.7）も上昇し，高浸透圧性昏睡になってしまいます.

▶ 今度は BUN を考えましょう. 通常，BUN 値は 20 程度ですので，浸透圧には約 7 mOsm 程度の影響しか与えません. では腎不全で BUN が 80 になったときを考えましょう. 浸透圧は，80/2.8≒28 mOsm も上昇し，これは先ほどの血糖値が 500 のときと同じ状態です. しかし，臨床では BUN つまり尿素が上昇して細胞外液の浸透圧が上昇し，細胞内が脱水になる，あるいは高浸透圧性昏睡になるという状況には出会いません. もちろん尿素以外の老廃物もたまって尿毒症を示すことはありますが，血漿浸透圧の著明な上昇にはなりません. これはなぜでしょうか？

▶ 実は，**尿素は Na などのイオンと異なり，細胞膜を自由に通過する**ことができます. したがって，細胞外の血漿浸透圧の一部をつくる溶質ではありますが，常に細胞内でも同じ濃度で同じだけの浸透圧をつくっているため，**細胞内外で打ち消し合い，水分の移動には全く影響を与えません**（図 11）.

▶ そこで，この尿素のような，細胞内外の水分の移動に影響を与えない物質をすべて除いて計算した浸透圧のことを，**張度（tonicity）**として区別しています. 尿素以外に，**アルコール**も張度には影響を与えません.

・張度とは，細胞内外で浸透圧の差を作り出す溶質のみで計算した浸透圧のこと.
　　　血漿張度＝2×[Na]＋BS/18

血漿の浸透圧を考えるときに，アルブミンなどによる浸透圧は考えなくてよいの？

　血漿浸透圧は約 285 mOsm/kg・H₂O で，これを mmHg に単位を統一すると，
1 mOsm/kg・H₂O≒19.3 mmHg
なので，血漿浸透圧は約 5,500 mmHg となります. 膠質浸透圧は約 30 mmHg（1/200 レベル）なので，血漿浸透圧を考える際には膠質浸透圧は無視できることがわかります.

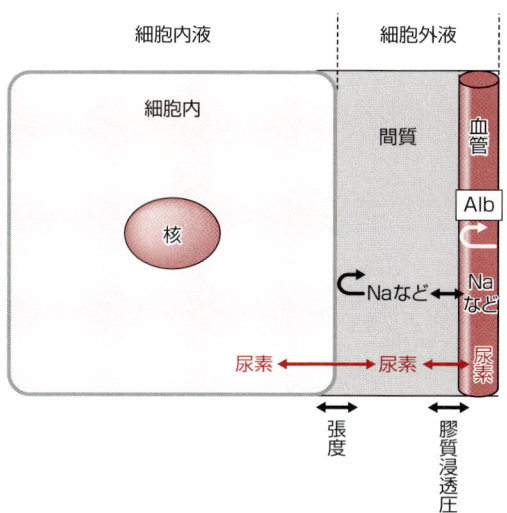

図11　浸透圧と張度

❼　アルブミン製剤を輸液したらどうなるの？

　水や電解質は血管と間質の間を自由に行き来ができましたが，アルブミンを代表とするたんぱく質などの**大型分子（colloid）は，血管と間質の間を自由に行き来ができません**（日の単位でゆっくりと行き来します）．したがって，アルブミン製剤を輸液すると，**アルブミンは血管内に残ったままとなり，アルブミンの浸透圧に応じた水分が血管内に増える**ことになります．

　アルブミン製剤には，浸透圧比が1の**等張アルブミン製剤（約5％）**と浸透圧比が5程度の**高張アルブミン製剤（約25％）**があります．等張アルブミン製剤は血管内にアルブミンと水分がそのままとどまり，**輸液した量だけ血管内の量が増加**して，間質・細胞内液には影響を与えません．

　一方，高張アルブミン製剤を輸液すると，アルブミンは血管内に残りますが，高張なため間質から水分を引いて（間質の水が減ると細胞内からも水が細胞外に引き出されます），**血管内容量を輸液した量の約5倍増加**させ，最終的に等張になります．このアルブミンのような大型分子でつくられる血管と間質の間の浸透圧を**膠質浸透圧**とよびます（注：炎症などがある場合には，アルブミンは血管からどんどんと漏れ出すようになり，実際にアルブミン製剤がこのように理想的にふるまうわけではありません）．

❽ アルブミン値が低くなると浮腫ができるのはなぜ？

　毛細血管のレベルで血管内から間質・細胞に酸素や栄養を届け，老廃物を運び出す状況を考えてみましょう．

　大血管に比べて，毛細血管では血管壁は薄く血管内の水分が漏れやすくなっています．一方，**血管の内と外では，Naなどは自由に行き来ができるのでこれらの溶質による浸透圧差はなく**，水分は漏れたままになってしまいそうです．しかし，ここでは上記の膠質浸透圧が重要な働きをしていて水分を血管内に引き戻しています．**Albなどの大きな蛋白質は血管壁から漏れないため，血管壁の外から中に膠質浸透圧という力で水を引き込んでいました**．したがって，**毛細血管の動脈側では，［動脈側の血圧－（血管内に引き込む）膠質浸透圧］に比例して水分が間質に出て行き，静脈側では，［（血管内に引き込む）膠質浸透圧－静脈圧］に比例して水分を回収**しているのです（図12）．

　血清Alb値が2を切るようになると，水分を血管内に引き戻す膠質浸透圧が小さくなり，間質に水分が残ってしまいます．**一部はリンパ管からも回収**されていますが，この残った水分が低アルブミン血症のときの浮腫の一因となります．

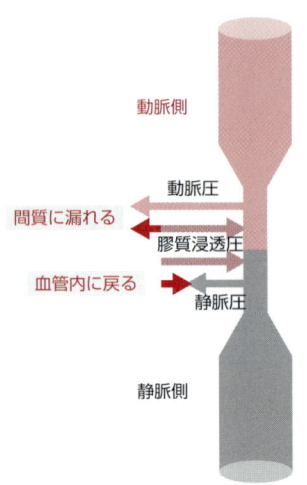

図12　膠質浸透圧の動き

覚えましたか？　　虫食い問題

血漿浸透圧＝【①】×【②】＋BS/【③】＋BUN/【④】
実測値の正常値は約【⑤】mOsm/L

　実際には【⑥】や【⑦】は細胞膜を自由に通過【⑧できる or できない】ため，細胞内外の水分の移動に影響を【⑨与えない or 与える】ことから，水分の移動に影響のある溶質のみの浸透圧を【⑩】として区別します．

　また，血管内にあるアルブミンなどの大型蛋白質は血管壁を自由に通過【⑪できない or できる】ため，血管壁の中と外の間で浸透圧を形成し，水を血管内に保とうとします．これを【⑫】といいます．

（答え）
①2　②[Na$^+$]　③18　④2.8
⑤285
⑥尿素　⑦アルコール　⑧できる
⑨与えない

⑩張度（tonicity）

⑪できない
⑫膠質浸透圧

❾ 体液維持の機構

1）体液量を決める因子

p.17で**体液量は"NaClの量"で決まる**ことを覚えましたが，これは**"Na濃度"とは異なる**ことをしっかり理解しておきましょう．**Na濃度**がそのまま体液量と比例するわけではありません．心不全・肝硬変などでは，浮腫も著明となり体液量が明らかに増加していてもNa濃度が低い（低ナトリウム血症）ことがよくあります．これはからだ全体のNaClの量が増えて体液量も増えていても，それ以上に水が多いため，採血結果ではNa濃度が低く出ているのです．

2）体液量を調節する機構

体液量を調節する機構として，次の2つを理解しましょう．

　①容量調節系（Naの調節系）
　②浸透圧調節系（水の調節系）

です．

①容量調節系（Naの調節系）とは？

頸動脈洞（carotid sinuses）や心臓，傍糸球体装置（juxtaglomerular apparatus）などに**有効循環血漿量を感知する**部分があります．心臓で循環血漿量の減少を感知すると，**ANP（atrial natriuretic peptide）やBNP（brain natriuretic peptide）が低下し，腎からのNa排泄を低下**させて体液量を増やします．また，傍糸球体装置では，循環血漿量の減少を感知するとレニンが増加し，**レニン-アンジオテンシン-アルドステロン系（renin-angiotesin-aldosterone system）に作用**し，腎臓でNa貯留の方向に働き体液を増加させます．また，頸動脈洞では循環血漿量の減少を感知すると，**抗利尿ホルモン（antidiuretic hormone：ADH）の分泌を増やし，水分貯留の方向に働きます**．

②浸透圧調節系（水の張節系）とは？

視床下部にある浸透圧レセプターにより**抗利尿ホルモン（antidiuretic hormone：ADH）の量と口渇感が調節**されています．血漿浸透圧が高くなれば下垂体後葉からADHの分泌が増加し，**ADHは腎臓の集合管に働いて水の再吸**

レニン-アンジオテンシン-アルドステロン系

レニンは，血中のアンジオテンシノーゲンからアンジオテンシン（angiotensin：AT）Ⅰをつくり，ATⅠは肺や腎にあるACE（angiotensin converting enzyme）によりATⅡに変換されます．ATⅡは尿細管でのNa再吸収を直接増加させ，同時に副腎皮質からのアルドステロンの放出を増加させ皮質集合管でのNa保持を増加させます．

収を増加させます．また口渇感により飲水が促されることでも，体内の水が増加します．

3) 心不全や肝硬変の場合は？

心不全や肝硬変では，心機能低下やシャント増加の影響などで有効循環血漿量が減っており，ANPやBNPが減少，Naを貯留してさらに浮腫が増悪します．またADHの分泌が増えることで，水も貯留してくるため，相対的に水が多くなり，低ナトリウム血症にもなります．さらに，糖尿病で高血糖の人は，浸透圧が上昇するため口渇が増え，水を沢山飲むようになります．またADHの分泌が亢進して腎臓で水を再吸収しようとしますが，尿中の糖による浸透圧利尿のために有効に水分を再吸収できず，進行すると高浸透圧性の脱水になったりします．

このような体液量やNa濃度の異常を理解するには，これら2つの調節系を理解しておくことが重要です．

覚えましたか？

虫食い問題

体液の調節を行う機構として，【①】【②】の2つがある．【①】は循環血漿量が多いか少ないかを検知し，少ないときには【③】【④】の分泌を減らし，【⑤】の分泌を増やすことで【⑥】の再吸収を亢進させ，体液量を増加させます．同時に【⑦】の分泌を亢進させ，【⑧】の再吸収も進める．【②】は血漿浸透圧に反応し，浸透圧が上昇すれば，【⑨】を増やして飲水を促し，【⑦】の分泌を増やして【⑧】の再吸収を促進し，水の増加をもたらしています．

（答え）
①容量調節系（Naの調節系）　②浸透圧調節系（水の調節系）　③ANP　④BNP　⑤レニン　⑥Na　⑦ADH
⑧水　②浸透圧調節系（水の調節系）　⑨口渇　⑦ADH
⑧水

（畑　啓昭）

Ⅱ. 輸液の基本

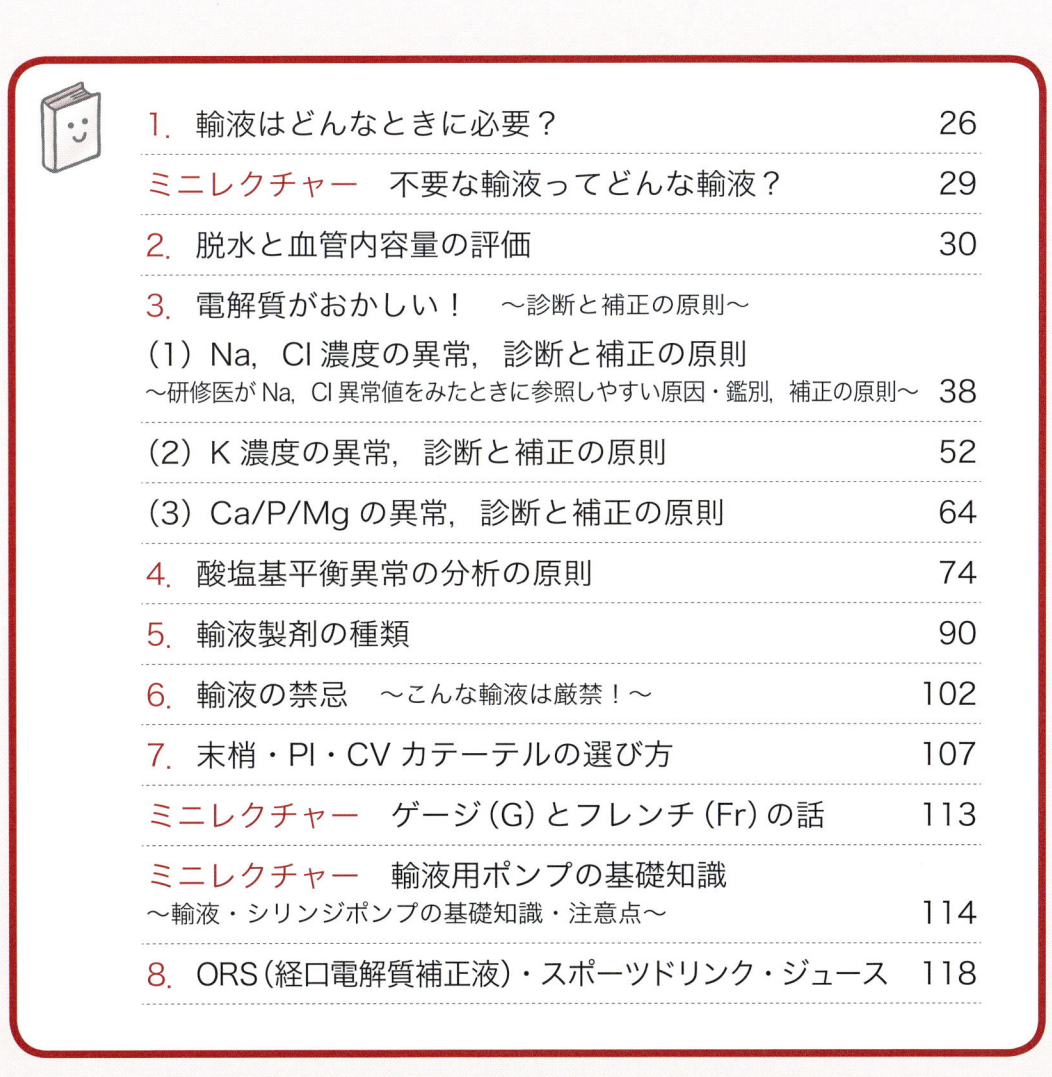

1. 輸液はどんなときに必要？　26
ミニレクチャー　不要な輸液ってどんな輸液？　29
2. 脱水と血管内容量の評価　30
3. 電解質がおかしい！　〜診断と補正の原則〜
（1）Na，Cl 濃度の異常，診断と補正の原則
〜研修医が Na，Cl 異常値をみたときに参照しやすい原因・鑑別，補正の原則〜　38
（2）K 濃度の異常，診断と補正の原則　52
（3）Ca/P/Mg の異常，診断と補正の原則　64
4. 酸塩基平衡異常の分析の原則　74
5. 輸液製剤の種類　90
6. 輸液の禁忌　〜こんな輸液は厳禁！〜　102
7. 末梢・PI・CV カテーテルの選び方　107
ミニレクチャー　ゲージ（G）とフレンチ（Fr）の話　113
ミニレクチャー　輸液用ポンプの基礎知識
〜輸液・シリンジポンプの基礎知識・注意点〜　114
8. ORS（経口電解質補正液）・スポーツドリンク・ジュース　118

Ⅱ 輸液の基本

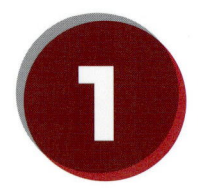

1 輸液はどんなときに必要？

Essence!

軽く考えられがちな輸液だが，①必要でない輸液は行わないこと，②必要な輸液はきっちりと行うことを正しく意識できるようになろう．

Ⅰ 輸液の種類〜2つに分けて考えよう〜

まずは輸液を，①**水・電解質輸液**，②**栄養輸液**の2つに分けて考える．
②の栄養輸液は，①水・電解質輸液が必要な場合で，加えて栄養の点でも介入が必要となる場合に行うもの，つまり「輸液＋栄養療法」という意味になるので，ここでは最も基本となる①の輸液そのものが，どんなときに必要となるかについて考えよう（栄養輸液については第Ⅲ章「1．栄養輸液はどんなときに必要？」を参照→p.124）．

Ⅱ 水・電解質輸液をさらに2つに分けて考える（図1）

維持輸液と補充輸液とがある．

❶ 維持輸液とは？

われわれの身体からは，呼吸や汗，尿，便などに含まれながら，水分や電解質が日々失われている．これらを日々の食べ物や飲み物から補ってやることで，体内の水分，電解質，酸塩基平衡の恒常性が維持されているのである．したがって，日々必要となる水分・電解質を経口で摂取できない場合には，**生命維持のための輸液**が不可欠となる．この目的のために行う輸液を維持輸液という．

❷ 補充輸液とは？

出血や下痢などがある場合の循環血液量の不足や，低カリウム血症などの電解質異常など，何かしらの病的な異常があって，体内の水分・電解質の過不足がある場合には，経口摂取か輸液によって通常の状態に戻してやる必要がある．この場合に行う**治療的な輸液**のことを補充輸液という．

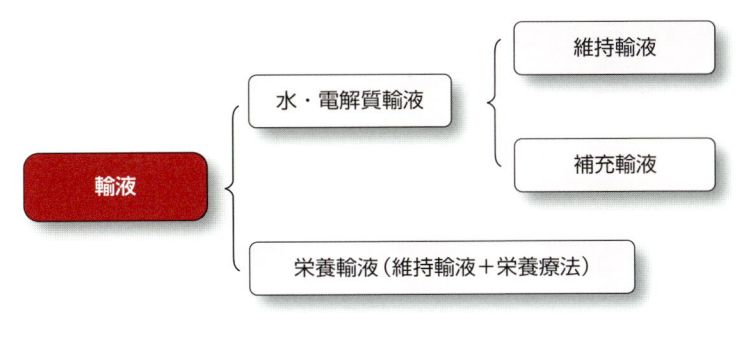

```
                                    ┌─ 維持輸液
                    ┌─ 水・電解質輸液 ┤
    輸液 ─┤                         └─ 補充輸液
                    └─ 栄養輸液（維持輸液＋栄養療法）
```

図1　輸液の種類

Ⅲ　維持輸液はどんなときに必要？

　ズバリ，**経口摂取ができないとき**のみが，維持輸液が必要なときといえる．

　消化管に異常がある場合や，全身状態が悪い場合など，経口摂取ができない場合に，日々必要な水分・電解質を維持輸液として行うことになる．

　第Ⅰ章にあるように，成人であれば，おおよそ水分 2,000 mL，Na 1 mEq/kg，K 0.5 mEq/kg，ブドウ糖 100 g が日々に必要な量となり，これを製剤としたものが，いわゆる 3 号液（ソリタ®-T3：Na 35 mEq/L，K 20 mEq/L，Glu 43 g/L）である．したがって，経口摂取が不可能な場合は，維持輸液として 3 号液 2,000 mL/日が必要となる．

　では，実際に経口摂取が不可能で，維持輸液が適応となるのはどんな人たちだろうか？

絶対的な適応
- 消化性潰瘍，憩室炎，炎症性腸疾患，腸炎，消化管術後など，**絶飲食が原疾患の治療となる場合**である．

相対的な適応
- 経口摂取が可能ではあるが，十分量の摂取が困難な場合（発熱時の小児，高齢者など）には不足分の維持輸液が適応となる．
- 全身状態が悪く経口摂取ができない場合，経胃・経腸での投与が可能になるまでは不足分の維持輸液が適応となる．

適応とならない場合
- 固形物は食べられないが，水分摂取が可能な場合など（液体を飲むことができれば，ご飯が食べられなくても維持輸液は不要である）．

Ⅳ　補充輸液はどんなときに必要？

　何らかの病態のために，循環血液量の減少や，電解質異常，酸塩基平衡異常などがあり，経口で補正が不可能な場合に必要となる．

適応となる場合
- 第Ⅳ章に記載のある輸液は，ほとんどがこの補充輸液（治療的な輸液）に相当する．

適応とならない場合
- 軽症の下痢や脱水など，経口で補充が可能な場合や，軽度の電解質異常で経口で補正が可能な場合などは，補充輸液であっても適応とはならない．
- いったん補正が終われば，輸液は不要であり，漫然と続けないこと．

Ⅴ まとめ

▶ 輸液が必要かどうかを考えるときには，それが維持輸液なのか，補充輸液なのかを区別して考えること．

▶ 維持輸液であれば，3号液 2,000 mL が基本であり，経口摂取で不足する水分量を輸液で補う．一方，補充輸液の場合は第Ⅳ章に詳述するが，過不足のあるものが，循環血液量なのか，細胞内の水分なのか，それがどの程度の量なのか，どの電解質が異常なのかを正しく認識し，輸液を行うこと．ひとたび補正が終わったなら，無駄に輸液を続けないことなどに注意しよう．

（畑　啓昭）

MEMO

ミニレクチャー

Ⅱ 輸液の基本

不要な輸液ってどんな輸液？

　本章「1．輸液はどんなときに必要？」で，輸液の必要なとき，不要なときをまとめたが，ここではまた別の側面から，輸液の必要なとき，不要なときを考える．

　外来での少量の補充輸液であれば，輸液速度はおおよその調整で行われていると思うが，入院患者にはリスクマネジメントの点から輸液ポンプを用いた持続輸液が行われることが多い．1日の輸液量が 2,000 mL であれば，約 80 mL/時で 24 時間持続輸液などとなる．

　一方，感染予防の点からは，入院患者で輸液を行っていても，尿道カテーテルは留置しないほうが望ましい．そうすると，夜間の就寝中に，起きてトイレに行く必要が出てくる患者も多いと思われる．

　通常なら，人は就寝後から朝までは水分を飲まないことを考えると，夜間の持続輸液も不要にできるのではないだろうか？

Ⅰ 夜間の持続輸液が必要な場合

　術後早期，集中治療中の患者など，1～2 時間ごとの水分・電解質の In-Out バランスを把握する必要がある患者が考えられる．

Ⅱ 夜間の持続輸液が不要な場合

- 尿道カテーテルが留置されていない場合（細かい In-Out バランスが計算できないため，24 時間割りにする必要はない）．
- 尿道カテーテルの留置の有無にかかわらず，1～2 時間ごとの In-Out バランスが不要であれば，就寝中の輸液ラインのストレスを減らすためにも，夜間の持続輸液は不要である．

　腕から輸液ラインがつながっている状態で就寝するのは，患者にとってはストレスである．できるだけ，不要な輸液，不要な輸液時間を減らせるように意識をしよう．

〈畑　啓昭〉

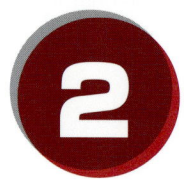

2 脱水と血管内容量の評価

Essence!

① 脱水に関わる用語，volume depletion，dehydration の意味を正確に理解して使おう．
② 病歴，身体所見，採血・尿データ，胸部 X 線写真，心エコー検査これらすべてを総合して血管内容量を評価する（合わせ技で！）．
③ ICU では上記に加え，必要であれば低侵襲血行動態連続モニタリングを適宜利用して血管内容量を評価する．

I 脱水とは？〜2つの病態を意識する〜

　脱水とは基本的に体液量の減少を表す．
　日本語で「脱水」という言葉を使用する場合は，2つの病態を内包していることに注意が必要である．1つは細胞外液の減少で，英語で **volume depletion** のことをさす．もう1つは細胞内液の減少で，英語で **dehydration** という．この場合ももちろん細胞外液の減少も伴っているが，細胞内から自由水が失われていることがポイントである．単に脱水という表現を使ってしまうと，身体のどのコンパートメントからの体液の喪失があるかについて曖昧になる．したがって病態を考える際には volume depletion なのか dehydration なのかを意識すべきである．
　次に輸液で補正をすることになるが，このときポイントとなるのが，**血管内容量**である．血管内容量とは，細胞外液のうちの間質を除いた血管内コンパートメントの水分量のことをさす．静脈路から補液する場合，まずこのコンパートメントに輸液が入っていくことになるので，ここの評価は欠かせない．
　評価法については後述するが，治療に際しては原則として volume depletion の場合は生理食塩水を，dehydration の場合は5％ブドウ糖液を使用する（図1）．

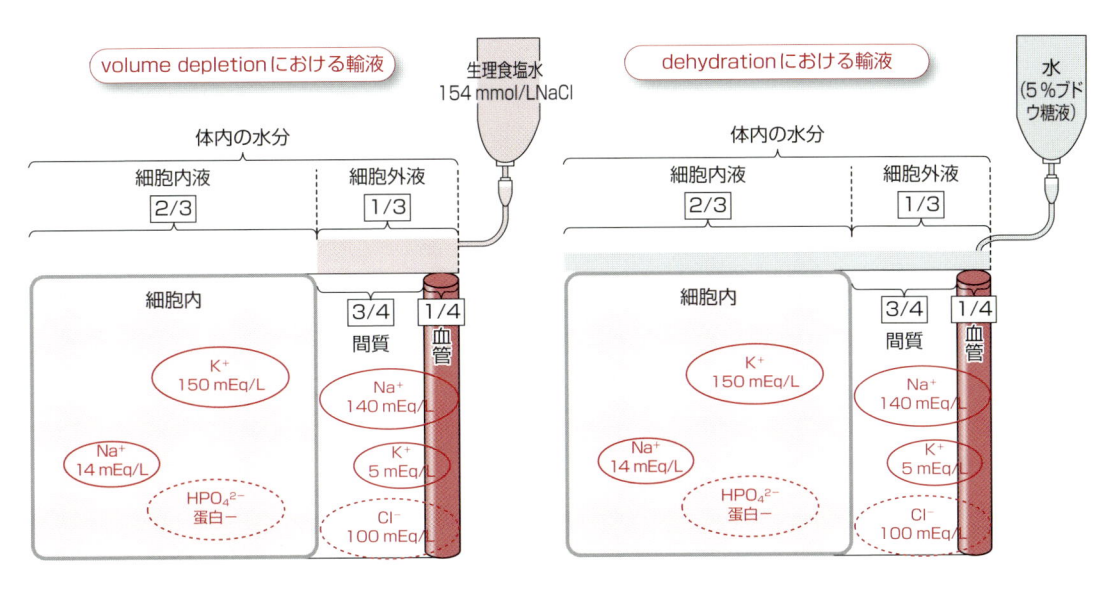

図1　volume depletion と dehydration における輸液

Ⅱ 脱水の評価をどのように行うか？

❶ 病歴

病歴で重要なのは今まで食事ができていたのか，飲水はできていたのか，炎天下で水分を失う状況であったのかといったことである．高齢者で意識状態に問題がある場合は同居者や介護者に聞くとよい．また利尿薬をはじめとした内服薬に関しても忘れずに聞く．

❷ 身体所見

身体所見のうち，volume depletion を最もよく反映するのは**「起立に伴う脈拍の上昇＝30回/分の上昇あるいは激しい眩暈」**である（感度 97％，特異度 98％）．dehydration に関して最も特異度に優れるのは腋窩の乾燥（特異度 82％）であり，感度がよいのは口腔・鼻粘膜の乾燥（感度 85％）である[1]．

頸静脈の評価

頸静脈の評価は血管内容量を推定するのに有用である．ベッドを45°挙上して胸骨角をゼロ点とし，そこから垂直に上方にいって右内頸静脈波の拍動波が認められる点との交点を静脈圧とする．拍動波が観察できなければ脱水が疑われる．拍動波があり，4.5 cm 未満であれば明らかなうっ血はないと考えられる．4.5 cm 以上あれば血管内容量過多が疑われる．外頸静脈でも代用できることが近年報告されている[2]．

体　重

体重の重要性について述べたい．もし今までの体重変化がわかれば，それは脱水の評価に大いに役立つ．体重の減少が認められれば，それはすなわち脱水の存在を意味する．体重の

変化がそれほどなければ，体液量は平衡を保っていると考えることができる．難しいのは体重が増加している場合で，ネフローゼ症候群などの浮腫性疾患の場合は，細胞内・間質に水分が多くあるが，血管内脱水が存在する場合があるからである．また注意したいのは，ICUで長期にわたって重症管理をしている場合で，低栄養状態が知らず知らずの間に進行し，骨格筋の異化が進行し，ベースの体重が減っている場合である．この場合，体重は少しずつ減っていくにもかかわらず，水分の相対的オーバーがあり，たとえば肺うっ血をきたすケースがある（長期ICU管理をしている透析患者では dry weight を下げていかざるをえないケースもある）．

❸ 採血，尿検査

1）採血

採血項目では Cr，BUN，Hb，TP，Alb に注目する．脱水があれば当然 Cr，BUN の上昇がみられる．一般に BUN/Cr 比が 20 以上の場合，脱水・消化管出血・異化亢進が疑われるが，以前のデータとの比較が重要である．脱水が高度であれば，Hb，TP，Alb の上昇，すなわち血液濃縮の所見が得られる．また高ナトリウム血症の多くは細胞内液の減少を示すことが多い．

脱水症の際，腎前性腎不全に陥ることがあるが，その際に腎前性なのか腎性なのかを鑑別するのに役立つのが FENa（fractional excretion of sodium）である．一般に 1％以下で腎前性とされるが，輸液がすでに開始されている場合や利尿薬が投与されている場合は正しい解釈ができないときがある．FEUN（fractional excretion of urea nitrogen）はそういった影響が少なく，よい指標といわれている[3]．一般に 35％以下で腎前性といわれる．また尿検査で蛋白尿，潜血を認める場合は，糸球体疾患が隠れている場合があり，急性期以降もフォローが必要である．

2）尿検査

尿検査はあわただしい臨床現場にあってややもすると忘れがちであるが，輸液が行われてしまうとデータが修飾されてしまうので，治療前（輸液前）のデータはきわめて大切である（前述したように FENa は Na 負荷，利尿薬が投与されるとあてにならないといわれる）．尿化学検査は翌日の日勤帯にならないと結果が出ない施設がほとんどであろうが，それでも以降の治療方針に関わるので，救急の現場であっても尿検体の提出を忘れないことが重要である．

> **Memo　尿中 Na 排泄分画（FENa）と尿中尿素窒素排泄分画（FEUN）**
>
> FENa（fractional excretion of sodium）＝（UNa/PNa）／（UCr/PCr）×100［％］
> FEUN（fractional excretion of urea nitrogen）＝（UUN/BUN）／（UCr/PCr）×100［％］

尿量そのものも，脱水症の評価に役立つことがある．たとえば病歴，身体所見から明らかな脱水症が示唆される場合，尿量が低下していれば脱水症に至っていることをより強く裏づける所見となる．ただしここで注意しなければいけないことは，尿量が低下していることが必ずしも脱水症を示す所見ではないことである．尿量低下はネフローゼ症候群や重症敗血性ショックによる多臓器不全などの際にもみられ，このようなときに尿が出ないからといって大量輸液を行うと全身の体液量が過剰となり，呼吸状態が悪化するといった有害事象が発生することがある（Ⅲ「ICUでの評価」で詳述する）．尿比重は腎臓での尿の濃縮力を表す．尿比重は尿中成分（Na，BUN，糖，蛋白など）の量で大きく変動するため注意が必要である．一般的な目安は1.010〜1.030である．脱水症では通常，高比重となる．

❹ ANP（atrial natriuretic peptide；心房性ナトリウム利尿ペプチド）

　これも本来は採血項目に含まれるが，やや特殊なので別項とした．ANPは1983年にヒトおよびラット心房から単離同定されたペプチドである．主に心房筋の伸展により合成・分泌が調整されるため，血中ANP濃度は右房圧や肺動脈楔入圧を反映する指標，すなわち体液量の指標として用いられる．ただ結果が判明するまで時間のかかる検査であり，救急外来で用いるのは現実的ではないが，後からvolume statusを振り返る場合には有用であると思われる．ただし，これも修飾因子（たとえば上室性不整脈など）の多い項目であり，数値での単独判断は厳禁である．

❺ 胸部X線写真

　胸部X線写真では心胸郭比，肺野透過性に注目する．血管内容量過多となれば心胸郭比は拡大し，肺野のうっ血像は強まるであろう．ただし，注意したいのはもともと心肥大があったり，肺野に以前からの器質的な異常がある場合は，経時的な変化の把握が重要になる．重要なのはそのときの評価ではなく，以前からの写真とよく比較することである（同じことは心電図，心エコー検査でもいえる）．

Ⅲ ICUでの評価

　ICUで輸液を考える場合，血管内容量の評価に関して悩まされることが多い．人工呼吸管理をされていたり，意識障害があったりして病態が重症化しており，本人から病歴を聴取することが難しい場合が多いからである．また高度の低アルブミン血症があって，全身性の著明な浮腫があり体重は明らかに増加しているが，血管内容量が多いのか少ないのかがわからない事態にもしばしば遭遇する．同様に敗血症性ショックで血管透過性が亢進していて，血管拡張の病態があり昇圧薬を使用しているときも難しい．さらに心機能が悪いといった条件がここに加わると，輸液の「匙加減」で病態が悪化することがあり，もっと悩むことになる．
　加えてICU患者で病態が重い場合には，即座の判断を求められることがあり，時間的な

制約といったfactorも加わることがある．すなわち臨床判断（行動）としては輸液を「入れてよいのか」あるいは「絞るのか」，あるいは血液透析を施行している症例なら「除水をするのか」という判断に集約されるであろう．重要なことはこの判断が全身の臓器，ひいては生命予後に直結することである．つまり輸液過多になったために肺水腫が増悪したり，腹腔内圧が上昇したり，他臓器に深刻な影響を及ぼすことが起こりうる．このようにICU管理においては血管内容量評価は避けては通れない難問である．

こういったシチュエーションではどうしても，モニタリング機器に頼らざるをえない場面が出てくる．以下いくつかの指標を紹介する．

❶ CVP（central venous pressure；中心静脈圧）

よく知られているのはCVPである．2008年に発表された"Surviving Sepsis Campaign Guideline"（SCCG 2008）でも敗血症性ショック時の初期輸液の指標としてあげられている．ただし，これもいくつかのsystematic reviewで血管内容量との相関性が低いとされ[2]，絶対的な指標とは言いがたい．また人工呼吸管理下においては，PEEPの影響で値が高く出ることにも注意が必要である．正確な値を知るためにはCVP測定のたびにPEEPをゼロにする必要があるが，急性呼吸窮迫症候群（ARDS）の治療としてopen lung strategyを行っているときにPEEPをゼロにするのは病態の悪化を引き起こす危険性が高く，現実的ではない（同様のことは下記のIVC径の呼吸性変動にもいえる）．

❷ IVC径（inferior vena cava diameter；下大静脈径）の呼吸性変動

これはエコーで繰り返し簡便に測定できる方法でよく用いられている．個人差があるので絶対的な数値はないが，一般的に23 mmを超えて拡張していれば右心負荷所見，逆に虚脱していれば脱水と考える．ΔDIVC（IVCの吸気時最大径－呼気時最小径／2つの径の平均）のカットオフ値を12％とした場合，12％以上で輸液反応性が期待できるとの報告がある[4]．

❸ 三尖弁逆流圧較差

心エコーで三尖弁の逆流流速から圧較差を求め（簡易Bernoulli式で），それに右房圧を足せば肺動脈収縮期圧が推定できる．一般的に36 mmHg以上で肺高血圧と考えられる．ただし，肺動脈狭窄がある場合やもともと肺高血圧や重度の呼吸不全がある場合は高いからといって一概にvolume overとはいえない．たとえば呼吸不全の状態では肺静脈収縮によって肺動脈楔入圧は上昇しているが，左室拡張末期圧は上昇していない場合がある．したがって，三尖弁逆流圧較差が高いというだけでvolume overと判断するのは危険である．

表1　FloTrac®（フロートラックセンサー）の血管内容量に関わる主要なパラメータ

パラメータ（日本語）	略語	パラメータ	基準値
圧波形変動率	PVV	pulse pressure variation	注1)
1回拍出量変動率	SVV	stroke volume variation	注2)
1回拍出量	SV	stroke volume	60〜100 mL/beat
1回拍出量係数	SVI	stroke volume index	33〜47 mL/beat/m²
動脈圧心拍出量	CO	arterial pressure cardiac output	4.0〜8.0 L/分
心係数	CI	cardiac index	2.4〜4.0 L/分/m²
フロートラックセンサー＋中心静脈圧			
体血管抵抗	SVR	systematic vascular resistance	800〜1,200 dynes-sec/cm⁵
体血管抵抗係数	SVRI	systematic vascular resistance index	1970〜2,390 dynes-sec/cm⁵

注1)　PPVのカットオフ値を13％にした場合，輸液反応性の有無を陽性的中率94％，陰性的中率96％で区別できるとした報告がある．
(Auler JO Jr et al.：Arterial pulse pressure variation predecting fluid responsiveness in critically ill patients. Shock 30 (Suppl 1)：18-22, 2008)
注2)　SVVのカットオフ値を11.6％とすると感度82％，特異度86％，オッズ比27.3で輸液への反応性を予測できたとの報告がある．
(Marik PE, et al.：Dynamic changes in arterial waveform derived variables and fluid responsiveness in mechanically ventilated patients：a systematic review of the literature. Crit Care Med 37：2642-2647, 2009 より引用)

表2　PiCCO®（ピコテクノロジー）の血管内容量に関わる主要なパラメータ

パラメータ（日本語）	略語	パラメータ	基準値
圧波形変動率	PVV	pulse pressure variation	≦10％
1回拍出量変動率	SVV	stroke volume variation	≦10％
胸腔内血液容量	ITBV	intrathoracic blood volume	850〜1000 mL/m²
心臓拡張末期容量	GEDV	global enddiastolic volume	680〜800 mL/m²
肺血管外水分量	EVLW	extravascular lung water	3.0〜7.0 mL/kg
肺血管透過性係数	PVPI	pulmonary vascular permeability index	1.0〜3.0
心拍出量（熱希釈法）	CO	cardiac output	4.0〜8.0 L/分

❹ PPV（pulse pressure variation；動脈圧変動），SVV（stroke volume variation；1回拍出量変動）

　これらのパラメータは動的パラメータとよばれるもので，呼吸周期における循環の変動を捉えた値である．CVP，IVCといったデータは反対に，ある特定の点におけるデータであり，静的パラメータといわれる．

　PPVは$100×(PP_{max}-PP_{min})/[(PP_{max}+PP_{min})/2]$で表されるもので，動脈圧波形を解析することで得られる．SVVも呼吸によって変化する1心拍ごとの左室1回拍出量を

2．脱水と血管内容量の評価

表3 肺動脈カテーテル（スワンガンツカテーテル）で測定できる主要なパラメータ（心内圧）

圧データ（位置）	基準値（mmHg）
右心房圧 　平均右心房（mean right atrial pressure：mRAP）	1〜6
右室圧 　右室収縮期圧（right ventricular systolic pressure：RVSP） 　右室拡張期圧（right ventricular diastolic pressure：RVDP）	15〜25 0〜8
肺動脈圧 　肺動脈収縮期圧（pulmonary artery systolic pressure：PASP） 　肺動脈拡張期圧（pulmonary artery diastolic pressure：PADP） 　平均肺動脈圧（mean pulmonary artery pressure：mPAP）	15〜25 8〜15 10〜20
肺動脈楔入圧（pulmonary artery wedge pressure：PAWP）	6〜12

動脈圧波形解析することで求められる指標である（＝100×（SVmax－SVmin）/SVmean）．低侵襲血行動態モニタリング（FloTrac®，PiCCO®システム）を用いることで測定が可能である（表1，2）．近年 PPV や SVV に輸液反応性があるかどうかに使用できるという報告がなされており[5]，注目されている．特に FloTrac®は既存の動脈圧ラインに接続するだけの簡便なものであり，比較的使用しやすい装置である．ただしこれらで注意すべき点は，自発呼吸や不整脈の影響を受けるため，人工呼吸管理下で一定した tidal volume・PEEP のもとで，かつ洞調律の時に測定しなければならないという制約があることである．

❺ 肺動脈カテーテル（Swan-Ganz カテーテル）

以前は重症心不全の治療をする際は，ほぼルーチンに肺動脈カテーテルを挿入していた時期があった．しかしながら重症心不全患者に対して，肺動脈カテーテル使用群と不使用群を比較した RCT（ESCAPE 研究）[6]では生存期間，死亡率に差がなかったとの報告がなされた．基本的に血行動態を把握するためにルーチンで挿入する必要はないと考えられるが，初期治療に反応しない急性心不全や肺水腫が心原性か非心原性か判断がつかない場合には試みる価値があると考えられる（表3）．

Ⅳ　おわりに

脱水，血管内容量の評価に関して述べた．最後に強調したいのは，現時点では絶対的な単一の指標は存在しないということだ．

病歴，身体所見，体重の増減，採血・尿データ，胸部 X 線写真，エコー所見を組み合わせ，総合的に判断するといった方法しかない．これは自戒の意味も込めてであるが，身体診察なしにベッドサイドに行っていきなりモニターを見るといったことは避けねばならない．地道ではあるが，毎日患者のベッドサイドに足を運び，患者をよく観察することでしか，正解に辿りつけないと考える．

文献

1) 伊藤康太：脱水―臨床検査で除外していくことは可能か. EBM ジャーナル 7 (2)：38-42, 2006.
2) Vinayak AG, et al.：Usefulness of the external jugular vein examination in detecting abnormal central venous pressure in critically ill patients. Arch Intern Med 166：2132-2137, 2006.
3) Carvounis CP, et al.：Significance of the fractional excretion of urea in the differential diagnosis of acute renal failure. Kidney Int 62：2223-2229, 2002.
4) Feissel M, et al.：The respiratory variation in inferior vena cava diameter as a guide to fluid therapy. Intensive Care Med 30：1834-1837, 2004.
5) Marik PE, et al.：Dynamic changes in arterial waveform derived vaiables and fluid responsiveness in mechanically ventilated patients；a systematic review of the literature. Crit Care Med 37：2642-2647, 2009.
6) Binanay C, et al.：Evaluation study of congestive heart failure and pulmonary artery catheterization effectiveness；the ESCAPE trial. JAMA 294：1625-1633, 2005.
7) 中島幹男, 山口芳裕：救急・集中治療医学レビュー2010. pp.76-82, 総合医学社, 2010.

（小泉三輝）

コラム　生理食塩水の浸透圧は？

生理食塩水の濃度は0.9％である．すなわち，$(0.9/100) \div 58.452 \times 10^6 =$ 154 mmol/L である．溶液中の NaCl は Na^+ と Cl^- に解離するので，浸透圧はこれを2倍した 308 mOsm/kg・H_2O となる．
さてヒトの血漿浸透圧は $2[Na]^+ + Glu/18 + BUN/28$ で示され，一般に 280〜290 mOsm/kg・H_2O である．308 と 280〜290 には開きがあるが，NaCl の解離定数は 0.93 であることを考えると，生理食塩水の実際の浸透圧は $308 \times 0.93 = 286.44$ とほぼヒトの血漿浸透圧と同じ濃度になる．

（小泉三輝）

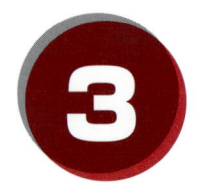

3 電解質がおかしい！〜診断と補正の原則〜
(1) Na, Cl 濃度の異常，診断と補正の原則
〜研修医が Na, Cl 異常値をみたときに参照しやすい原因・鑑別，補正の原則〜

Essence!

① 低ナトリウム血症の頻度は高く，軽度でも臨床的に問題となることがある．
② 低ナトリウム血症の多くは医原性であり，不用意な維持輸液（低張液）は避けるべきである．
③ 緊急を要する病態を把握する必要がある．

■ Na 濃度異常

I はじめに〜Na 濃度異常を甘くみてはならない〜

　Na 濃度異常は，いずれの診療科でも頻繁に経験する電解質異常である．軽度で無症状の低ナトリウム血症の場合は，治療することなく無視することも多い．しかし，軽度（Na 濃度 130 mEq/L 前後）であっても歩行障害や注意力低下から転倒・骨折のリスクが増加し，無視できない病態であるとの認識が広がりつつある[1]．多くの低ナトリウム血症は入院患者において発症するが，その原因は医原性であることが多い．また，昏睡・痙攣といった緊急を要する高度な Na 濃度異常もあり，適切な診断と治療が必要である．以下，頻度の高い低ナトリウム血症を中心に Na 電解質異常の診断・治療を説明する．

II 血漿張度と血清 Na 濃度

　濃度の異なる液体が半透膜を介して隔てられると，水が濃度の低い液体から高い液体に移動する．これは濃度の高い液体では浸透圧が高いためである．細胞膜も半透膜であり，細胞内外の水はそれぞれの浸透圧に従い移動する．
　血漿浸透圧は血液中の主要な浸透圧形成物質である Na, K, およびそれらと同濃度存在する陰イオン，さらにはブドウ糖，尿素の濃度を mmol/L の単位に変換した以下の式に近似する．

$$血漿浸透圧 = 2 \times [Na+K] + 血糖(mg/dL)/18 + BUN(mg/dL)/2.8$$

血清Na濃度は浸透圧（張度）つまり，体液の濃さの指標である

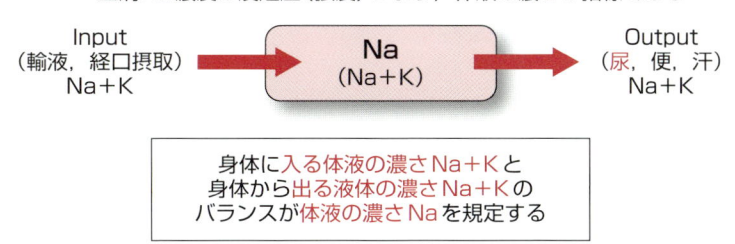

Input　　　　　　　　Na　　　　　　　　Output
（輸液，経口摂取）　　（Na＋K）　　　　（尿，便，汗）
Na＋K　　　　　　　　　　　　　　　　　Na＋K

身体に入る体液の濃さNa＋Kと
身体から出る液体の濃さNa＋Kの
バランスが体液の濃さNaを規定する

図1　張度のIn-Out

　しかし，実際には浸透圧構成物質のうち，水の移動に関与するのは細胞膜を介して濃度勾配を生じるもの（つまり，細胞膜を自由に通過しないもの）に限られる．これらの物質により構成される浸透圧を**有効浸透圧**，あるいは**張度（tonicity）**とよぶ．張度の張は等張液や低張液の張である．上記の血液の主要な浸透圧物質の中で尿素は細胞膜を自由に通過できるので，血漿張度はNa，K，血糖により以下のように反映される．

　　血漿張度＝2×［Na＋K］＋血糖（mg/dL）/18

　さらに，K濃度や血糖値はNa濃度と比べ無視できるくらいに低値であり，結果的に血漿張度は以下の式で近似する．

　　血漿張度≒2×Na

　つまり，血清Na濃度の低下は血漿張度の低下を意味し，水を細胞内へ移行させ，細胞内浮腫の状態となる．すなわち血清Na濃度異常とは細胞内外の水分布異常なのである．また，血漿張度は細胞内張度と等しいこと，細胞内の主要な張度形成物質はKであることから，

　　血漿張度≒2×細胞外Na量/細胞外液量≒2×細胞内K量/細胞内液量
　　　　　　≒2×［全Na量＋全K量］/総体液量（TBW）

と表される．すなわち，

　　Na≒［全Na量＋全K量］/総体液量（TBW）

の式が成り立つ．

　一方，尿も細胞外液からつくられ，尿張度は尿排泄前後の血漿張度の変化を知るうえで重要である．尿の場合，Naと比べKは無視できないため，

　　尿張度≒2×［尿Na＋尿K］

と近似する．

　体液は摂取したものと排泄したものの量的・質的なバランスが表現されたものである．このことは，摂取および排泄するものの張度（Na＋K）のバランスが血清Na濃度に影響を与えることを意味する（図1）．

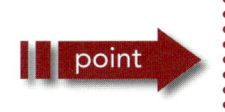

> **point**
> ・Na≒［全Na量＋全K量］/総体液量（TBW）
> ・血漿張度≒2×Na
> ・尿張度≒2×［尿Na＋尿K］

III 電解質異常の病態

前述のように，血清 Na 濃度に影響を及ぼすのは出入りするものの張度＝(Na＋K)/水のバランスである．つまり，不感蒸泄やドレナージチューブなどからの排液を考慮しなければ，輸液や食事によって摂取（Input）される Na＋K/水と，尿によって排泄（Output）される Na＋K/水のバランスが血清 Na に影響を及ぼすのである．結局，低ナトリウム血症は「身体が薄まった病態」であると表現するとわかりやすい．薄いもの（Na＋K 濃度が低いもの）が身体に入れば身体は薄まる（低ナトリウム血症になる）し，薄いものが身体から排泄されれば身体は濃くなる（高ナトリウム血症になる）．

多くの場合，われわれが生理的あるいは病的状態で排泄している溶液（不感蒸泄，汗，胃腸液など）は薄いもの（低張なもの，Na＋K 濃度が低いもの）であり，われわれは常に高ナトリウム血症となるリスクにさらされているはずである．しかし，ヒトの飲水量は多くの場合，必要以上（失われたものより多い）であり，病的状態でも飲水行動は最後まで低下せず，病的状態では低張な輸液をされることも多いため，逆に低ナトリウム血症となるリスクのほうが高いのである．最終的には腎臓がバランスの最終調整の役割を果たしている．つまり，高ナトリウム血症となれば濃い尿を出し，低ナトリウム血症であれば薄い尿を出して，Na 濃度を正常に保っている．このように張度を調整できる唯一の体液が尿なのである（図2）．

喪失液は低張なものが多いが，多くの場合In（輸液・飲水・食事）はそれ以上に低張である

		喪失液の組成	喪失後のNa濃度
不感蒸散 (約1L/日)		水	↑
発汗・胃液		低張 (生理食塩水)＋水	↑
胆膵・腸液		等張 (生理食塩水)	→
尿	Na＋K＜145	低張 (生理食塩水＋水)	↑
	Na＋K＞145	高張 (生理食塩水－水)	↓

		負荷液の組成
輸液		多くは低張 (生理食塩水＋水)
代謝水		水
飲水		水
食事	Na 6 g	低張 (生理食塩水＋水)
	Na 12 g	高張 (生理食塩水－水)

張度のIn-Outバランスを最終的に調節するのが尿である
能動的な張度調整は腎臓でしかできない

		喪失液の組成	喪失後のNa濃度
不感蒸散 (約1L/日)		水	↑
発汗・胃液		低張 (生理食塩水)＋水	↑
胆膵・腸液		等張 (生理食塩水)	→
尿	Na＋K＜145	低張 (生理食塩水＋水)	↑
	Na＋K＞145	高張 (生理食塩水－水)	↓

		負荷液の組成
輸液		多くは低張 (生理食塩水＋水)
代謝水		水
飲水		水
食事	Na 6 g	低張 (生理食塩水＋水)
	Na 12 g	高張 (生理食塩水－水)

図2　代表的な体液と喪失後の変化

教科書的には，血漿張度は口渇中枢とADH分泌により調節されているとされる．これは口渇感，ひいては飲水量がInputの張度を規定し，ADHがOutput（尿）の張度を規定して，そのバランスが血清Na濃度を決めているということを意味している．血清Na濃度が低下するとその低浸透圧（低張）刺激に視床下部の脳細胞が反応して，飲水行動を抑制する（Inputの張度を上げる）とともに，ADH分泌が抑制されて尿自由水（＝張度が0の尿）排泄を増加させる（Outputの張度を下げる）ことにより，血清Na濃度を押し上げる反応が起こるはずである．たとえ飲水行動が抑制されなくても，ADHが十分に抑制されれば，多量の低張な尿（Na＋K濃度の薄い尿）が排泄されるので，数十Lという単位以上の飲水がない限り，血清Na濃度は低下しない．逆に，尿自由水排泄が低下しても飲水量が少なければ身体を薄めるものがないので，低ナトリウム血症とはならないはずである．つまり，低ナトリウム血症を維持させる病態は，薄いInput（食欲はないが水は何とか飲める，過度の塩分制限，漫然とした低張液投与，心因性多飲など）と濃いOutput（ADH分泌が抑制されない＝ストレス，嘔気，体液量減少，抗精神薬使用，腎不全，利尿薬の使用）の両方が共存して初めて生じる．たとえば，入院患者で多くみられるのは，術後絶食下で漫然と維持輸液が投与され，術後の疼痛や，鎮痛薬の使用，嘔気・嘔吐や体液量低下によるADH分泌刺激（図3）により進行性の低ナトリウム血症を呈するケースである（表1）．

> point
> ・血清Na濃度はInputの濃さ＝張度（主に口渇中枢に支配される飲水量や輸液内容に規定される）と，Outputの濃さ＝張度（主にADHによりコントロールされる尿張度に規定される）のバランスで決まる．
> ・低ナトリウム血症は医原性（低張輸液や水分制限のない状態での過度の塩分制限など）である　ことが多い．

Ⅳ　低ナトリウム血症の治療

❶　治療の考え方の大枠（図4）

　前述のように，低ナトリウム血症の原因は薄いInputと濃いOutputの両方が原因であるので，それぞれへの対応が治療の基本となる（表2）．

　高度低ナトリウム血症で中枢神経症状などを有するような症候性の場合や，尿の張度が血液の張度よりも高く，低ナトリウム血症が進行性かどうかの判断が重要となり，これらが疑われる場合には，後述する高張食塩水による積極的かつintensiveな治療を行う必要がある．

　このような緊急対応の必要がない場合の基本は以下に述べるように，薄いInputと濃いOutputへの対応を別々に考えることになるが，濃いOutputの制御は難しいことも多く，薄いInputへの対応が中心となる．薄いInputへの対応は体液量の程度で分けて考えて，過剰気味の場合は水分制限（低張輸液の減量・中止），欠乏気味のときは塩分負荷（高張輸液）が基本となる．

```
Drugs affecting sodium and water homeostasis    Potentiation of ADH effect
  Diuretics                                       Antiepileptic drugs
    Thiazides                                       Carbamazepine, lamotrigine
    Indapamide                                    Antidiabetic drugs
    Amiloride                                       Chlorpropamide, tolbutamide
    Loop diuretics                  利尿薬         Anticancer agents
Drugs affecting water homeostasis                   Alkylating agents (intravenous
  Increased hypothalamic production of ADH            cyclophosphamide)
  Antidepressants                                 Nonsteroidal anti-inflammatory drugs
    Tricyclic antidepressants (amitryptiline,   Reset osmostat
      protriptyline, desipramine)                 Antidepressants
    Selective serotonin reuptake inhibitors         Venlafaxine[61]
    Monoamine oxidase inhibitors                  Antiepileptic drugs
  Antipsychotic drugs                               Carbamazepine[33]
    Phenothiazines (thioridazine, trifluoperazine)
    Butyrophenones (haloperidol)                Antihypertensive agents
  Antiepileptic drugs                             Angiotensin-converting enzyme inhibitors
    Carbamazepine, oxcarbazepine,                 Amlodipine
      sodium valproate             精神神経薬     Immune globulin (intravenous)
                                                  3, 4-Methylenedioxymethylamphetamine
  Anticancer agents                                 (ecstasy)
    Vinca alkaloids (vincristine, vinblastine)    Antibiotics
    Platinum compounds (cisplatin, carboplatin)     Trimethoprim-sulfamethoxazole, ciprofloxacin,
    Alkylating agents (intravenous cyclophosph-       cefoperazone/sulbactam, rifabutin
      amide, melphalan, ifosfamide)               Antiarrhythmic
    Miscellaneous (methotrexate, interferon α and   Amiodarone, lorcainide, propafenone
      γ, levamisole, pentostatin, monoclonal    Theophylline
      antibodies)                   抗がん剤      Proton pump inhibitors
  Opiates                           鎮痛薬        Bromocriptine
                                                  Terlipressin
                                                  Duloxetine
                                                  Fluorescein angiography
                                                  Bupropk
```

図3 ADH分泌を刺激する薬剤
(Liamis G, et al.: A Review of Drug-Induced Hyponatremia. Am J Kidney Dis 52：145, 2008 より引用改変)

表1 ADH過剰の原因

・ストレス	・麻酔薬	・原疾患・合併症
・痛み	・鎮痛薬(特に麻薬, NSAIDs)	(中枢神経疾患, 肺炎, がんなど)
・嘔気・嘔吐	・循環血漿量低下	

1) 薄いInputへの対応

　薄いInputへの対応は**薄いInputを減らすこと・濃いInputを増やすこと**である．低張な輸液・栄養剤の減量あるいは中止や水分制限(食事中の水分の制限＝粥食や汁物の制限も含む)が基本となる．塩分制限も可能な限り解除する．これらで改善が望めない場合，高張輸液や食事への食塩負荷などが検討される．ただし，体液量過剰を疑う状況があれば高張輸液投与は必要最小限とし，食塩負荷の場合も水分制限を厳格に行う必要がある．水分制限はどの程度行うべきかは試行錯誤となるが，とりあえずの目安としては以下の指標が用いられる．

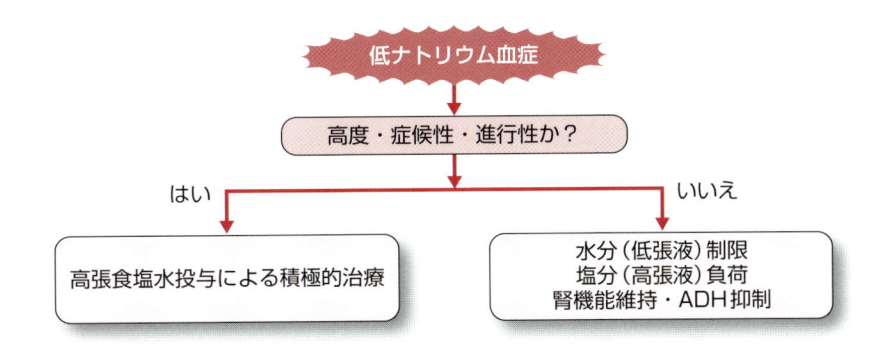

```
            低ナトリウム血症
                  │
          高度・症候性・進行性か？
          はい ┌───┴───┐ いいえ
               ↓       ↓
   高張食塩水投与による    水分（低張液）制限
      積極的治療         塩分（高張液）負荷
                       腎機能維持・ADH抑制
```

図4　低ナトリウム血症の治療の基本的考え方

表2　Input/Output への対応

		体液量過剰を疑う状況	体液量欠乏を疑う状況
薄い Input への対応	薄い Input を減らす	・水分制限 ・低張な輸液・栄養剤の減量・中止	・低張な輸液・栄養剤の減量・中止（代わりに等張〜高張液や食塩負荷を追加） ・塩分制限解除
	濃い Input を増やす	・高張液投与（量は少なめ） ・食塩負荷（水分は控えめ）	・等張〜高張液投与 ・食塩負荷
濃い Output への対応	薄い Output を増やす	・利尿薬の投与	・ミネラロコルチコイド（フロリネフ®）投与
	濃い Output を減らす	・ADH 分泌刺激の解除 　原因薬剤の中止 　原因病態への対処・治療 　抗 ADH 受容体拮抗薬 ・腎機能の保持 　腎毒性物質の回避 　血圧・体液量の維持	左に加えて ・利尿薬の減量・中止

- 食事を含めた水分摂取量の求め方
  　10（mOsm/kg）×体重（kg）÷尿浸透圧（mOsm/L）
- 尿（Na + K）/血清 Na の値と水分制限量
  　＞1 ⇒ ＜500 mL/日　　　＜1 ⇒ ＞1,000 mL/日

2）濃い Output への対応

　濃い Output への対応は<u>薄い Output を増やすこと・濃い Output を減らすこと</u>，である．薄い Output を増やす具体的方法としては，利尿薬の投与があげられる．ループ利尿薬は通常の場合，約半等張（Na＋K＝77 mEq/L）の尿が排泄されるため，これよりも濃い尿が出ている場合には尿を薄めることができることになる．利尿薬の投与は体液量欠乏が疑われる状況では使用しにくく，実際に体液量欠乏がある場合には逆効果になるので注意が必要であ

る．体液量欠乏を疑う場合には尿 Na の積極的低下（腎での Na 再吸収増加）を考慮して，ミネラロコルチコイド（フロリネフ® 0.1 mg 程度）の投与が奏効することがある．これは高齢者の低ナトリウム血症に多く，抗利尿ホルモン不適合分泌症候群（SIADH）との鑑別が難しいとされるミネラロコルチコイド反応性高齢者低ナトリウム血症（mineralocorticoid responsive hyponatremia of the elderly：MRHE）の病態の治療に応用されているものでもある[2]．

濃い Output を減らすことは，尿希釈障害の原因である ADH 作用を抑制するか，腎機能低下を改善することにある．後者は多くの場合，非可逆的なことが多く，是正は困難であり，それ以上腎機能を悪化させない（腎毒性物質の回避や腎血行動態の維持）程度しか対処法がない．ADH 作用の抑制の方法としては，これまでは ADH 分泌刺激となる原因（薬剤や病態）の是正しかなかった．たとえば，ADH 分泌刺激をすることが知られているような薬剤の中止や使用回避，痛みや嘔吐などへの対症療法，原疾患（肺疾患，中枢神経疾患など）の治療などである．しかし，最近，新たな武器が使用できるようになってきている．それが，ADH 受容体拮抗薬〔通称バプタン（vaptan）〕である．vaptan は利尿効果が強いため，体液量欠乏が疑われる場合には使用は勧められないが，それ以外の病態においては，vaptan の 1 つである tolvaptan が良好な低ナトリウム血症の改善を得ることができることが示されている[3, 4]．ただし，2010 年末現在，本邦でも承認された tolvaptan（サムスカ®）の保険適用は心不全であり，低ナトリウム血症に使用できる vaptan は肺がんの SIADH のみに使用可能な mozavaptan（フィズリン®）のみとなっている．適用拡大が強く望まれる．

❷ 高度低ナトリウム血症の治療の実際

低ナトリウム血症の治療の大枠は前述のとおりであるが，実際の臨床においては，緊急的対応が必要な低ナトリウム血症が存在するため，それを考慮した思考プロセスで低ナトリウム血症を捉えていく必要性がある．つまり，高度低ナトリウム血症（血清 Na 濃度が 125 mEq/L 以下）では，まず，緊急的治療（多くは高張食塩水の積極的投与）の対象となる病態かを判断することが重要である．

このような緊急性のある低ナトリウム血症かどうかを考えるのには，以下の 4 つのポイントを抑えることが重要である．

①症候性か，無症候性か．
②進行性か，改善傾向にあるか．
③急性の経過（数日以内）か，慢性の経過か．
④橋中心脱髄症候群（central pontine myelinolysis：CPM）のリスクファクターがあるか．

1）症候性か，無症候性か

脳浮腫に伴う中枢神経症状（頭痛，嘔気・嘔吐，脱力，傾眠，痙攣，昏睡）を伴う場合に症候性と判断する．症候性であれば脳障害の存在を意味し，早急な治療を必要とする．

> **point** 症候性の低ナトリウム血症は基本的に高張食塩水投与の対象となる．

2）低ナトリウム血症が進行性かどうか

　低ナトリウム血症が進行性にあるのか，あるいは改善傾向にあるのかの判断には血液と尿の張度を比較することが重要である．低ナトリウム血症がある場合，

　　血清 Na ＜ 尿 Na ＋ 尿 K

のとき，低ナトリウム血症は進行性であり，何かしらの介入が必要と判断される．逆に，

　　血清 Na ＞ 尿 Na ＋ 尿 K

のとき，低ナトリウム血症は現状で改善傾向にあることを意味する．このような場合に高張食塩水を投与すると，CPM のリスクのある過剰な是正をきたしてしまう可能性がある．一方，尿 Na ＋ 尿 K が血清 Na の 1/2 以上ある場合には自然に是正されるスピードは遅く，症候性低ナトリウム血症では高張食塩水投与を積極的に考慮すべきである．

> **point**
> ・血漿 Na ＜ 尿 Na ＋ 尿 K ⇒ 低ナトリウム血症は進行性
> ・血漿 Na ＞ 尿 Na ＋ 尿 K ⇒ 低ナトリウム血症は改善傾向

3）経過が慢性か，急性か，CPM のリスクファクターがあるか

　急性に経過した場合，脳細胞の代償機構が働いておらず早急な治療が必要である．慢性に経過していれば，急速な治療により不可逆性の細胞萎縮をきたし CPM を発症するリスクが高く，緩徐な補正を必要とする．CPM となりやすい病態は経験的に知られており，アルコール多飲，低栄養，低カリウム血症，サイアザイド長期服用などがあげられる．

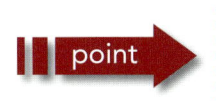

> **point**
> ・慢性に経過した低ナトリウム血症では急激な補正により CPM を起こす．
> ・アルコール多飲，低栄養，低カリウム血症は CPM のリスクファクターである．

V　積極的治療（高張食塩水投与）の実際

　治療は 3％食塩水で行われることが多い．これは，尿張度が 3％食塩水の張度を超えることはないからである．以下に具体例をあげる．

❶ 高張食塩水作成

　3％ NaCl（Na 510 mEq/L）：生理食塩水 0.9％ 400 mL（0.9％ 生理食塩水 500 mL のうち 100 mL を注射器で捨てる）に 10％ 食塩水 120 mL（10％ 生食 20 mL を 6 バイアル）

を加える．

❷ 血清 Na 濃度の治療による補正を予測する式

低ナトリウム血症の Na 補正式にはいくつかあるが，代表的なものを以下にあげる．
　Na 補正推定式（Adrogue-Madius 式）

$$\Delta Na = \{輸液中[Na+K] - 血清Na\} \div [TBW+1]$$
$$\{TBW：体重(kg) \times 0.6\}$$

これは，使用する輸液 1 L を投与した後の血清 Na の上昇度を表す．たとえば，Na 110 mEq/L，体重 60 kg の患者に 3％食塩水（510 mEq/L）を 1 L 投与すると，

$$\Delta Na = \{510+0-110\} \div [36+1] ≒ 11\ mEq/L$$

となる．1,000 mL/11 mEq＝90 mL/mEq であり，1 時間当たり 90 mL で投与すると 1 mEq/時で補正されると計算される．

しかし，Adrogue-Madius の補正式は，尿による Na 排泄を考慮していないこともあり，当然誤差が生じる．過度な補正を防ぐためにも，1〜2 時間ごとに血清 Na 濃度の測定が必要である．

Ⅵ 低ナトリウム血症の補正目標

低ナトリウム血症の補正は症候性であれば急速な補正が必要である．さらに急性の経過であれば CPM のリスクは比較的低く，補正目標も 1〜2 mEq/L/時，12 mEq/L/日程度に高く設定できる．しかし，症候性であっても慢性の経過（あるいは経過不明）であれば，補正目標を少し下げる必要がある．特に，CPM のリスクファクターを複数有する場合には，治療開始後数時間は 1 mEq/L/時までとし，最終的に治療開始当日は 8 mEq/L/日までの補正にとどめるのが安全である．

無症候性であれば治療による是正に時間的余裕がある．急性であれば，尿中 Na+K が血清 Na 濃度と比べて高い場合には高張食塩水による補正を考慮するが，慢性であれば CPM のリスクも考慮し，より緩徐な補正にとどめるべきである．

図 5 に低ナトリウム血症治療のアルゴリズムを示す．

Ⅶ 高ナトリウム血症の治療

高ナトリウム血症は低ナトリウム血症と同様の思考プロセスで考えるべきである．高ナトリウム血症，つまり血清張度の上昇は，口渇感の亢進や ADH の分泌を介して水貯留を促し血清張度は補正される．口渇感の異常や，ADH の作用異常の併存があって初めて高ナトリウム血症は発症するのである（表 3）．高ナトリウム血症は入院患者に発症することが多い．病気で飲水行動ができない患者では，熱などにより水分が消費されるが，十分な自由水輸液がされないなどの医原性の要素で発症することが多い．

```
                        低ナトリウム血症
                              │
                ┌─────────────┴─────────────┐
              症候性                        無症候性
                │                              │
          ┌─────┴─────┐                 ┌──────┴──────┐
         急性      慢性 or 不明          急性       慢性 or 不明
```

急性（症候性）
補正手段：
　高張食塩水

補正速度：
　1〜2 mEq/L/時
　かつ
　<12 mEq/L/日

慢性 or 不明（症候性）
補正手段：
　高張食塩水または
　0.9%生理食塩水＋
　フロセミド

補正速度：
　1〜1.5 mEq/L/時
　かつ
　<8 mEq/L/日

急性（無症候性）
補正手段：
　0.9%生理食塩水＋
　フロセミドまたは高
　張食塩水単独

補正速度：
　1 mEq/L/時
　かつ
　<12 mEq/L/日

慢性 or 不明（無症候性）
補正手段：
　水制限
　塩分負荷
　蛋白負荷
　フロセミド
　V_2受容体拮抗薬
　リチウム
　デメクロサイクリン

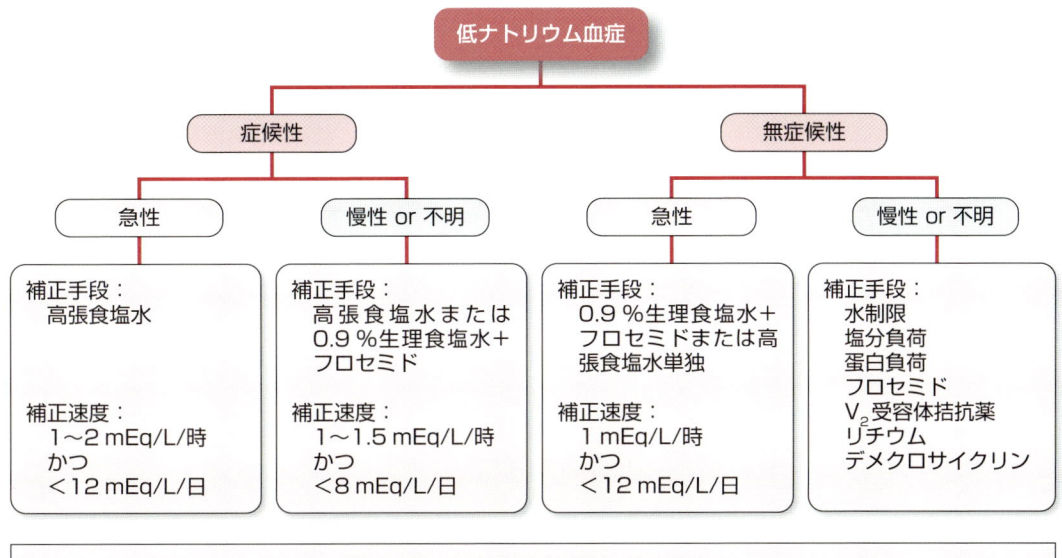

低ナトリウム血症治療のポイント
① 前記のアルゴリズム，尿自由水排泄（尿Na＋Kと血清Naの比較）さらには脳浮腫・CPMのrisk factorなどにより，補正手段・速度・程度を決める
② 投与する輸液1L投与によるNa濃度の上昇を以下の式で予測する
　　$\Delta Na = \{輸液中[Na+K] - 血清Na\} \div [総体液量+1]$
③ 3%食塩水の投与開始量の目安
　　痙攣・昏睡あり　→　体重kg当たり2 mL/時で開始．1時間ごとに血清Naチェック
　　痙攣・昏睡なし　→　体重kg当たり0.5 mL/時で開始

図5　低ナトリウム血症治療のアルゴリズム

❶ 高ナトリウム血症の症状

早期で慢性の経過であれば，いらいら感，傾眠傾向程度であるが，高度で急性発症の高ナトリウム血症（＞160 mEq/L）では高熱，過換気，痙攣，昏睡となるので早急な治療が必要である．

❷ 治療の原則

症候性であれば基本的に症状の改善が得られるまでNa濃度を低下させるが，急速補正によるCPM発症の可能性があるため注意が必要である．1日の補正速度は，症候性であれば，1〜2 mEq/L/時，かつ8〜12 mEq/Lの低下に抑えるのが無難であろう．
　高ナトリウム血症治療のアルゴリズムを図6に示す．

❸ 補正式

高ナトリウム血症の補正は，低ナトリウム血症同様，Adrogue-Madias式が有用である．
　Na補正推定式（Adrogue-Madius式）
$$\Delta Na = \{輸液中[Na+K] - 血清Na\} \div [TBW+1]$$

表3 高ナトリウム血症の発症メカニズム

高ナトリウム血症に対する生体の防御メカニズム		障害の原因	障害の例
口渇感・飲水	口渇感刺激による自由水摂取量増加	飲水行動が不十分	高齢者，乳幼児，意識障害，不十分な輸液量
尿濃縮	髄質高浸透圧の形成	ヘンレループでのNa再吸収阻害	浸透圧利尿，利尿薬の使用，腎不全
	ADH作用	ADH作用低下	ADH分泌障害（中枢性尿崩症），ADH作用不全（腎性尿崩症，高カルシウム血症，低カリウム血症，腎不全）

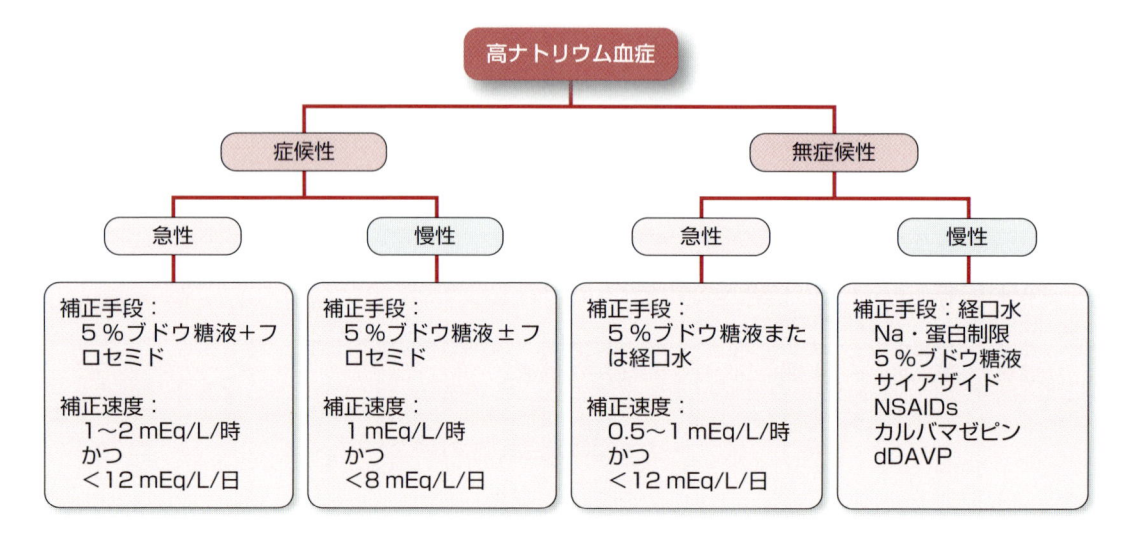

```
                        高ナトリウム血症
          ┌─────────────────┴─────────────────┐
        症候性                                無症候性
     ┌────┴────┐                         ┌────┴────┐
    急性      慢性                       急性      慢性
```

急性（症候性）	慢性（症候性）	急性（無症候性）	慢性（無症候性）
補正手段：5％ブドウ糖液＋フロセミド 補正速度：1〜2 mEq/L/時 かつ <12 mEq/L/日	補正手段：5％ブドウ糖液±フロセミド 補正速度：1 mEq/L/時 かつ <8 mEq/L/日	補正手段：5％ブドウ糖液または経口水 補正速度：0.5〜1 mEq/L/時 かつ <12 mEq/L/日	補正手段：経口水 Na・蛋白制限 5％ブドウ糖液 サイアザイド NSAIDs カルバマゼピン dDAVP

図6 高ナトリウム血症治療のアルゴリズム

{TBW：体重（kg）×0.6}

たとえば，体重60 kgの患者がNa＝160 mEq/Lに5％ブドウ糖液1 L投与したとき，

$\Delta Na = \{[0+0]-160\} / [36+1] = -4.32$ mEq/L

すなわち，時間1 mEqで補正したい場合，5％ブドウ糖液 1,000 mL/4.32 mEq＝231 mL/mEqを時間当たり投与すればよいことがわかる．

> **point**
> ・高ナトリウム血症では，低ナトリウム血症同様にCPMのリスクがある．
> ・補正式はAdrogue-Madius式が有用である．

Cl濃度異常

I はじめに

Clは細胞外液の中で最も多い陰イオンである（図7）．体内では陽イオンと陰イオンは常

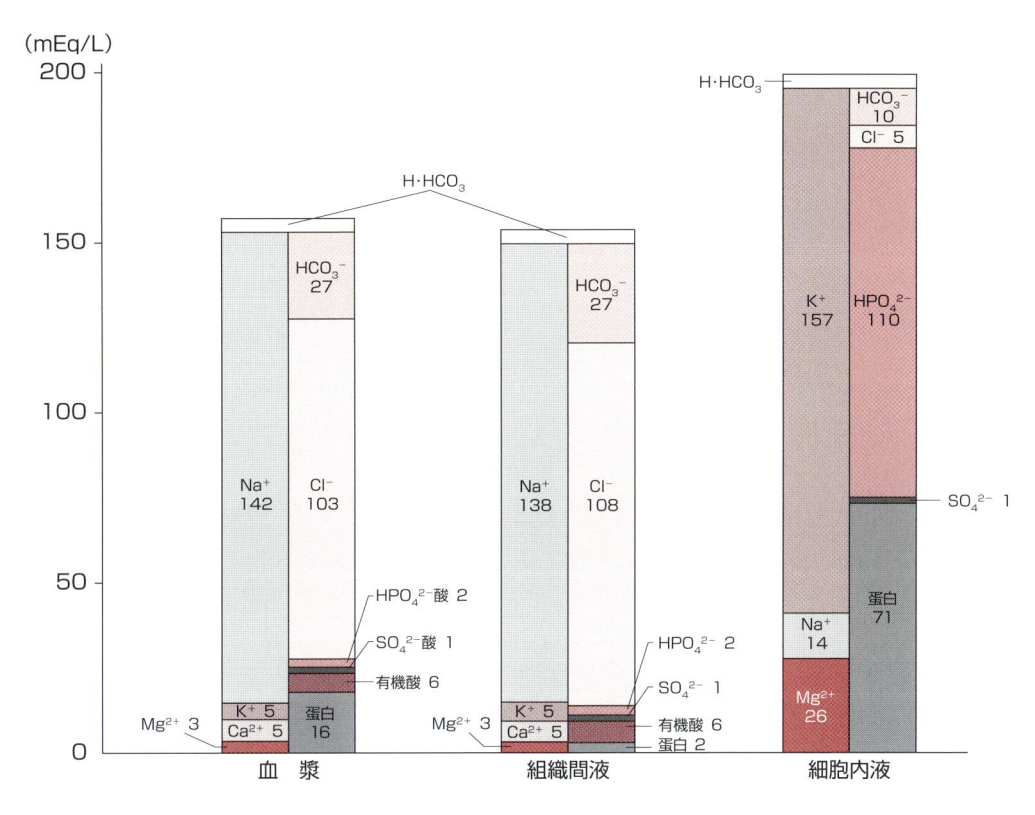

図7 体液区分のイオン構成

に同量存在することから，他のイオンの影響を受け異常値を示す．Cl 濃度異常で特に臨床的に問題となるのは，高クロル性アシドーシスという表現に表されているように酸塩基平衡異常である．しかし，Cl の絶対値に意味はなく，Na－Cl の値の変化に意味がある．つまり，Cl 濃度自体が基準値であっても，酸塩基異常は存在しうる．ここでは，Cl の値の評価としてアニオンギャップ（AG）や Na－Cl の式を用いる方法を概説する．

II　生体内の陽イオンと陰イオン

生体内では陽性電荷と陰性電荷は常に等しく，

$Na+UC=Cl+HCO_3^-+UA$

〔UC：unmeasured cation（測定されない陽イオン），UA：unmeasured anion（測定されない陰イオン）〕

が成り立つ．UC とは通常測定されない陽イオンで，K，Mg，Ca，Mg，H が主である．また，UA は通常測定されない陰イオンで，血清蛋白（主にアルブミン），不揮発性酸（HPO_4^{2-}/H_2PO^{4-}），有機酸などである（**表4**）．

上記式より，

$Na-Cl=HCO_3^-+AG$（正常値 HCO_3^- 24，AG＝UA－UC 12）

$Na-Cl=HCO_3^-$（正常 24）＋AG（正常 12）＝36

表4 UAとUCの組成

通常測定されない陰イオン（UA：mEq/L）		通常測定されない陽イオン（UC：mEq/L）	
蛋白	15	K^+	4.5
$HPO_4^{2-}/H_2PO_4^-$	2	Ca^{2+}	5
SO_4^{2-}	1	Mg^{2+}	1.5
有機酸	5	H^+	0.0004
合計	23	合計	11

$AG = UA - UC = [Na^+] - ([Cl^-] + [HCO_3^-]) = 12\ mEq/L$ となり，通常測定されない陰イオン（UA）と陽イオン（UC）の差は12 mEq/Lである．

が成り立つ．つまり，Naに対して相対的なCl異常はHCO_3^-やAG異常を意味する．Na−Clと36の比較は通常行われる採血で評価可能であり非常に有用である．

Ⅲ Na−Cl＞36の場合

この場合，すなわちNaに比べClが相対的に低いときは，HCO_3^-かAGが高いことをと言い換えられる．HCO_3^-が高値であることは，代謝性アルカローシスや，呼吸性アシドーシスの腎性代償の存在を意味する．ただし，AGが上昇の場合，それがアシドーシスを起こすものであれば，同じ量のHCO_3^-が低下するため，Na−Cl＞36の原因とならない．

Ⅳ Na−Cl＜36の場合

この場合，すなわちNaに比べClが相対的に高いときは，HCO_3^-かAGが低いことを意味する．HCO_3^-が低いことはAGの上昇を伴わない代謝性アシドーシス（正アニオンギャップ性高クロル性代謝性アシドーシス）や，呼吸性アルカローシスの腎性代償を意味する．AGが低下する場合，後述するAG低下の病態（低アルブミン血症や高γグロブリン血症の存在）の可能性がある．

Ⅴ AGの評価

AGはAG＝UA−UCとして定義され，UAやUCにより値が変化する（表5）．
乳酸アシドーシス（乳酸イオン）やケトアシドーシス（主にβ hydroxybutyrateイオン），尿毒症（リン酸，硫酸塩）などUAが上昇する病態，あるいは低γグロブリン血症，低カリウム血症，低カルシウム血症，低マグネシウム血症などUCが低下する病態で，AGは上昇する．逆に，肝硬変など低アルブミン血症などUAが低下する病態，あるいは，多発性骨髄腫や膠原病といった高γグロブリン血症，高カリウム血症，高カルシウム血症，高マグネシウム血症などUCが上昇する病態でAGは低下する．

表5 アニオンギャップ変化の原因

AG 上昇		AG 低下	
原因	例	原因	例
UC の減少	低γグロブリン血症 低カリウム血症，低カルシウム血症，低マグネシウム血症	UC の増加	高γグロブリン血症（多発性骨髄腫，膠原病），高カリウム血症，高カルシウム血症，高マグネシウム血症 リチウム中毒
UA の増加	乳酸アシドーシス，ケトアシドーシス，尿毒症，高リン血症，高浸透圧性非ケトン性昏睡，横紋筋融解症，ペニシリン系抗菌薬，トルエン，サリチル酸	UA の減少	低アルブミン血症（アルブミン 1 g/dL につき AG 2.5 mEq/L の低下）

VI まとめ

　血清 Cl 濃度異常は，他のイオンによる影響を受けるため単独では評価できず，Na，HCO_3^- など他の電解質を含めて評価する必要がある．Cl 異常は血清蛋白や他の電解質変化により生ずるが，臨床的に問題となるのは背景にある，高クロル性代謝性アシドーシスや代謝性アルカローシスといった酸塩基平衡異常である．

> **point**
> ・Cl 異常はその絶対値でなく，Na−Cl の値で評価する．
> ・静脈採血からでも Na−Cl から酸塩基平衡の評価ができる．
> ・Na−Cl の値に AG が影響を与える．
> ・特に，低アルブミン血症で AG が低下することに注意が必要である．

文献

1) Schrier RW.: Does 'asymptomatic hyponatremia' exist? Nat Rev Nephrol 6：185, 2010.
2) Adrogue HJ, Madias NE: Hyponatremia. N Engl J Med 342：1581, 2000.
3) Ishikawa SE, et al.: Close association of urinary excretion of aquaporin-2 with appropriate and inappropriate arginine vasopressin-dependent antidiuresis in hyponatremia in elderly subjects. J Clin Endocrinol Metab 86：1665-1671, 2001.
4) Schrier RW, et al.: Tolvaptan, a selective oral vasopressin V2-receptor antagonist, for hyponatremia. N Engl J Med 355：2099-2112, 2006.
5) Berl T, et al.: Oral tolvaptan is safe and effective in chronic hyponatremia. J Am Soc Nephrol 21：705-712, 2010.

（花田　健・柴垣有吾）

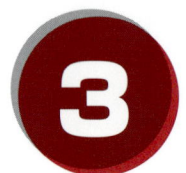

3 電解質がおかしい！〜診断と補正の原則〜
(2) K濃度の異常，診断と補正の原則

Essence!

①血清K濃度の調節の主なものは細胞内外のK移動と腎からのK排泄である．
②細胞内外の移動を担う主なホルモンは，インスリンとカテコラミンである．
③血清K濃度異常の大部分が，腎からのK排泄機構を理解することによってなされる．

I 体内のカリウム（K）動態

　体内のKは，細胞内に約3,300 mEq，細胞外に約60 mEqと主に細胞内に分布している．摂取されるKのほとんどが腸管から吸収され，9割が腎から，1割が腸管から排泄される．腎不全になれば，腸管からの排泄の割合が増えるものの，腎からの排泄が減少するため高カリウム血症をきたしやすい．腎機能が正常であれば便秘になってもほとんどが腎から排泄され，血清K濃度が一定に保たれる．たとえKの摂取量がゼロであっても，腎からのK排泄はゼロにはならず，10 mEq/日弱程度は排泄されるため，摂取量ゼロが続けばついには低カリウム血症をきたすことになる．高度の下痢では腸管からのKの排泄が亢進し，低カリウム血症をきたす．

　血清K濃度は，①細胞内外の移動，②腎からの排泄，③腸管からの排泄によって一定に保たれている．血清K濃度の異常は，高度の下痢による低カリウム血症以外は，Kの①細胞内外の移動，②腎からの排泄の機構が異常をきたすことによって起こる．

II 細胞内外のカリウムの移動

　細胞内へKを移動させる主なものが，**インスリン**と**カテコラミン**である．カテコラミンの作用はβ_2受容体刺激による．図1のように細胞外へのKの移動は，インスリン欠乏，β受容体遮断，代謝性アシドーシス（乳酸アシドーシスやケトアシドーシスなどの有機酸によるアシドーシスでは細胞内外の動きは起きないといわれている）によって起こる．逆に細胞内にKが移動していくものは，インスリン作用，β受容体作動，代謝性アルカローシス，低

- インスリン欠乏
- β受容体遮断
- 代謝性アシドーシス

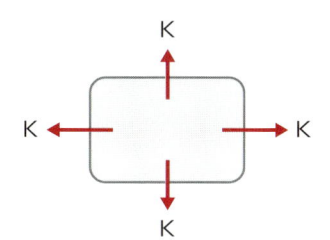

- インスリン作用
- β受容体作動
- 代謝性アルカローシス
- 低カリウム性周期性四肢麻痺

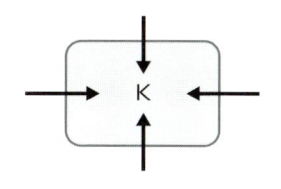

図1　細胞内外のKの移動

カリウム性周期性四肢麻痺である．なお，呼吸性アシドーシスや呼吸性アルカローシスでは大きなKの変動はないといわれている．

III 腎からのカリウム排泄の機構

腎からのK排泄は尿細管の最終部分である皮質集合管の主細胞が担っている．その主細胞の働きについて解説する．

Kは糸球体で濾過され，集合管の前の尿細管でほとんどすべて再吸収されており，集合管での主細胞からの分泌の程度が血清K値を左右する．主細胞は尿細管腔（尿中）からNa$^+$を再吸収し，細胞内（体内）のK$^+$を分泌（排泄）する役目をしている．図2に沿って説明する．

① 主細胞は尿細管腔側と血管側との2つの顔がある．尿細管腔側にNa$^+$チャネルとK$^+$チャネルが存在し，血管側にNa$^+$-K$^+$ATPポンプが存在する．

② 血管側のNa$^+$-K$^+$ATPポンプがATPの分解によって生じるエネルギーを用い，Na$^+$を主細胞内から血管側に，K$^+$を血管側から主細胞内に移動させる．

③ ATPポンプがNa$^+$をくみ出すことで細胞内のNa$^+$が低下し，濃度勾配により，Na$^+$チャネルを介した尿細管腔からのNa$^+$の移動が起こる．K$^+$は尿細管腔のK$^+$チャネルを介して排泄される．

④ Cl$^-$も再吸収されるものの，Na$^+$より再吸収量が少なく尿細管腔が陰性荷電を帯びる．この電気的勾配によってもK$^+$はチャネルを介して尿細管腔に排泄される．

この①〜④のしくみが腎でのカリウム動態を考える際に重要である．

IV 低カリウム血症

定義 血清K値＜3.5 mEq/L

❶ 心電図変化

U波，QT延長をきたす（図3）．
低カリウム血症が進行すると，不整脈，VT, Vf, PAC, VPC, 洞性徐脈，心房性頻拍，房

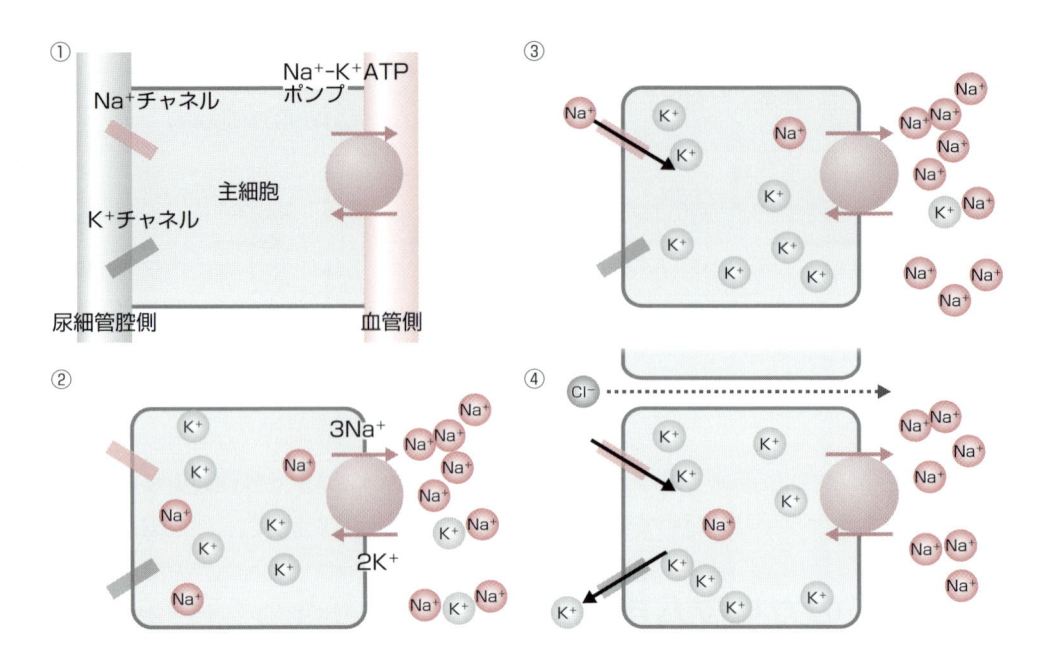

図2 主細胞（principal cell）とKの排泄
皮質集合管主細胞の働きを示す．尿細管腔側にNa$^+$チャネル，K$^+$チャネルが存在し，尿中から細胞内へNa$^+$を再吸収し，細胞内から尿中へK$^+$を排泄している．この移動には血管側のNa$^+$-K$^+$ATPポンプが関わっている．

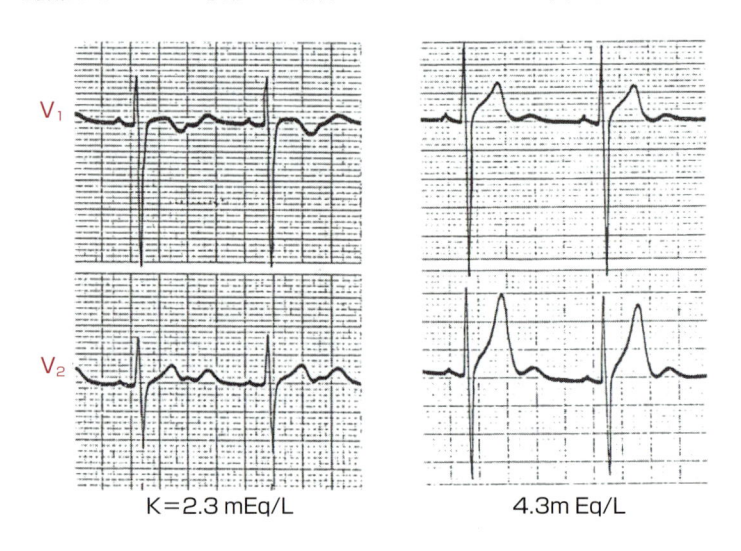

図3 低カリウム血症の心電図（V$_1$，V$_2$誘導）
左は血清K値が2.3 mEq/Lと低値のときの記録で，著明なU波とT波の変化（V$_1$で陰転，V$_2$で平低化）がみられる．血清K値が4.3 mEq/Lと正常化した際には，T波は陽性で，その波高も十分高い．U波も認められるが，T波高に比べると1/5未満である．（野崎 彰：23．電解質異常—カリウム（K）：心電図を読み解く．p.116，文光堂，1997より引用）

室接合部頻拍，AVブロックがみられ，特にジギタリス使用，心筋虚血で発生しやすい．

❷ 症状

脱力，麻痺があり，下肢近位筋，特に大腿四頭筋から脱力が出現し，悪化すれば上行性に

表1 低カリウム血症で想起すべき原因

① 甘草	⑤ 下痢
② 利尿薬	⑥ 周期性四肢麻痺
③ 低マグネシウム血症	⑦ 尿細管性アシドーシス
④ 嘔吐	

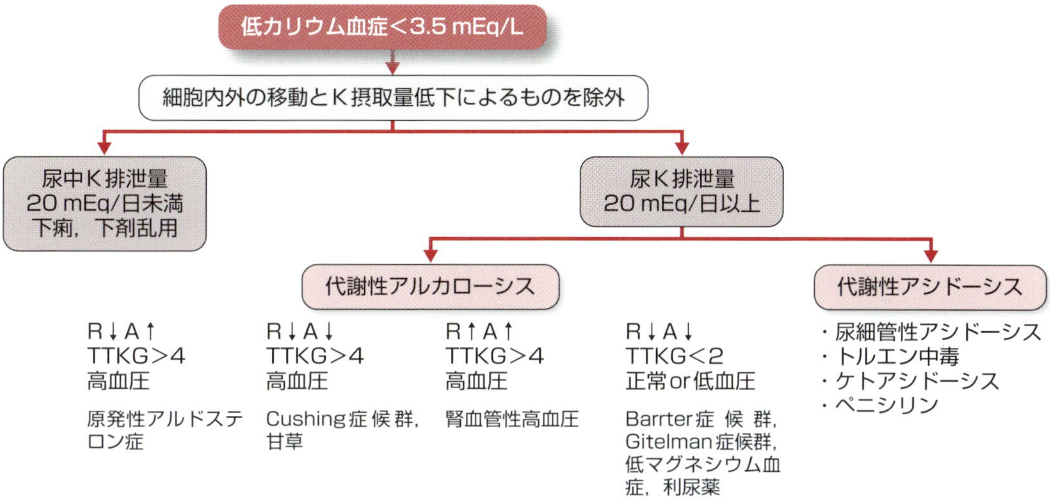

```
低カリウム血症＜3.5 mEq/L
          │
細胞内外の移動とK摂取量低下によるものを除外
     ┌────┴────┐
尿中K排泄量           尿K排泄量
20 mEq/日未満        20 mEq/日以上
下痢，下剤乱用     ┌──────┴──────┐
              代謝性アルカローシス    代謝性アシドーシス
```

R↓A↑	R↓A↓	R↑A↑	R↓A↓	・尿細管性アシドーシス
TTKG>4	TTKG>4	TTKG>4	TTKG<2	・トルエン中毒
高血圧	高血圧	高血圧	正常or低血圧	・ケトアシドーシス
原発性アルドステロン症	Cushing症候群，甘草	腎血管性高血圧	Barrter症候群，Gitelman症候群，低マグネシウム血症，利尿薬	・ペニシリン

図4 低カリウム血症の鑑別

体幹，上肢に広がる．悪化すれば横紋筋融解や呼吸筋麻痺をきたす．

❸ 低カリウム血症の鑑別

　低カリウム血症では，7つの主な原因（表1）を暗記しておくと問診（病歴）がとりやすくなり便利である．この7つのうち**特に見落としやすいのは甘草である**．漢方を含めた内服薬を十分に聞く．マグネシウム欠乏症はアルコール多飲，入院中の食事摂取量の低下した患者や下剤服用者でみられる．

　次に血液ガスをチェックする．表1の7つの中では，代謝性アシドーシスをきたすものは下痢と尿細管性アシドーシスであり，代謝性アルカローシスをきたすものは甘草，利尿薬（フロセミドとサイアザイド），低マグネシウム血症，嘔吐である．周期性四肢麻痺ではあまり酸塩基平衡障害をきたさない．

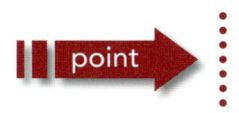

> **point** Mg欠乏ではMgの補充を行わないと低カリウム血症は補正されにくい．

❹ 鑑別のための検査

　鑑別を行うときに必要になるデータは，①治療前の尿中電解質，②血液ガスのデータ，③血圧の値，④血漿レニン活性・血清アルドステロン値である．1日尿中K排泄量やレニン–

アルドステロンの値などはすぐに結果が出ない．来院時の尿中 K 濃度（尿中クレアチニンもチェック）と尿浸透圧と血漿浸透圧とで TTKG（transtubular K$^+$ gradient, →Memo「TTKG について」参照）を計算することで代用できる（図4）．

Advice 検体を採取するタイミング

点滴などの治療をする前の検体をとり保存することが大切である．

point: 低カリウム血症は①尿中カリウム濃度，②酸塩基平衡，③血圧，④血漿レニン活性・血清アルドステロン値（TTKG）の4つの関門を通れば診断に至る．

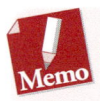

Memo 低カリウム血症＋代謝性アシドーシス

低カリウム＋代謝性アシドーシスをきたしている際には，①下痢，②尿細管性アシドーシスのほかに，③トルエン中毒，④ケトアシドーシスの回復期を想起する．

Memo TTKG について

鑑別に用いられる TTKG（transtubular K$^+$ gradient）*は皮質集合管でのアルドステロン作用の指標であり，低カリウム血症の際はアルドステロン分泌が抑制されているはずなので TTKG も低値を示すはずである．低カリウム血症の際，TTKG が高値の場合（4以上）は不適切なアルドステロン作用の関与を考える．高カリウム血症の場合では，アルドステロンが分泌されているはずなので高値を示す．低値（7未満）を示す場合はアルドステロン不足を考慮する．

*TTKG＝[尿中 K 濃度÷（尿中浸透圧/血清浸透圧）]÷血漿 K 濃度
＝（尿中 K 濃度×血清浸透圧）÷（血漿 K 濃度×尿浸透圧）で計算する．

この式は皮質集合管以降で再吸収される水分量を浸透圧比を用いて，尿中 K 濃度を補正することにより，皮質集合管終末部での K$^+$ 濃度を推定し，血漿 K 濃度との比を表したものである．これらは，①尿浸透圧が血漿浸透圧よりも高いことが前提であり，②遠位尿細管へ到達する尿量が十分にある（尿中 Na 濃度＞25 mEq/L）ことがより正確な値を算出するために好ましいとされている．

❺ 低カリウム血症の病態生理による分類

低カリウム血症の原因は，高度の下痢による低カリウム血症以外は，①細胞内へのシフト，②腎での排泄亢進を考える．①は前述のとおりで，インスリン作用，β$_2$ 刺激，代謝性アルカローシス，周期性四肢麻痺がある．周期性四肢麻痺では男性の甲状腺機能亢進症が多くを占める．その他，悪性貧血からの回復によって造血が起こり，細胞代謝が活発化して細

胞内にKを取り込み低カリウム血症をきたすことがある．②では大きく分けて以下の4つの機序が存在する．すべて集合管主細胞におけるものである．

①多くのNa^+が主細胞に到達する．
②吸収されない陰イオンが主細胞に到達する．
③多くの水分が主細胞に到達する．
④主細胞においてアルドステロン作用が亢進する．

以下，それぞれについて解説する．

1）主細胞に多量のNa^+が到達する（図5）

フロセミドとサイアザイドは集合管より前の部分でNa^+の吸収を阻害する，「Na^+吸収阻害薬」であり，より多くのNa^+が集合管の主細胞まで到達する．このためNa^+再吸収が増加し，K^+排泄量が増加する．Bartter症候群，Gitelman症候群もそれぞれフロセミド，サイアザイドと同様に考えることができる（→**Memo**参照）．

Memo　Bartter症候群，Gitelman症候群

どちらも尿細管におけるチャネルの異常である．Bartter症候群はループ利尿薬の作用点であるヘンレのループの太い上行脚におけるNa^+-K^+-$2Cl^-$共輸送体の遺伝子異常に代表され，Gitelman症候群はサイアザイド利尿薬の作用点である遠位曲尿細管のNa^+-Cl^-共輸送体の遺伝子異常である．Bartter症候群はループ利尿薬使用時，Gitelman症候群はサイアザイド利尿薬使用時と同様の所見を呈すると考えてよい．

2）主細胞に吸収されない陰イオンが到達する（図6）

尿細管腔側に存在するK^+チャネルは同側に存在するNa^+チャネルからNa^+が吸収されるほどK^+が排泄される．この際，尿細管腔側にHCO_3^-やケト酸や馬尿酸のような吸収されない陰イオンが到達するとK^+が引っ張られ，排泄される．嘔吐［重炭酸］，糖尿病性ケトアシドーシス［ケト酸］，トルエン中毒（シンナー中毒）［馬尿酸］である．

Memo　主細胞に吸収されない陰イオンが低カリウム血症を起こすしくみ

重炭酸やケト酸や馬尿酸は主細胞で全く吸収されないため（それに比較するとCl^-のほうはある程度吸収される），これらの陰イオンがNa^+とともに集合管まで至ると，Na^+はそこで吸収され，尿細管腔は陰性荷電を強く帯びる．陽イオンであるK^+はK^+チャネルからますます排泄され，低カリウム血症をきたす．

3）主細胞に多くの水分が到達する（図7）

尿崩症，心因性多飲や腎不全後の利尿期など，主細胞の尿細管側に多くの水分量が到達するとK分泌が亢進する機構が存在する．この状況では低カリウム血症に注意しなければならない．

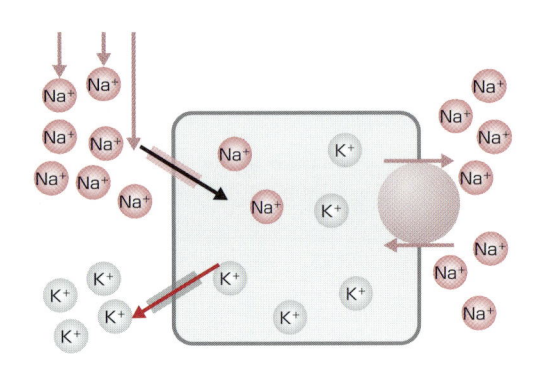

図5 主細胞に多量のNa⁺が到達するとき
皮質集合管へ到達するNa⁺量が増加するとNa再吸収が増加し，その結果K⁺排泄が増加する．

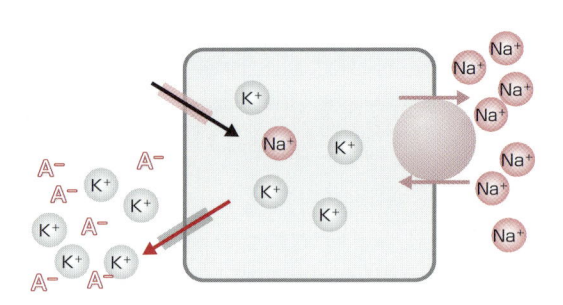

図6 吸収されない陰イオンが到達するとき
尿細管腔側に，吸収されない陰イオン（A⁻と図示）が到達するとK⁺がひっぱられて尿細管腔側に排泄される．

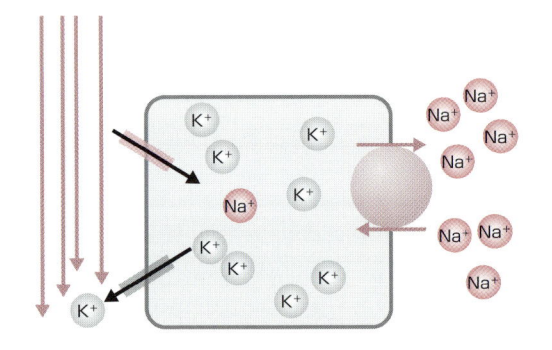

図7 多くの水分が到達するとき
尿中のNa⁺量とは別に尿細管側を通過する水分量が多いとその分K⁺も尿細管側に排泄される．

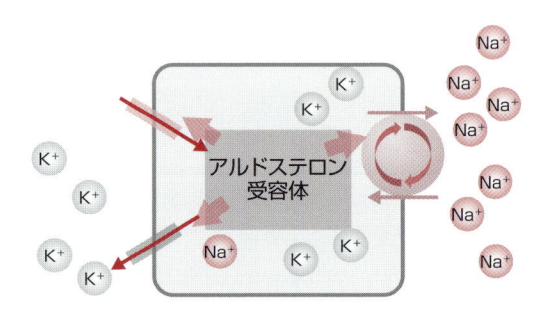

図8 アルドステロン作用が亢進するとき
Na⁺チャネル，K⁺チャネルの開口，Na⁺-K⁺ATPポンプ活性の上昇によりNa⁺再吸収亢進，K⁺排泄亢進し，循環血漿量増加，低カリウム血症をきたす．

4）主細胞においてアルドステロン作用が亢進する（図8）

　アルドステロン作用の亢進によってNa⁺チャネル，K⁺チャネルの開口を促し，Na-K ATPaseの活性を上昇させる．これによりNa⁺再吸収，K⁺排泄が亢進し，高血圧，低カリウム血症をきたす．原発性アルドステロン症，甘草使用時，クッシング症候群ではアルドステロン作用が亢進する（→Memo参照）．

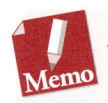

Memo 甘草が偽性アルドステロン症を起こすしくみ

　アルドステロン作用はさまざまな機序によって起こる．アルドステロン受容体はアルドステロンのみならず，コルチゾールも同様に親和性をもつため，アルドステロン受容体と結合し，作用を発揮することができる．正常の状態ではコルチゾールはアルドステロンの100倍以上の濃度で存在するが，高アルドステロン様の作用は起こらない．これは，体内のコルチゾールはすぐに集合管主細胞内に存在する11βHSD2により，コルチゾンに変換され，アルドステロン受容体への結合性を失ってしまうためである．しかし，甘草使用時には11βHSD2の活性が低下してしまうことにより，アルドステロンよりも圧倒的に

血中濃度の多いコルチゾールによる高アルドステロン様作用が出現する．血中にコルチゾールが多くなる Cushing 症候群は 11βHSD2 活性を大きく上回り，アルドステロン作用を発揮すると考えられる．

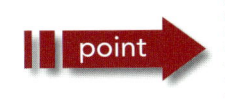

> **point**
> ・腎臓でのカリウム排泄亢進の 4 つの機序を理解すれば低カリウム血症発症機序の大部分をマスターできる．
> ・あとの機序は下痢（腎外性）と細胞外から細胞内への移動の亢進だけ考えればよい．

⑥ 低カリウム血症の治療

重要な点は以下のとおりである．
① 心電図変化をきたすような緊急の状態でない場合は，経口での補正が大原則である．
② 末梢ルートからの補正は濃度 40 mEq/L 以下，速度 20 mEq/時以下（緊急時には大腿静脈より生理食塩水 100 mL に K を溶かし，濃度 100〜200 mEq/L 以下，速度 40〜60 mEq/時以下で投与する*）．

　＊心臓近くまで挿入した中心静脈カテーテルからの投与は局所的に心臓内の K 濃度上昇をきたし，不整脈や心機能悪化を起こす可能性があり，安全性については議論がある．

③ 重篤な低カリウム血症の治療中にブドウ糖は投与しない（グルコース・インスリン療法と同じことになり，低カリウムを助長する）．
④ 低カリウムかつアシドーシスがあるときはかならず K から補正する．
⑤ KCl での補正が基本になる．KCl として投与するほうが細胞外に分布しやすく，補正に有利である．また，有機酸であるクエン酸やグルコン酸は HCO_3^- として働き，マイナスイオンが陽イオンである K^+ を引きつけ低カリウム血症を助長する可能性がある．このため，KCl の製剤である，スローケー®，KCl エリキシル®などの使用が好まれる．
⑥ ただし，Sjögren 症候群に代表される尿細管性アシドーシスなどの慢性のアシドーシス＋低カリウム血症の治療には血清 K 値が補充により安定した後は，グルコン酸カリウムなどを用いてアシドーシスも補正する（グルコン酸は体内では HCO_3^- となる）．
⑦ K^+ を 10〜20 mEq/時以上の速さで投与している際は心電図のモニタリングが必要である．
⑧ 血漿 K 濃度は過剰補正を避けるために頻回に測定する．

⑦ 緊急治療の実際

集中治療室などで心電図モニタリングを行いながら血清 K の頻回の測定が必要となる．低カリウム性周期性四肢麻痺に代表される細胞内外のシフトによる低カリウム血症では，実質的な K 欠乏はほとんどなく，少量の K の補充で血清 K 値の上昇を認める可能性があるため，注意が必要である．経静脈投与だけでなく経口投与においても，再検を怠ってはいけない．

また，循環血漿量の低下している高齢者やもともと体格の小さな患者，K 排泄が低下して

いる腎不全の患者ではKが補正により上昇しやすく，以下の場合は減量して投与する必要がある．

1) 血清カリウム濃度 3 mEq/L 以上のとき

経口で合計 20～80 mEq/日で投与を開始し，適宜投与量を増減する．その後の追加投与量は 10～30 mEq/日で十分なことが多い．

2) 血清カリウム濃度 3 mEq/L 未満のとき

経口で初回 80～120 mEq を投与後再検し，上昇度合いをみて，40～60 mEq を 1 日 3 回または 4 回，合計 120～240 mEq/日くらいを投与の目安とする．このような大量投与中は1 日数回 K を再検する必要がある．目標は血清 K 濃度 3～3.5 mEq 程度をまず目指す．経静脈投与は末梢ルートからであれば KCl を濃度 40 mEq/L 以下，速度 20 mEq/時以下で投与する．中心静脈からであれば生理食塩水 100 mL に KCl 20 mEq を溶解し 60 分以上かけて投与する．

3) 低カリウム血症が原因と考えられる呼吸筋麻痺や危険な不整脈があるとき

生理食塩水 100 mL に KCl 20 mEq を溶解し，大腿静脈から投与する．15～30 分で投与し，最大で 40～60 mEq/時までであれば経静脈投与が可能である．危機的状況を脱すれば，経静脈投与速度を 10～20 mEq/時まで下げ，可能であれば経口で補正を行う．

V 高カリウム血症

定義 血清 K 値＞5.5 mEq/L

❶ 心電図変化（図9）

高カリウム血症を認めた際に生命を脅かすのは不整脈によるものと考えてよい．
以下に高カリウム血症で K 値の上昇とともにきたしうる心電図変化を示す．
①T 波増高（K≒6 mEq/L）
②P 波消失　PR 延長（K≒7 mEq/L）
③QRS 開大（K≒8 mEq/L）
④サインカーブ様 QRS，高度徐脈，心静止，心房細動．

❷ 症状

脱力・麻痺は下肢近位筋から上行性に広がる．

❸ 高カリウム血症の鑑別

高カリウム血症の原因機序の主体は，①腎からの K 排泄障害をきたす腎障害と，②細胞内から細胞外への移動の亢進である（表2）．腎障害を基礎として，高 K 含有食の摂取過多

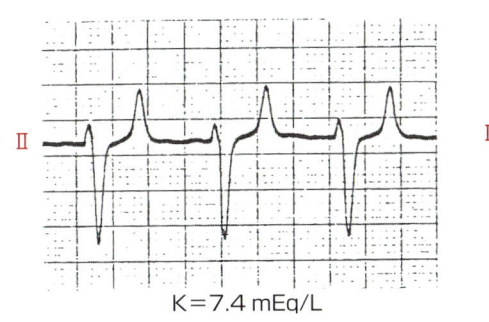

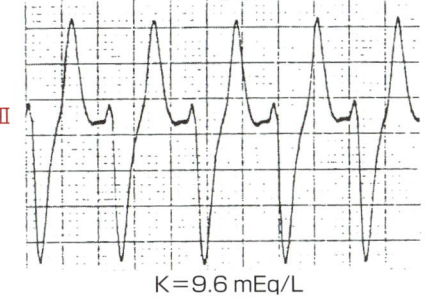

図9　典型的な高 K 血症の心電図

尿毒症状態の際の心電図で，上段は血清 K 値が 7.4 mEq/L のときのもので，P 波の平低化，QRS 幅の軽度の延長（約 0.12 秒），テント状 T 波がみられる．さらに血清 K 値が 9.6 mEq/L まで上昇すると，P 波はもはや明瞭でなく，QRS 幅はさらに延びて，テント状 T 波もみられる．（野崎　彰：23．電解質異常—カリウム（K）：心電図を読み解く．p.117，文光堂，1997 より引用）

や K の腎排泄を阻害する薬剤が投与されることが原因となることが多い．薬剤はレニン－アルドステロン系に関与しその作用を弱めるものがほとんどである．

4　薬剤による高カリウム血症

表 3 に高カリウム血症の原因となる薬剤をあげる．

5　高カリウム血症の治療

高カリウム血症の治療に関しては，①心筋細胞膜興奮の抑制，②細胞内への K 移行，③K の吸収阻害・排泄の 3 本柱で治療を行う．

①の治療は，心電図変化が出現し，不整脈の危険性があるときに使用する．

②③は効果発現まではそれぞれ**表 4** のような時間がかかる．②の細胞内へ移動させる方法は細胞内への移行を促進するのみであり，治療を中止すると再度上昇する可能性があるため，同時に③の K 吸収阻害・排泄を行う根本的な治療，または食事からの K 摂取制限も同時に行う必要がある．

6　治療の実際

1）心筋細胞膜興奮の抑制

> グルコン酸カルシウム（カルチコール®）　5～20 mL　ゆっくり　静注

Ca^{2+} が心筋細胞膜の興奮を抑制する．これによって不整脈の発生を抑える効果がある．この治療では K を下げてくれないことに留意すべきである．

また，T 波増高，P 波消失，wide QRS など ECG 変化している際の使用が基本となる．血圧低下の副作用があるため，使用するときは 3～5 分かけて緩徐に静注する．

ジギタリス使用者は不整脈誘発の危険性があり，30 分以上かけて投与する．

表2 高カリウム血症の鑑別

- 偽性高カリウム血症
- 腎排泄の低下
  - 腎不全
  - 間質性腎炎
  - 副腎不全
  - 薬剤性
- 細胞内外の分布異常
  - インスリン欠乏
  - β遮断薬
- 細胞からの異常放出
  - 筋融解
  - 腫瘍崩壊症候群

表3 薬剤による高カリウム血症

レニン産生低下	NSAIDs, β阻害薬
アルドステロン低下	ACE阻害薬・ARB, タクロリムス, ヘパリン
集合管Naチャネル阻害	トリメトプリム, トリアムテレン, ペンタミジン
集合管Na/Kポンプ阻害	シクロスポリン
集合管アルドステロンチャネル阻害	スピロノラクトン

表4 治療効果発現の速さ

グルコン酸カルシウム	2〜3分
重炭酸ナトリウム	120〜180分
インスリン	20〜30分
利尿薬	30〜60分
透析療法	開始後2〜3分(ただし準備に時間要する)
イオン交換樹脂	60〜数時間

2）細胞内へのカリウム移行

> グルコース・インスリン療法：通常10％ブドウ糖500 mL＋5〜10単位のインスリン
> - 5〜10 gのブドウ糖に対して1単位のインスリンを投与
> - 低血糖に注意する
>
> $β_2$刺激薬（ベネトリン®などの吸入）：GI療法と相乗効果がある．
> - 4 mLの生理食塩水にベネトリン®を2 mL混ぜ吸入
> - 頻脈・狭心症発作を誘発する可能性がある
>
> 炭酸水素ナトリウム（メイロン®）：アシドーシスがあれば投与してもよい．1 mEq/kgで静注

- 細胞内の移行を進めるこれらの治療は効果は一時的であり，中止により再度K値の上昇の可能性がある．
- グルコース・インスリン（G-I）療法はインスリンの自律分泌が十分なものではグルコースを投与するだけでもよいが，インスリン分泌量がG-I療法で行うよりも少なくKの取り込みが進まなかったり，高血糖状態を惹起し，細胞内脱水とKの細胞外シフトを促す可能性がある．インスリンを投与しすぎると，その後に低血糖を惹起する可能性がある．
- 炭酸水素ナトリウムによるアシドーシス補正は，重度のアシドーシス（HCO_3^-＜10 mEq/L）で投与を行ってもよいが，Kが細胞内に移行し始めるまで3〜4時間程度かかり，G-I療法よりも効果は弱い．炭酸水素ナトリウム（7％メイロン®）20 mL 1AでNaCl換算で

1.4 g 程度の Na 負荷になるため，心不全患者への安易な使用は注意を要する．

3）カリウムの吸収阻害・排泄

> 陽イオン交換樹脂：経口投与・注腸投与で行う．長期的な高カリウム血症治療の柱である．
> ・経口の場合，便秘しやすいため，イレウス既往には使用注意
> ・経口で数時間，注腸で 60 分と時間差あり
> 利尿薬：ループまたはサイアザイドを使用．Na 排泄を促進するため，補液を併用する場合もある，循環血漿量減少がある場合は使用しない．
> 透析：最も確実で始めれば効果が大きい．K を除去できる．しかし，侵襲的で，開始に時間がかかる．

- 利尿薬は体液量が十分にあれば有効な治療法である．GFR が低下していればループ利尿薬が用いられる．細胞外液製剤と同時に利尿薬を投与することも行われる．
- 不整脈がなく，進行性でない高カリウム血症治療は陽イオン交換樹脂を投与する．経口では効果発現まで数時間，注腸では 60 分かかる．また，便秘の原因ともなりうるため注意が必要である．
- 緊急時は血液透析を行うのが最も K 除去に有効である．しかしブラッドアクセスがなければカテーテルの挿入が必要になり，スタッフ召集や装置の準備に時間がかかる．

> **point**
> 低カリウム血症，高カリウム血症をみたらまずバイタルと心電図！
> K 濃度異常をみた際に生命を脅かす合併症が出現するのは呼吸筋麻痺，不整脈によるものであると考えられる．このため，K 濃度異常のある患者を管理する際には K の絶対値も意識することが必要であるが，それ以上に心電図変化とバイタルサインへの配慮を常に行っておく必要がある．

（土師陽一郎・藤田芳郎）

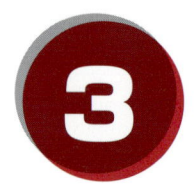

3 電解質がおかしい！〜診断と補正の原則〜
(3) Ca/P/Mg の異常, 診断と補正の原則

Essence!

①Ca, P, Mg は, まず異常を疑って測定することが大切である.
②消化管の再吸収に問題があるのか, 腎の排泄に問題があるのかを考えることが診断の近道になる.
③絶対値の高度な異常, もしくは, 症状があれば輸液による補正を行う.

■ カルシウム (Ca) の異常

　血清 Ca 濃度は 8.5〜10.2 mg/dL の狭い範囲に調節されている. このうち, 生理活性をもつのはイオン化 Ca 濃度で, 残りの Ca は主にアルブミンと結合している. 生体では血清 Ca 濃度ではなく, このイオン化 Ca 濃度を一定にすべく, 副甲状腺, 骨, 腸管, 腎臓によって厳密に管理されている.

I 高カルシウム血症

❶ 高カルシウム血症の症状

　高カルシウム血症の症状は消化器症状（悪心・嘔吐）や神経症状（意識レベル低下など）があげられるが, 総じて非特異的なものが多く, 症状から高カルシウム血症が判明するケースは少ない.

❷ 高カルシウム血症の原因

　高カルシウム血症診断のフローチャートを図1に示す. 生理的にはイオン化 Ca 濃度が重要であるが, イオン化 Ca が測定できない場合は補正 Ca 濃度で代用する. 補正 Ca 濃度 (mg/dL) は, 実測 Ca 濃度 (mg/dL) ＋4－血清アルブミン濃度 (g/dL) で表される. 頻度としては原発性副甲状腺機能亢進症と悪性腫瘍によるものが多く, 約90％を占める. 近年は薬剤性の頻度が増加しているので, フローチャートのように, まずは病歴で薬剤歴を詳細に聴

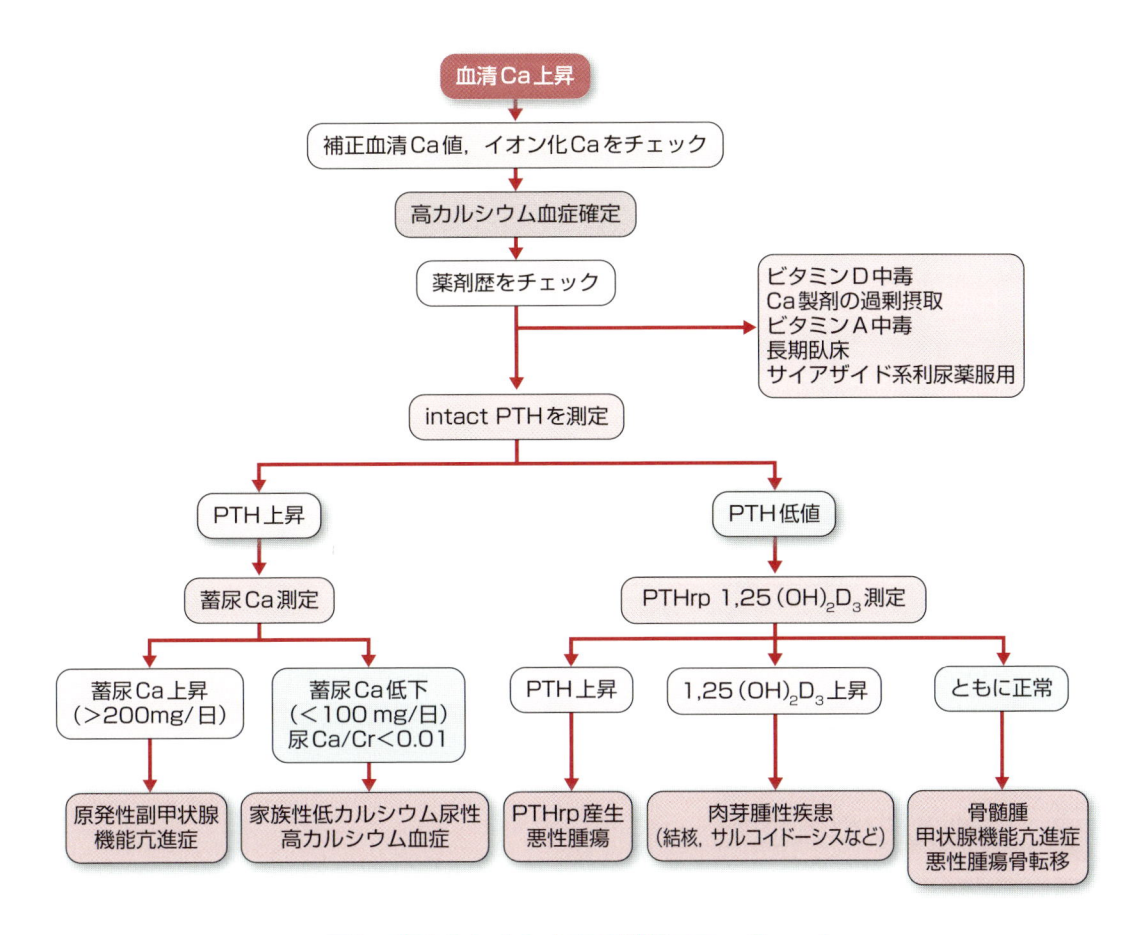

```
                          ┌─────────────┐
                          │  血清Ca上昇  │
                          └──────┬──────┘
                                 │
                  ┌──────────────┴──────────────┐
                  │ 補正血清Ca値，イオン化Caをチェック │
                  └──────────────┬──────────────┘
                                 │
                        ┌────────┴────────┐
                        │  高カルシウム血症確定  │
                        └────────┬────────┘
                                 │
                        ┌────────┴────────┐           ┌──────────────┐
                        │   薬剤歴をチェック   │──────────→│ ビタミンD中毒  │
                        └────────┬────────┘           │ Ca製剤の過剰摂取│
                                 │                    │ ビタミンA中毒  │
                                 │                    │ 長期臥床      │
                                 │                    │ サイアザイド系利尿薬服用│
                                 │                    └──────────────┘
                        ┌────────┴────────┐
                        │  intact PTHを測定  │
                        └────────┬────────┘
                       ┌─────────┴─────────┐
                       ↓                   ↓
                  ┌─────────┐         ┌─────────┐
                  │ PTH上昇  │         │ PTH低値  │
                  └────┬────┘         └────┬────┘
                       │                   │
                  ┌────┴────┐    ┌─────────┴─────────┐
                  │蓄尿Ca測定│    │PTHrp 1,25(OH)₂D₃測定│
                  └────┬────┘    └─────────┬─────────┘
              ┌───────┴───────┐    ┌───────┼───────┐
              ↓               ↓    ↓       ↓       ↓
         ┌────────┐    ┌────────┐┌─────┐┌────────┐┌────────┐
         │蓄尿Ca上昇 │    │蓄尿Ca低下 ││PTH上昇││1,25(OH)₂││ともに正常│
         │(>200mg/日)│    │(<100mg/日)││     ││D₃上昇  ││        │
         │        │    │尿Ca/Cr<0.01││     ││        ││        │
         └────┬───┘    └────┬───┘└──┬──┘└───┬────┘└───┬────┘
              ↓             ↓       ↓       ↓         ↓
         ┌────────┐    ┌────────┐┌──────┐┌────────┐┌────────┐
         │原発性副甲状腺│    │家族性低カル││PTHrp産生││肉芽腫性疾患││骨髄腫   │
         │機能亢進症 │    │シウム尿性 ││悪性腫瘍 ││(結核，サル││甲状腺機能│
         │        │    │高カルシウム││      ││コイドーシス││亢進症   │
         │        │    │血症    ││      ││など)    ││悪性腫瘍骨│
         │        │    │       ││      ││        ││転移    │
         └────────┘    └────────┘└──────┘└────────┘└────────┘
```

図1 高カルシウム血症の診断フローチャート
PTH：副甲状腺ホルモン，PTHrp：副甲状腺ホルモン関連蛋白

取することが重要であろう．

❸ 高カルシウム血症の治療（表1）

　原因を見つけて治療することが大事であるが，症状のある高カルシウム血症，12 mg/dL以上の高カルシウム血症に対しては輸液などの治療が必要である．その場合，高カルシウム血症では，尿濃縮力障害によって多尿となるため脱水を伴うことが多く，生理食塩水を200～300 mL/時で開始することが多い．しかしながら，心不全や腎不全を合併している場合もあり，うっ血など防ぐため，体液バランスの評価を行いながら輸液をすることが重要である．

表1 高カルシウム血症の治療

補正血清 Ca 濃度		治療手段
～12 mg/dL		カルシウム，ビタミン D 摂取制限 飲水指導
12～16 mg/dL	無症候性	
	症候性	生理食塩水 　初期投与 200～300 mL/時より調整 　（尿量 100～150 mL/時維持） ＋カルシトニン 　〔エルシトニン 40 単位筋注を 1 日 2 回（3 日間）が標準的〕 ＋ビスホスホネート*1 　〔ゾレドロン酸（ゾメタ®）4 mg を 15 分以上かけて投与〕
	腎不全合併 心不全合併	生理食塩水は慎重にループ利尿薬*2 ＋カルシトニン ＋ビスホスホネート*3
16 mg/dL～	ほとんどが症候性	上記に加え血液透析

*1 作用が強力かつ短時間で投与可能という理由からゾレドロン酸が推奨されている．保険適用は悪性腫瘍による高カルシウム血症（ゾメドロン酸は骨髄腫にも適応）である点に注意が必要である．
*2 低カリウム血症や低マグネシウム血症の出現，脱水の悪化などの合併症の懸念もあり，心不全や腎不全以外の患者への使用は積極的には推奨されていない．
*3 腎毒性があるため腎不全には慎重に使用する．

II 低カルシウム血症

❶ 低カルシウム血症の症状

　低カルシウム血症の症状は急性と慢性に分けられる．テタニー，痙攣などの神経筋症状がみられれば急性の低カルシウム血症である．慢性症状としては知能低下，錐体外路症状などがあげられる．

❷ 低カルシウム血症の診断 （図2）

　低カルシウム血症をみた場合は，まず，低アルブミン血症による低カルシウム血症を除外するために補正 Ca 濃度を求める．この結果低カルシウム血症が確定すれば，まずは最も頻度の高い「腎障害」を除外する．腎障害のない場合は P の値に注目する．P が低い場合は活性型ビタミン D の低下が，低リン血症がみられない場合は副甲状腺ホルモン（PTH）の作用不足が疑われ，PTH を測定する．低マグネシウム血症による PTH 分泌抑制もみられることもしばしば経験されるため，Mg も測定する（低マグネシウム血症の項も参照）．

❸ 低カルシウム血症の治療 （表2）

　軽度（補正 Ca 濃度＞8 mg/dL）や無症候性の低カルシウム血症の場合，食事からの Ca 摂取で十分なことが多い．しかしながら補正 Ca＜7 mg/dL や症候性の低カルシウム血症の場合，表2 のような輸液による補正が必要である．その際に重要なことは，**必ず，定期的に**

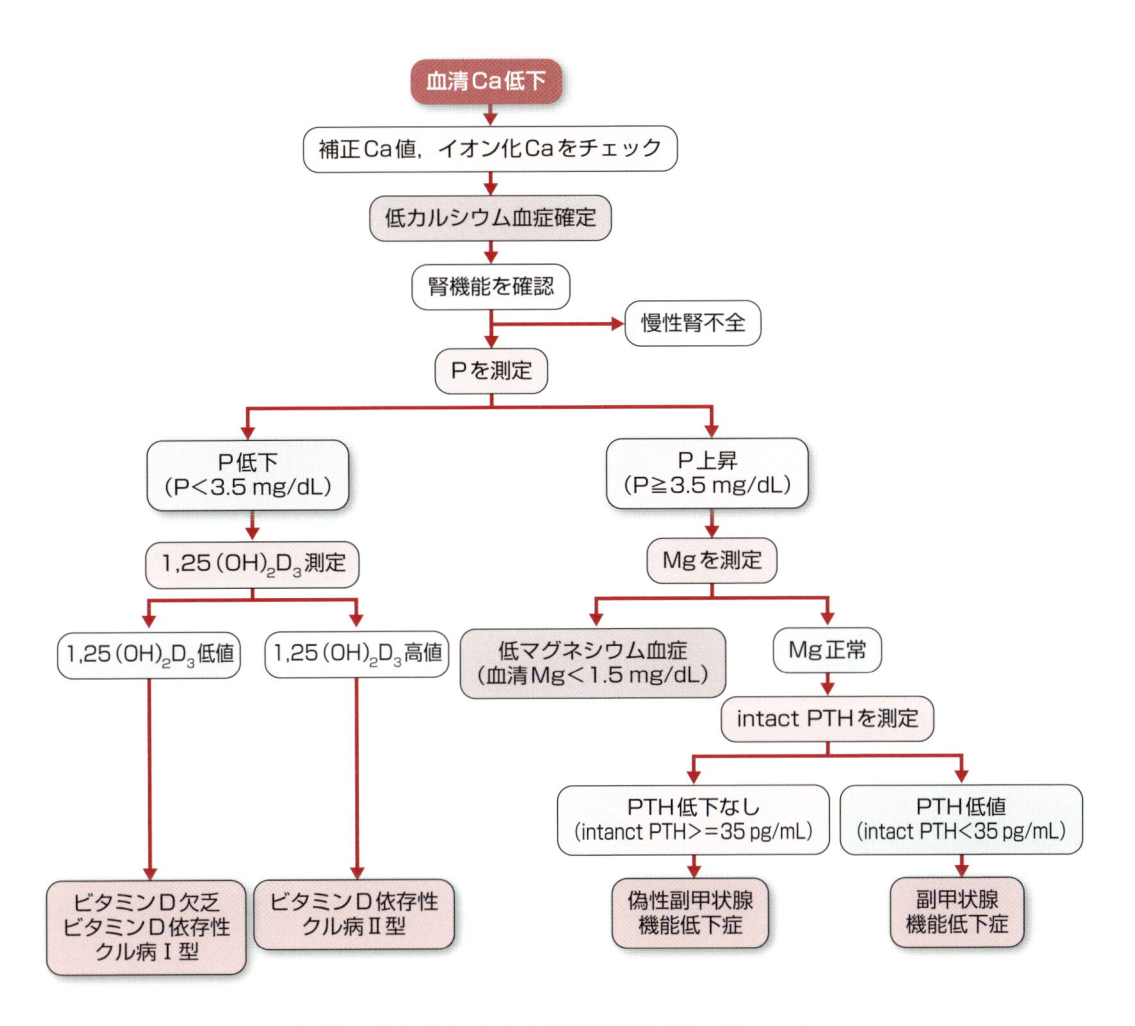

図2 低カルシウム血症の診断フローチャート

```
血清Ca低下
    ↓
補正Ca値, イオン化Caをチェック
    ↓
低カルシウム血症確定
    ↓
腎機能を確認 → 慢性腎不全
    ↓
Pを測定
    ├─ P低下 (P<3.5 mg/dL)
    │    ↓
    │   1,25(OH)₂D₃測定
    │    ├─ 1,25(OH)₂D₃低値 → ビタミンD欠乏 ビタミンD依存性クル病Ⅰ型
    │    └─ 1,25(OH)₂D₃高値 → ビタミンD依存性クル病Ⅱ型
    └─ P上昇 (P≧3.5 mg/dL)
         ↓
        Mgを測定
         ├─ 低マグネシウム血症 (血清Mg<1.5 mg/dL)
         └─ Mg正常
              ↓
             intact PTHを測定
              ├─ PTH低下なし (intact PTH>=35 pg/mL) → 偽性副甲状腺機能低下症
              └─ PTH低値 (intact PTH<35 pg/mL) → 副甲状腺機能低下症
```

表2 低カルシウム血症の治療

軽度 （補正Ca濃度＞8 mg/dL）の場合	食事あるいはサプリメントでのCa経口摂取増加
無症候性で中等度 （補正Ca濃度＜8 mg/dL）の場合	・炭酸カルシウム 3～6 g/日 ・ビタミンD製剤 ・ワンアルファ®なら2～6 μg（特発性副甲状腺機能低下症），1～3 μg（偽性副甲状腺機能低下症），ロカルトロール®ならその半量 ・尿Ca/Cr比が0.3を超えないように量を調整する必要がある
高度 （補正Ca<7 mg/dL）または症候性の場合	・カルチコール® 10～20 mLを5分かけて静注（ジギタリス服用患者では30分以上かける） ・カルチコール®原液を2～4 mL/時で経中心静脈投与を，その後のCa濃度で投与量調整 ・同時に炭酸カルシウム9～12 g/日，ビタミンD（上記）を開始して，カルチコール®を徐々に減量できるようにしていく
低マグネシウム血症を合併している場合	硫酸マグネシウム（マグネゾール® 2 g/20 mL）を10分程度で静注し，～1 g/時程度で補正されるまで持続投与する

（深川政史，柴垣有吾：より理解を深める！体液電解質異常と輸液．p.162, 中外医学社，2005より引用一部改変）

尿 Ca/Cr 比を測定して，これが 0.3 を超えないようにすることである．これは，尿路結石などの合併症を予防するためである．

リン（P）の異常

　P は大部分がハイドロキシアパタイトとして骨に蓄積されており，残りが細胞内に存在する．体内に存在する P は約 600 g とされているが，細胞外液の P は約 500 mg しかない．P は 500〜1,500 mg/日程度が腸管より吸収されて，同量が腎より排泄されることでバランスを保っている．

　血中 P 濃度は主に腎臓の近位尿細管における P 再吸収閾値（Tmp/GFR）の変化によって調節されている．再吸収閾値は次の式で求められる

$$\text{Tmp/GFR} = 血清 P (mg/dL) - \{尿中 P (mg/dL) \times 血清 Cr (mg/dL) / 尿 Cr (mg/dL)\} \quad (基準値 2.3〜4.3 mg/dL)$$

　この再吸収閾値を調整している主要な因子は，副甲状腺ホルモンと食事中のリン摂取量である．その他，成長ホルモンも尿細管の再吸収閾値を変化させることが知られている．腸管からの P 吸収も血中 P 濃度に影響を及ぼす因子であるが，これを調整しているのはビタミン D である．

I 高リン血症

❶ 高リン血症の症状

　特異的な症状はない．ただし，急性の高リン血症は低カルシウム血症を引き起こすことにより心伝導障害やテタニーなどの症状を引き起こすことがある．

❷ 高リン血症の原因と治療 （図 3，表 3）

　原因として最も多いのが腎不全であるので，まずは腎不全を除外し，続いて細胞外シフトの可能性を検討する．「腸管での P 吸収の増加」と「尿細管からの排泄低下」を鑑別するのは前述の Tmp/GFR を用いればよい．高リン血症の治療を**表 3** にまとめた．

II 低リン血症

　血清 P 濃度が 2.5 mg/dL 以下を低リン血症とよぶ．腎臓内科以外では P がルーチンの採血に入っていることは少なく，日常臨床でも測定されないことが多い．したがって，アルコール多飲や慢性下痢，アルミニウム含有制酸剤内服などの患者背景があれば積極的に低リン血症を疑って，血清 P を測定することが重要である．

```
                    ┌─────────┐
                    │ 高リン血症 │
                    └────┬────┘
                         │
                    ┌────┴────┐   Yes   ┌──────┐
                    │ 腎不全？ ├────────→│ 腎不全│
                    └────┬────┘         └──────┘
                         │ No
                    ┌────┴──────┐ Yes   ┌──────────┐
                    │ 細胞外シフト？├──────→│ 横紋筋融解 │
                    └────┬──────┘       │ 腫瘍崩壊  │
                         │ No           │ 溶血     │
                    ┌────┴──────┐       │ アシドーシス│
                    │ Tmp/GFR測定│       └──────────┘
                    └──┬─────┬──┘
            ┌─────────┘     └──────────┐
       ┌────┴─────┐              ┌─────┴─────┐
       │Tmp/GFR正常│              │Tmp/GFR高値│
       └────┬─────┘              └─────┬─────┘
            │                     ┌────┴─────┐
   ┌────────┴────────┐            │intact PTH測定│
   │ 腸管での吸収亢進   │            └──┬────┬──┘
   │ ビタミンD過剰症   │          ┌────┘    └────┐
   │ 高P食            │      ┌───┴────┐   ┌────┴──────┐
   │ P含有製剤過剰     │      │intactPTH│   │intactPTH  │
   └─────────────────┘      │低値     │   │正常～高値  │
                            └───┬────┘   └────┬──────┘
                            ┌───┴─────┐  ┌────┴──────┐
                            │副甲状腺機能│  │末端肥大症  │
                            │低下症    │  │ビスホスホネート製剤│
                            └─────────┘  └───────────┘
```

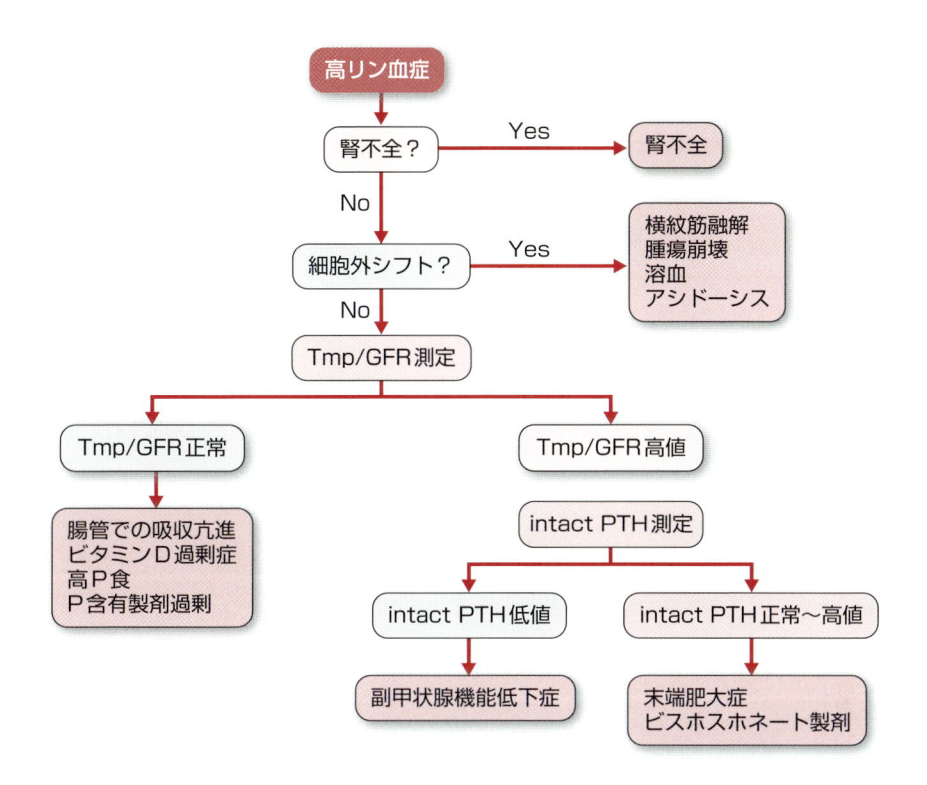

図3 高リン血症の診断フローチャート

表3 高リン血症の治療

・低P食（700～1,000 mg/日以下）
・経口P吸着薬
・腸管P吸収阻害薬
・アルミニウム製剤（腎不全には原則禁忌）
・セベラマー塩酸塩
・炭酸カルシウム
・炭酸ランタン水和物
・血液透析・血液濾過

❶ 低リン血症の症状

　急性の低リン血症の症状としては意識障害，脱力（四肢近位筋），イレウス，横紋筋融解，溶血などがあげられるが，これで低リン血症が気づかれることは少ない．

❷ 低リン血症の診断 （図4）

　細胞内シフトを除外できれば，腸管でのP吸収低下，腎での排泄増加に分けられる．これらを効率的に鑑別しうるのは随時尿中P濃度である．しかしながら高度の低リン血症はいくつかの原因が重なっていることが多く，たとえば，アルコール多飲患者では低栄養によるビタミンD不足，P摂取不足，下痢などによる吸収低下に加えて，尿細管障害による排

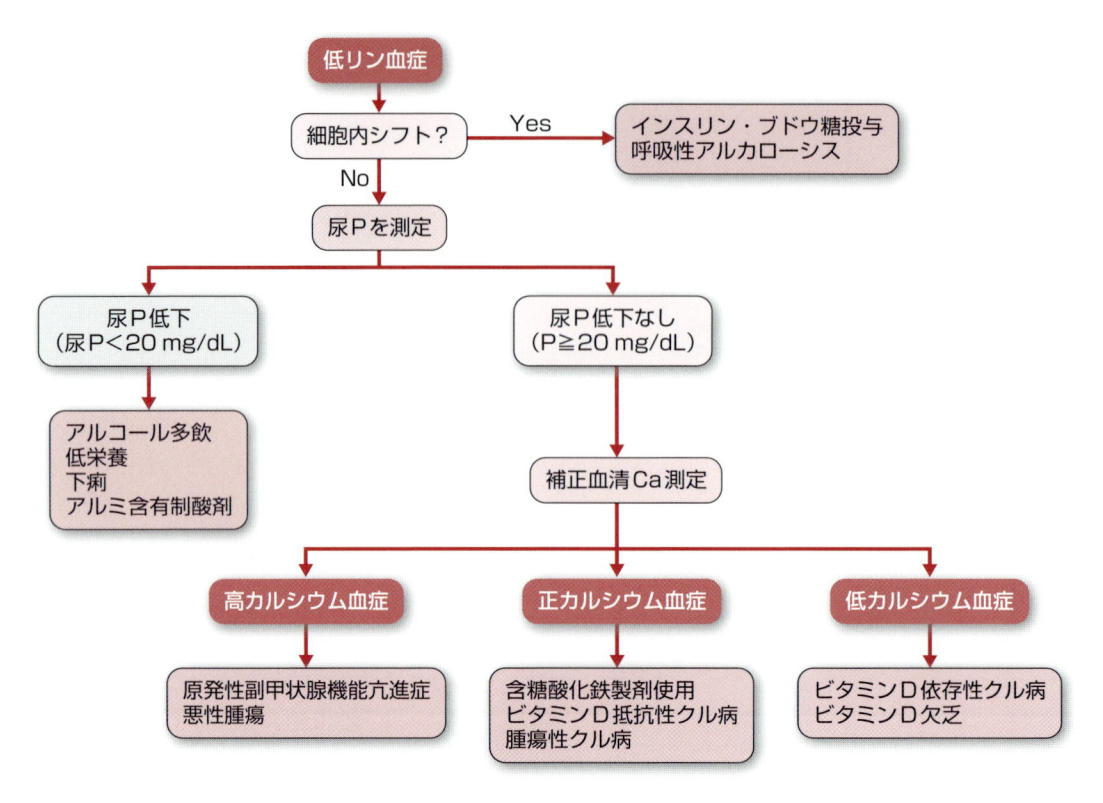

```
           ┌──────────┐
           │ 低リン血症 │
           └────┬─────┘
                ▼
        ┌──────────────┐   Yes   ┌──────────────────────┐
        │ 細胞内シフト？ ├────────▶│ インスリン・ブドウ糖投与 │
        └──────┬───────┘         │ 呼吸性アルカローシス     │
               │No               └──────────────────────┘
               ▼
        ┌──────────┐
        │ 尿Pを測定 │
        └──┬────┬──┘
     ┌─────┘    └─────┐
     ▼                ▼
┌──────────┐     ┌──────────────┐
│ 尿P低下   │     │ 尿P低下なし   │
│(尿P＜20  │     │ (P≧20 mg/dL)│
│ mg/dL)   │     └──────┬───────┘
└────┬─────┘            │
     ▼                  ▼
┌──────────┐     ┌──────────────┐
│アルコール多飲│    │ 補正血清Ca測定 │
│低栄養     │     └──────┬───────┘
│下痢       │            │
│アルミ含有制酸剤│
└──────────┘
```

図4　低リン血症の診断フローチャート

表4　低リン血症に対する輸液療法

高度の低リン血症（＜1.0 mg/dL）	0.5M K_2PO_4 20 mL＋5〜10％ ブドウ糖 500 mL 12時間かけて点滴静注
比較的緊急性のない低リン血症 （1.0〜2.5 mg/dL）	高カロリー輸液製剤，電解質製剤＋0.5M K_2PO_4 10〜20 mL 血中P濃度を参考に持続静注する ※脂肪乳剤（P含有量はおよそ120 mg/250 mL）

（小岩文彦，中山隆弘：P異常の輸液．輸液のすべて．腎と透析 63（増刊）：286，2007 より引用一部改変）

泄増加も原因となる．さらに，このような患者が入院して栄養（グルコース）を補充することで細胞内シフトも低リン血症を加速させる原因となりうることに注意しなければならない．

❸ 低リン血症の治療

無症候性かつ血清P値が1 mg/dL以上の場合，基本的には経口で補充する．食事で補うことが可能であれば，乳製品（牛乳，チーズ）などが適している．輸液が必要となるケースは，

①経口が困難な場合
②症状のある低リン血症の場合

③血清 P 値が 1 mg/dL 以下の場合
④経口的補充に不応な場合

である．具体的な処方例を**表4**に示すが，P は欠乏量を予測できないので，一般的には血中濃度を頻回にモニターして投与を行う．リン酸二カリウムは K 負荷にもなるので，腎不全例では投与量や投与速度に注意が必要である．また，Ca を含んだ輸液と混合すると白濁沈殿を起こすこともあるので，他の輸液との併用にも注意を要する．

■ マグネシウム（Mg）の異常

血清 Mg は 1.8〜2.5 mg/dL の狭い範囲に調整されている．摂取した Mg は主に小腸で吸収され，同量が腎により排泄される．他の電解質と異なり，ホルモンによる調節機構は今のところ知られていない．

Mg は他の電解質のようにルーチンで測定する機会も少ないので，その異常はしばしば見逃されているが，特に低マグネシウム血症はまれな疾患ではなく，入院患者の 1 割近くが低マグネシウム血症という報告もある．

I 高マグネシウム血症

❶ 高マグネシウム血症の症状

軽度の場合ほとんどは無症状であるが，4.8 mg/dL を超えるとさまざまな症状が出る．特に，神経症状（アキレス腱反射の低下），心血管症状（徐脈，低血圧，房室ブロック），低カルシウム血症があげられる．

❷ 高マグネシウム血症の診断 （図5）

「消化管からの吸収増加」や「腎での排泄低下」が考えられるが，腎機能が正常の場合，負荷された Mg は腎より速やかに排泄されるため，高マグネシウム血症の多くは腎機能低下が基礎にあると考えてよい．腎機能低下がベースにあれば，通常量の Mg 含有制酸薬や下剤の服用によって血清 Mg は上昇する．腎不全のない場合での高マグネシウム血症は静注による Mg 負荷（子癇発作時の Mg 投与）や，腫瘍崩壊症候群などがあげられる．

❸ 高マグネシウム血症の治療

腎機能正常例では特に治療の必要はなく，自然に軽快することが多い．腎機能低下例では，症状があれば血液透析の施行を行う．心伝導系への影響が認められる場合は Mg 拮抗作用として 100〜200 mg の Ca を 5〜10 分で静注することもある．

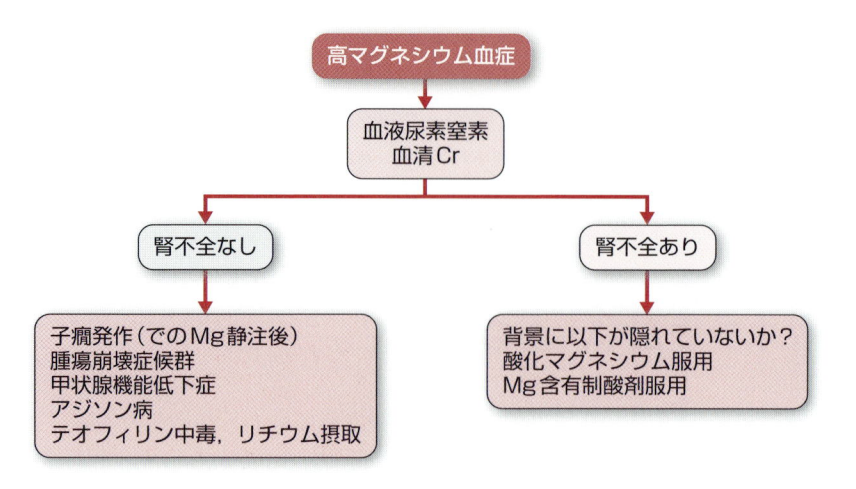

図5　高マグネシウム血症の診断フローチャート

図6　低マグネシウム血症の診断フローチャート

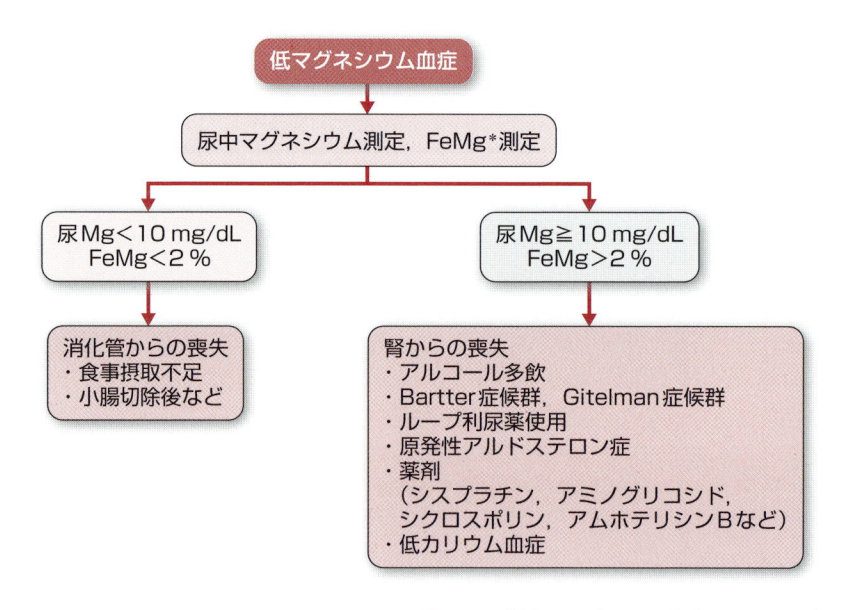

＊：FeMg＝尿Mg×血清Cr÷（0.7×血清Mg×尿Cr）

Ⅱ　低マグネシウム血症

❶ 低マグネシウム血症の症状

　低マグネシウム血症にも特異的な症状はない．したがって患者背景をもとに疑いをもち，積極的に Mg を測定することが大事である．アルコール依存症の患者，慢性下痢，低栄養，利尿薬を多用している患者，低カリウム血症や低カルシウム血症の患者，心室性不整脈の患

者などをみた場合，低マグネシウム血症を疑って一度は Mg を測定したい．

❷ 低マグネシウム血症の診断（図6）

　Mg の体内挙動を考えると，低マグネシウム血症の原因は「消化管からの喪失」か「腎からの喪失」しかない．診断の手段としては，「尿中 Mg」が最も有用である．

❸ 低マグネシウム血症の治療

　軽度（Mg＞1.2 mg/dL）であれば，経口 Mg 製剤による補充を行う．酸化 Mg を使用する場合は，下痢を誘発する危険もあり，下痢による低 Mg 増悪に注意が必要である．

　高度（Mg＜1.0 mg/dL）で症状のある場合は，硫酸 Mg（マグネゾール®やコンクライト-Mg®）1～2 g を 10 分ほどかけてゆっくり静注し，その後，4 g/日を上限として 24 時間で持続静注する．症状のない場合は持続静注のみとする．

文献

1) Shane E : Diagnostic approach to hypercalcemia, 2010 UpToDate（http://www.uptodate.com/contents/diagnostic-approach-to-hypercalcemia）
2) Shane E, Berenson JR : Treatment of hypercalcemia, 2010 UpToDate（http://www.uptodate.com/contents/treatment-of-hypercalcemia）
3) 小岩文彦，中山隆弘：P 異常の輸液．輸液のすべて．腎と透析 63（増刊）：284-286, 2007.

　　　　　　　　　　　　　　　　　　　　　　　　　　　　（松原　雄）

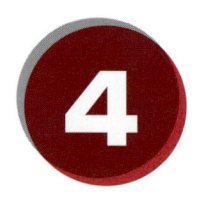

4 酸塩基平衡異常の分析の原則

Essence!

①酸は体内でどのように処理されるかを理解する（HCO_3^-による緩衝や呼吸性代償）．
②各酸塩基平衡異常における代償性変化を理解する．
③混合性酸塩基平衡異常の解析方法を理解する．

I　HCO_3^-/CO_2による緩衝システムを理解する

酸塩基平衡の恒常性を理解するには，HCO_3^-/CO_2による緩衝システムを知る必要がある．
$$H^+ + HCO_3^- \leftrightarrow H_2CO_3 \leftrightarrow CO_2 + H_2O \quad \cdots\cdots(1)$$

ヒトは日々の食事から多くの酸を産生する．多くは炭水化物や脂肪の代謝から産生される酸で，1日に15,000 mmolに及ぶCO_2産生をもたらす．それに加え蛋白質の摂取から産生される1日当たり50〜100 mEq前後のH^+（主に含硫アミノ酸の酸化による）をヒトはどのよう処理しているのだろうか．産生された酸は式(1)より，細胞外液中では主にHCO_3^-による緩衝を受け多くはCO_2として呼気から排出される一方，残りのH^+は腎臓から排泄される．細胞外液中の[H^+]濃度は40 nanomol/L前後であり，食事から摂取される酸の1/100万程度と微量である．この[H^+]濃度が多くのH^+産生にかかわらず，ほとんど変化しない理由は，上述のようにHCO_3^-による緩衝システムが大きく関与しているためである．

> **point**
> 酸塩基平衡の恒常性には以下の3つのステージが必要である．
> ①細胞内外でのH^+の緩衝（主にHCO_3^-による）
> ②呼気によるCO_2の排出
> ③H^+の腎外排泄

腎臓と肺は酸塩基平衡の恒常性を保つために重要な働きをしている．酸塩基平衡が何らかの理由で乱されると，腎臓と肺はpHの恒常性を保とうとする．
$$[H^+] = 24 \times PCO_2 / [HCO_3^-] \quad \cdots\cdots(2)$$

表1 動脈血pHとH⁺濃度の関係

pH	[H⁺] nanomol/L
7.70	20
7.60	26
7.50	32
7.40	40
7.30	50
7.20	63
7.10	80
7.00	100

(Rose BD, Post TW：Clinical Physiology of Acid-Base and Electrolyte Disorders, 5th ed. p.537, McGraw-Hill, 2001 より引用)

　前記Henderson-Hasselbalchの式〔式(2)〕からわかることは，$[H^+]$はPCO$_2$/$[HCO_3^-]$比に依存していることである．理由にかかわらず，$[H^+]$の増加は，過呼吸によるPCO$_2$の減少や，尿中のH⁺分泌促進による血中$[HCO_3^-]$の増加を促進させ，$[H^+]$を正常化しようとする．また$[H^+]$が減少するとこの逆の現象が起こる．これを**代償性変化**とよぶ．

$$pH = \log[H^+] \quad\quad\quad (3)$$

であるから，pHは$[H^+]$濃度を反映している．血液ガス分析器はH⁺イオンに透過性のある電極を用いて$[H^+]$濃度を測定し，pHを導いている．細胞外液の$[H^+]$が正常の40 nmol/Lであるとすると，式(3)よりpHは7.40と計算される．酸塩基平衡を分析するにあたりpHと$[H^+]$の関係はある程度覚えておく必要がある(**表1**)[1]．

> **point** pH 7.00における$[H^+]$は100 nmol/Lで，pHが0.1増加するごとに$[H^+]$は20％減少すると覚えておくと便利である．

II 酸塩基平衡異常

　細胞外液のpHは通常7.35～7.45の範囲内にあるが，呼吸機能や腎機能の異常もしくは酸や塩基の負荷が排泄能力を上回った場合は，細胞外pHの変化が起こる．pHが減少する(もしくはH⁺が増加した)状態を**アシデミア**，pHが増加した(もしくはH⁺が減少した)状態を**アルカレミア**とよぶ．アシドーシスやアルカローシスはpHをそれぞれ減少，増加するプロセスをさし，通常アシドーシスへの過程はアシデミアを伴い，アルカローシスはアルカレミアを伴うことが多いが，混合性酸塩基平衡異常がある場合，その原因によっては，最終pH値は必ずしも相関しない．

　先の式(2)からわかることは，血漿の$[H^+]$濃度もしくはpHはPCO$_2$や血漿$[HCO_3^-]$に

表2 主な酸塩基平衡異常の特徴

異常	pH	[H⁺]	原発障害	代償変化
代謝性アシドーシス	↓	↑	$[HCO_3^-]$ ↓	PCO_2 ↓：$[HCO_3^-]$ 1 mEq/L ↓に対し PCO_2 1.2 mmHg ↓
代謝性アルカローシス	↑	↓	$[HCO_3^-]$ ↑	PCO_2 ↑：$[HCO_3^-]$ 1 mEq/L ↑に対し PCO_2 0.7 mmHg ↑
呼吸性アシドーシス 　急性 　慢性	↓	↑	PCO_2 ↑	$[HCO_3^-]$ ↑： PCO_2 10 mmHg ↑に対し $[HCO_3^-]$ 1 mEq/L ↑ PCO_2 10 mmHg ↑に対し $[HCO_3^-]$ 3.5 mEq/L ↑
呼吸性アルカローシス 　急性 　慢性	↑	↓	PCO_2 ↓	$[HCO_3^-]$ ↓： PCO_2 10 mmHg ↓に対し $[HCO_3^-]$ 2 mEq/L ↓ PCO_2 10 mmHg ↓に対し $[HCO_3^-]$ 4 mEq/L ↓

(Rose BD, Post TW：Clinical Physiology of Acid-Base and Electrolyte Disorders, 5th ed. pp.541, 543 McGraw-Hill, 2001 より引用・改変)

よって変化することである．PCO_2 は主に肺で管理されていることから，PCO_2 の異常に起因する pH の異常を**呼吸性アシドーシス（高 PCO_2）**もしくは**呼吸性アルカローシス（低 CO_2）**とよぶ．また HCO_3^- に起因する異常は，**代謝性アシドーシス（低 HCO_3^-）**もしくは**代謝性アルカローシス（高 HCO_3^-）**とよぶ．また詳しくは各酸塩基平衡異常の項で説明をするが，腎臓と肺の酸塩基平衡異常に対する代償の範囲を**表2**[1)]に示した．HCO_3^- 単独では酸塩基平衡異常を診断できない．例をあげると HCO_3^- が高い場合，**表2** で示したように代謝性アルカローシスおよび呼吸性アシドーシスの2通りの可能性がある．血液ガスによる pH の測定は酸塩基平衡異常の分析には必須である．

> **Memo　HCO_3^- の測定値**
>
> 日本ではルーチンには測定されないが，欧米では $[HCO_3^-]$ を totalCO₂ として Na/K/Cl などとともに測定している．$[HCO_3^-]$ は直接 total CO₂ を測定するか Henderson-Hasselbalch の式により導くことができるが，血液ガス測定器の $[HCO_3^-]$ は後者から導き出された測定値であることは覚えておく必要がある．

III　代謝性アルカローシス

代謝性アルカローシスの病態生理を理解するには以下2つの質問に答えられるとよい．

Q1）　なぜ代謝性アルカローシスになるか？
Q2）　アルカローシスの状態が回復しないままなのか？（HCO_3^- は腎臓から分泌されないのか？）

A1　なぜ代謝性アルカローシスになるか？

　代謝性アルカローシスは血漿の[HCO_3^-]の増加がみられるが，その原因は通常，嘔吐や胃チューブなど上部消化管からのH^+の喪失もしくはループ利尿薬やサイアザイド利尿薬による尿中への喪失による．これらH^+イオンは細胞内のH_2CO_3から誘導される．

$$CO_2+H_2O \leftrightarrow H_2CO_3 \leftrightarrow H^+ + HCO_3^- \quad \cdots\cdots (4)$$

　式(4)よりわかることは，失われたH^+と同等molのHCO_3^-が産生されるということである．

　代謝性アルカローシスは消化管や腎臓からのH^+の喪失のほか，HCO_3^-の体外からの負荷やvolume contraction（Cl^-喪失性脱水），低カリウム血症によっても起こりうる．volume contraction alkalosisとは主に利尿薬などによってCl^-が体外に喪失する状態である．HCO_3^-は喪失されないので，細胞外液中の[HCO_3^-]濃度は上昇する．

　代謝性アルカローシスの患者はほとんど低クロル血症を呈するが，その理由は消化管や腎臓からのH^+とともにCl^-を失うためである．この低クロル血症がアルカローシスの維持に重要な役割果たしている．

A2　アルカローシスの状態が回復しないままなのか？（HCO_3^-は腎臓から分泌されないのか？）

　アルカローシスによって増加したHCO_3^-を腎外排泄できない理由は，以下の2つの異常があるからである．
- GFR↓によるHCO_3^-の濾過量の低下
- 尿細管におけるHCO_3^-の再吸収の亢進

　特に尿細管でのHCO_3^-の再吸収亢進はアルカローシスを維持する重要な要素で，これには，①循環体液量の減少，②低クロル血症，③高アルドステロン血症，④低カリウム血症，が関与している．

Memo　代謝性アルカローシスの機序

　これらの機序について簡単に触れる．循環体液量が減少するとアンジオテンシン系が亢進し，アンジオテンシンⅡが近位尿細管のNa^+-H^+-exchangerの機能を亢進させH^+の喪失を促す．またアルドステロンは集合管におけるH^+ ATPaseポンプを刺激しH^+を分泌するとともにNa^+の再吸収を促進させることから，尿細管内の電位は陰性に傾き，その電位勾配からH^+分泌がさらに促される．ここで大事なのは低クロル血症があると，尿中Cl^-も減少するため，Na^+が再吸収される際にCl^-の再吸収がない分，尿細管内の電位は通常より低くなり，H^+の分泌を助長することである．低カリウム血症がアルカローシスを起こす理由は，①細胞内のK^+が細胞外に誘導される際，H^+と交換されることと，②遠位尿細管におけるH^+-K^+-ATPaseとよばれるプロトンポンプが低カリウム血症により尿中のKの再吸収を行いH^+の分泌に関与しているためである．ただし，アルカローシスの維持に重要なのは，循環体液量およびCl^-の減少であることは強調したい．

表3 代謝性アルカローシスの主な原因

H^+の喪失	消化管性	胃液の喪失（嘔吐，胃チューブ）
	腎性	利尿薬（ループ，サイアザイド），鉱質コルチコイド過剰
HCO_3^-貯留		大量輸血，$NaHCO_3$の投与，milk alkali 症候群
contraction alkalosis		利尿薬，cystic fibrosis 患者の発汗

（Rose BD, Post TW：Clinical Physiology of Acid-Base and Electrolyte Disorders, 5th ed. McGraw-Hill, 2001 より引用改変）

表4 代謝性アルカローシスにおける尿中 Cl^- 濃度

$Cl^- < 25$ mEq/L	$Cl^- > 40$ mEq/L
胃液の喪失（嘔吐，胃チューブ）	原発性鉱質コルチコイド過剰
利尿薬（慢性使用）	利尿薬（早期）
下剤使用	$NaHCO_3$ の過剰投与
慢性高 CO_2 血症	Bartter's 症候群，Gitelman 症候群
cystic fibrosis	低カリウム血症（重症：$K < 2$ mEq/L）

（Rose BD, Post TW：Clinical Physiology of Acid-Base and Electrolyte Disorders, 5th ed. p.565, McGraw-Hill, 2001 より引用）

アルカレミアは呼吸中枢のレセプターを直接刺激し，呼吸を抑制することにより PCO_2 を増加させアルカローシスを代償する．通常 $[HCO_3^-]$ が 1 mEq/L 上昇するごとに PCO_2 は 0.7 mmHg 上昇する．この代償から大きく外れた値をとった場合，呼吸性アシドーシスや呼吸性アルカローシスの存在を考慮すべきである．

❶ 代謝性アルカローシスの原因

表3[1]に主な原因を示す．

❷ 代謝性アルカローシスの診断

嘔吐など消化管症状や利尿薬の使用など，代謝性アルカローシスの病因は問診で通常は確定できることが多い．できない場合でも頻回嘔吐や利尿薬の使用，もしくは高アルドステロンなどの鉱質コルチコイド過剰を疑うべきである．高 pH および高 $[HCO_3^-]$ のほか，尿中の $[Cl^-]$ 濃度は消化管による H^+ 喪失と腎外 H^+ 喪失および鉱質コルチコイド過剰の鑑別に重要である（表4）[1]．

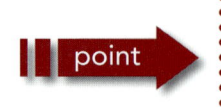

> **point** 嘔吐や長期利尿薬の使用による循環体液量の低下がある場合，尿中 Cl^- は通常 < 25 mEq/L と低いが，高アルドステロンなど鉱質コルチコイド過剰がある場合，尿中 Cl^- は > 40 mEq/L である．

臨床上，最も多く遭遇する代謝性アルカローシスは頻回な嘔吐によるものであろう．嘔吐

によるアルカローシス初期（1〜3日）は，濾過された過剰な HCO_3^- が尿細管で再吸収されないため，尿中に $NaHCO_3$ として排泄される．またアルドステロンが亢進しているため，K^+ も尿中に排泄される．したがって，尿中の Na^+，K^+，HCO_3^- はいずれも上昇し，尿はアルカリ尿（pH＞6.5）となる．ところが，嘔吐が長く続くと（4日以上），尿細管での HCO_3^- の再吸収は正常に行われるようになり，尿中の Na^+，K^+，HCO_3^- はいずれも低くなり，尿は酸性尿を呈する．ただしいずれも尿中 $[Cl^-]$ は低値である．

❸ 代謝性アルカローシスの治療

生理食塩水の投与により HCO_3^- の再吸収を減らしその排泄を促し，低カリウム血症の補正をすることが治療の原則である．臨床上ほとんどの代謝性アルカローシスは嘔吐，胃チューブからの胃液の喪失および利尿薬の使用によるので，生理食塩水は血漿の $[HCO_3^-]$ を以下3つの理由から減少できる．

①Contraction（Cl^- 喪失性脱水）を補正できること．
②循環体液量の補正に伴い，レニン-アンジオテンシン系の Na 保持を是正し，尿中への $NaHCO_3$ の排出を促す．
③尿中 Cl^- を増加させ遠位尿細管での HCO_3^- の分泌を促す．

> **point** 生理食塩水の投与によりほとんどの場合，血漿 $[HCO_3^-]$ 濃度が是正されるが，低カリウム血症は補正されない．K の補正には KCl の投与のみ有用である．その理由は，多くの K^+ 補正薬は Cl^- の代わりに HCO_3^-，クエン酸，酢酸を使用しているため，Cl^- の投与なしではアルカローシスの是正を妨げるからである．また，嘔吐や胃チューブからの胃液喪失のある患者に対しては，H^+ の喪失を予防するために，プロトンポンプ阻害薬や H_2 拮抗薬の投与も有効である．

Ⅳ 代謝性アシドーシス

代謝性のアシドーシスの病態生理を理解するには以下4つの質問に答えられるとよい．

> Q1) 体内に負荷された酸はどのように処理されるか？
> Q2) アニオンギャップ（AG）とは何か？
> Q3) 高 AG アシドーシスと正常 AG アシドーシスはなぜ起こるか？
> Q4) 混合性酸塩基平衡異常をどう診断するか？

A1 体内に負荷された酸はどのように処理されるか？

代謝性アシドーシスの原因は，

- [H^+]の増加（腎外H^+分泌の減少もしくはH^+の負荷）
- [HCO_3^-]の喪失

のいずれかである．

冒頭でも説明したとおり，産生されたH^+はHCO_3^-の緩衝を受けCO_2へと変化する．

$$H^+ + HCO_3^- \leftrightarrow H_2CO_3 \leftrightarrow CO_2 + H_2O \quad \cdots\cdots (1)$$

ヒトはH^+の負荷を以下の4つの過程を経て処理をする．

① 細胞外液のHCO_3^-による緩衝
② 細胞内および骨での緩衝
③ 呼吸性代償
④ H^+の腎外分泌

1）細胞外液のHCO_3^-による緩衝

ヒトは急激なH^+の増加から組織が障害を受けないよう式(1)のようにHCO_3^-が緩衝剤として数秒〜数分以内にH^+をCO_2へと変化させ，肺胞換気により体外へ排出している．仮にHCl（12 mEq/L）を静注したとしよう．PCO_2が変化しないと仮定すると，HCO_3^-は理論上，正常値の24 mEq/Lから12 mEq/Lへと下がるため，

$$[H^+] = 24 \times PCO_2 - [HCO_3^-] \quad \cdots\cdots (2)$$

から，

$$[H^+] = 24 \times 40 - 12 = 80\ \text{nanoeq/L}$$

となり，pHは7.1となる．

すなわち，12 mEq/L〔12×10^6 nanoEq/L〕のH^+負荷〔60 kgの人（total body water 36 kg）に10% HClを115 mL投与〕をヒトは緩衝により[H^+]を正常の40 nanoEq/Lから80 nanoEq/Lとたった40 nanoEq/Lの増加にとどめたことになる．これは99.99%以上のH^+がHCO_3^-によって緩衝されたことを意味する．

2）細胞内および骨での緩衝

細胞外液のHCO_3^-による緩衝から遅れてH^+は細胞内や骨内に移行し，負荷されたH^+の50〜60%は蛋白，リン酸，炭酸Caなどのbufferにより緩衝される．したがって同じように12 mEq/LのH^+負荷をした場合，実際HCO_3^-は5 mEq/L減少し19 mEq/L程度になる．PCO_2は40 mmHgで変わらないと仮定した場合，

$$[H^+] = 24 \times 40 / 19 = 51\ \text{nanoEq/L}$$

となり，pHは7.29となる．

このように細胞や骨の緩衝はpHの変化をさらに少なくとどめるよう調整している．

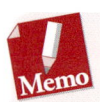

> **Memo 代謝性アシドーシスにおける高カリウム血症**
>
> 細胞内へのH^+の移行はK^+を細胞外へ誘導するため，代謝性アシドーシスの際にみられる高カリウム血症の1つの原因となる．ただし，例外として糖尿病性ケトアシドーシス

では，インスリンの欠乏により K^+ の細胞内への取り込みが阻害されることや，高血糖による高浸透圧のために，細胞内から水とともに K^+ が誘導された結果の高カリウム血症である．また乳酸アシドーシスは組織循環不全による組織破壊や腎不全による高カリウム血症が原因である．

3）呼吸性代償

代謝性アシドーシスは，呼吸中枢を刺激し肺胞換気を増大するため，PCO_2 は減少し pH を正常化させる．呼吸性代償機能はアシデミアから1時間程度で始まり12～24時間で最大に達する．代謝性アシドーシスの呼吸性代償は Kussmaul 呼吸でみられるように，呼吸回数の増加よりむしろ tidal volume の増加を招く．

> **point** 一般的に人では [HCO_3^-] が 1 mEq/L 下がるごとに PCO_2 は 1.2 mmHg 下がることがわかっており，PCO_2 を最大 10～15 mmHg まで低下することができる．予想 PCO_2 値の算出には Winters formula が簡易的に使用される．Winters formula：予想される $PCO_2 = 1.5 \times$ [HCO_3^-] $+ 8 \pm 2$

Memo 代謝性アシドーシスにおける呼吸性代償

呼吸性代償はアシデミアを軽減するものの，その効果は数日しか続かない．それは PCO_2 の減少は HCO_3^- の尿細管での再吸収を阻害し，血漿 [HCO_3^-] を下げるためである．したがって代謝性アシドーシスが続くと，呼吸性代償があるなしにかかわらず最終的な pH は同じになる．呼吸性代償は代謝性アシドーシスにおける急激な pH の変化から組織を守る働きをしていると考えられる．

4）H^+ の腎外排泄

通常の食事から産生される H^+ は 50～100 mEq/日であり，pH の恒常性を保つには H^+ を腎外へ排泄する必要がある．これは以下の2つの過程にて行われる．
- 尿細管での HCO_3^- の再吸収
- H^+ の尿中分泌

分泌された H^+ は主に HPO_4^{2-} や NH_3 などの尿中 buffer に緩衝され，尿中へ排泄される．

A2 アニオンギャップ（AG）とは何か？

AG とは通常計測されない血漿陰イオンのことで，代謝性アシドーシスの鑑別には AG の計算は必須である．

AG ＝ 主要な計測陽イオン － 主要な計測陰イオン

である．
$K^+ Ca^+ Mg^{2+}$ などの陽イオン＝リン，硫酸塩，有機陰イオンなどの陰イオンであるため，

$AG = (Na^+) - (Cl^- + HCO_3^-)$

と計算される．

　Na^+，Cl^-，HCO_3^- の基準値をそれぞれ 14，108，24 mEq/L とすると，AG の基準値は 5〜11 mEq/L となるが，使用する Cl の基準値は測定器により異なるため，それぞれの施設での AG の基準値は異なる．

> **Memo　アニオンギャップ（AG）**
>
> 　　　AG＝非計測陰イオン－非計測陽イオン
> とも表記でき，実際に AG の多くはマイナス荷電した血漿蛋白である．したがって低アルブミン血症などでは AG の調整が必要で，**アルブミンが 1 g/dL 下がるごとに AG 基準値は 2.5 mEq/L 低くなる**．逆に脱水などにより高アルブミン血症を呈した場合，AG は高くなる．一方，免疫グロブリンは陽性に電荷しているため，多発性骨髄腫など免疫グロブリンの上昇がみられる場合は，AG は陰性になることもある．

A3　高アニオンギャップアシドーシスと正常アニオンギャップはなぜ起こるか？

　もし代謝性アシドーシスの原因が HCl であると仮定すると，
　　　$HCl + NaHCO_3 \rightarrow NaCl + H_2CO_3 \rightarrow CO_2 + H_2O$
となり，Cl^- と HCO_3^- は 1：1 の比で交換されるため，AG の（Cl^-＋HCO_3^-）の和は一定に保たれる．これを高クロル性アシドーシスとよび，下痢（消化管から HCO_3^- が喪失する）や尿細管性アシドーシス（腎臓から HCO_3^- が喪失もしくは H^+ の排泄不全）などで $NaHCO_3$ が失われた場合にみられる．

　一方，負荷された H^+ が Cl^- 以外の陰イオン（A^-）で交換された場合は，
　　　$HA + NaHCO_3 \rightarrow NaA + H_2CO_3 \rightarrow CO_2 + H_2O$ ………………………………………（5）
となり，この A^- の蓄積が AG の上昇につながる．A^- の蓄積の原因はさまざまで，高 AG および正常 AG アシドーシスの原因は**表5**に示すとおりである．

A4　混合性酸塩基平衡異常をどう診断するか？

　これには $\Delta AG/\Delta HCO_3^-$ 比を理解するとよい．

　臨床上，必ずしも高 AG アシドーシスと正常 AG アシドーシスは明確でないことがある．例として，下痢のある患者は HCO_3^- の喪失により正常 AG アシドーシスを呈するが，重度の下痢は血管内脱水から高アルブミン血症もしくは末梢循環不全による乳酸アシドーシスによる高 AG アシドーシスを併発しうる．したがって，混合性アシドーシスの診断には AG の上昇（ΔAG）と HCO_3^- の減少（ΔHCO_3^-）の比が有用である．

　式（4）から AG の上昇と HCO_3^- の減少は 1：1 の関係にありそうだが実際は異なる．理由は H^+ の約半分は細胞内や骨で蛋白など HCO_3^- 以外の buffer によって緩衝されるためであ

表5 代謝性アシドーシスの原因（高 AG および正常 AG）

高 AG	原因物質（A-）
A. 乳酸アシドーシス	乳酸，D-乳酸
B. ケトアシドーシス	βヒドロキシブチレート
C. 腎不全	硫酸塩，リン酸塩，馬尿酸塩
D. 経口摂取	
①サリチル酸（アスピリン）	ケトン，乳酸，サリチル酸塩
②メタノール	ギ酸塩
③エチレングリコール	グリコール酸塩
④パラアルデヒド	有機酸塩
⑤トルエン	馬尿酸塩（正常 AG）
E. 横紋筋融解症	
正常 AG（高 Cl⁻ 性アシドーシス）	
A. 消化管からの HCO_3^- の喪失	
①下痢	
B. 腎臓からの HCO_3^- の喪失	
①1型尿細管性アシドーシス（type 1 RTA）	
C. 腎機能障害	
①高アルドステロン症（type 4 RTA）　②2型尿細管性アシドーシス（type 2 RTA）	
D. 経口摂取	
①アンモニウム	
E. 糖尿病性ケトアシドーシス（特にインスリン治療中）	

(Rose BD, Post TW：Clinical Physiology of Acid-Base and Electrolyte Disorders, 5th ed. p.584, McGraw-Hill, 2001 より引用)

る．したがって通常 AG の上昇（ΔAG）は HCO_3^- の減少（ΔHCO_3^-）を上回る．通常，乳酸アシドーシスを例にとると，$\Delta AG/\Delta HCO_3^-$ 比は 1.6：1 程度である．ただし，細胞や骨での酸の緩衝は数時間かかるため，急性のアシドーシスでは $\Delta AG/\Delta HCO_3^-$ 比は 1：1 に近い．さらに，糖尿病性ケトアシドーシスでは AG の上昇の原因であるケトンは尿中にも多く喪失するため，上記同様，$\Delta AG/\Delta HCO_3^-$ 比は 1：1 に近くなる．

> **point**
> 以上より原則として，以下のようになる．
> ①高 AG アシドーシス：$\Delta AG/\Delta HCO_3^- = 1\sim2$ である
> ②高 AG アシドーシス（乳酸，脱水）と正常 AG アシドーシス（下痢など）の混合性アシドーシス：$\Delta AG/\Delta HCO_3^- < 1$
> ③代謝性アルカローシスの併存（HCO_3 の減少が予想より少ない）場合：$\Delta AG/\Delta HCO_3^- > 2$

4．酸塩基平衡異常の分析の原則

ここで例題をみてみよう．

> **症例 1**
>
> 55歳，女性が5日間の嘔吐を主訴に来院．身体所見上，起立性低血圧，頻脈，皮膚ツルゴールの消失を認め，血液所見は以下のとおりである．
> Na 140 mEq/L，K 3.4 mEq/L，Cl 77 mEq/L，[HCO_3^-] 9 mEq/L，AG 54 mEq/，動脈血ガス pH 7.29，PCO_2 22 mmHg，ケトン（±）Cr 2.1 mg/dL

● **コメント**

　この患者は高AGアシドーシスを呈している．ΔAGは45と高く，ΔHCO_3^-は15であり，ΔAG/ΔHCO_3^-比は3となり，頻回な嘔吐による代謝性アルカローシスの合併を意味している．その証拠として，この患者は点滴治療によって末梢循環不全が改善し乳酸が代謝された結果HCO_3^-は9から37 meq/Lへと上昇し，pHはアルカローシスとなった．したがって高AGアシドーシスのΔAG（45 mEq/L）は実際にΔHCO_3^-（28 mEq/L）を伴っていたことを意味しており，これは典型的な乳酸アシドーシスにみられるΔAG/ΔHCO_3^-＝1.7：1に相当する．

> **point**
>
> 代謝性アシドーシスの診断には，
> ① pH（アシドーシスかどうか？）
> ② HCO_3^-（代謝性アシドーシスかどうか？）
> ③ Wintersの公式でCO_2の代償予測値を計算（正常な代償性反応かどうか？）
> ④ AGを計算（高AGアシドーシスか正常AGアシドーシスかを診断）
> ⑤ ΔAG/ΔHCO_3^-比（混合性アシドーシスや代謝性アルカローシスの併存を予測）
> によってほとんどの代謝性アシドーシスが分析可能である．

V 呼吸性アシドーシス

　高PCO_2は延髄呼吸中枢にある化学受容体を直接刺激して肺換気を促進する一方，低PO_2は頸動脈分岐部 carotid body にある化学受容体を刺激することにより肺換気を促進する．この調整機構のおかげで，ヒトは適宜組織を酸素化でき，かつ1日15,000 mmolに及ぶCO_2産生にもかかわらず，血中PCO_2を40 mmHg前後に保つことが可能である．換気の促進に鋭敏なのはCO_2であり，PCO_2は1 mmHg上昇するごとに肺換気量は1〜4 L/分上昇する．一方，低O_2はPO_2が50〜60 mmHg以下にならないと換気を促進しない．

❶ 高二酸化炭素血症と低二酸化炭素血症の関係

　ほとんどの場合，低酸素血症が高二酸化炭素血症よりも早期に起こる．理由は，肺胞にお

けるCO₂の拡散はO₂に比べて20倍も速いことと，肺胞でのHbのO₂飽和度は100％に達するため，CO_2は放出できてもO_2は取り込めないためである．臨床上，重要な例として急性気管支喘息をあげる．軽度から中程度の喘息発作時は，気管支収縮と粘液プラグにより低酸素血症を招き換気を促進するため，PCO_2は低下し呼吸性のアルカローシスを呈する．しかし，重症気管支喘息ではエアウェイの閉塞が上昇し，最大分換気量が低下するため高CO_2を招く．したがって，低酸素血症がありかつPCO_2 40 mmHgである場合は，重症の喘息発作であることは覚えておく必要がある．

❷ 急性呼吸性アシドーシス

代謝性アシドーシスの項で説明したとおり，代謝性アシドーシスによる急激なpHの上昇は，細胞内外のbufferによる緩衝と呼気によるCO_2排出によりpHの急激な低下を調整できるが，急性呼吸性アシドーシスの際にみられる高二酸化炭素血症に対して細胞外液中では緩衝するシステムを備えていない．その理由はHCO_3^-はH_2CO_3を緩衝できないためであり，高CO_2を緩衝できるのは時間を要する細胞内，ヘモグロビンや蛋白質の緩衝による．

$$H_2CO_3 + Buf^- \rightarrow HBuf + HCO_3^-$$

この緩衝システムの結果，急性呼吸性アシドーシスではPCO_2が10 mmHg増加するごとに，血漿HCO_3^-は1 mEq/L増加する．したがって，PCO_2が急激に80 mmHgになったと仮定した場合，HCO_3^-は4 mEq/L上昇し，HCO_3^-は28 mEq/LとなりpHは7.17となるが，緩衝がなかった場合と比較して大きな差はない．

急性呼吸性アシドーシスの病因は，気管支喘息など呼吸疾患の増悪，呼吸筋障害（重症筋無力症，ギラン・バレー症候群など），誤嚥，咽頭痙攣，肺炎，肺水腫，心肺停止，薬物による呼吸抑制や慢性閉塞性肺疾患（COPD）など慢性高二酸化炭素血症の患者にO_2を投与した場合などである．

❸ 慢性呼吸性アシドーシス

慢性呼吸性アシドーシスでは，持続する高二酸化炭素血症が腎臓からのH^+の排泄を促すため，血漿HCO_3^-は尿細管で再吸収が亢進される．慢性呼吸性アシドーシスの場合PCO_2は10 mmHg増加するごとにHCO_3^-は3.5 mmHg増加することがわかっている．したがって，同じようにPCO_2が慢性的に80 mmHgまで上昇した場合，HCO_3^-は38 mEq/Lとなり，pHは急激に上昇した場合の7.17ではなく7.30となり，腎臓からのH^+排泄による代償性機構がより顕著になる．このように，慢性呼吸性アシドーシスにおけるHCO_3^-の増加は，腎臓からのH^+の排泄に頼っているといえる．

慢性呼吸性アシドーシスの病因はCOPD，obesity hypoventilation syndrome，睡眠時無呼吸症，呼吸筋障害（脊髄損傷，筋萎縮性側索硬化症，多発性筋炎など）などであるが，こういった慢性高二酸化炭素血症の患者は呼吸中枢のCO_2に対する感受性が低下するため，換気を促進するのは低O_2である．

❹ 呼吸性アシドーシスの症状

頭痛，視力障害，不穏，せん妄，重症な場合，振せん，傾眠など CO_2 ナルコーシスとよばれる状況に進展する．

> **Memo　呼吸性アシドーシスによる神経症状**
>
> 呼吸性アシドーシスによる神経症状は，高二酸化炭素血症や動脈の pH の変化に起因しているわけではなく，CO_2 は脳血管関門を通過するが HCO_3^- は通過しないことから，脳脊髄液の pH が酸性に傾くことに起因している．したがって，呼吸性アシドーシスは代謝性アシドーシスよりも脳脊髄液の pH は低く，神経症状を起こしやすい[2]．

❺ 呼吸性アシドーシスの診断

急性や慢性呼吸性アシドーシスへの反応がそれぞれ違うことから，代謝性アシドーシス・アルカローシスに比べ呼吸性アシドーシスの原因の特定は容易ではない．正確な問診が重要である．ただし，急性の高二酸化炭素血症では HCO_3^- は通常 24〜29 mEq/L の範囲内にあり，それ以外の場合は，代謝性アシドーシスやアルカローシスの存在が疑われる．

❻ 呼吸性アシドーシスの治療

慢性呼吸性アシドーシスの場合は，腎臓による代償性機構が働くため通常，呼吸性アシドーシスの原因となる基礎疾患の治療が重要となる．酸素化と肺胞換気の確保が重要であるが，過剰な酸素と鎮静薬の投与は呼吸抑制作用があるため避けるべきである．急性呼吸性アシドーシスでは $NaHCO_3$ の少量投与が有効なこともある．例として，重症気管支喘息で人工呼吸器管理されている患者の pH に改善がみられない場合には，$NaHCO_3$ を投与すると，HCO_3^-↑から pH を比較的高い PCO_2 で管理することができ，分換気量の低下と肺圧差の低下を得ることができる．一方，$NaHCO_3$ は Na^+ 負荷（volume 負荷）になるため肺水腫への投与は禁忌で，HCO_3^- は脳血管関門を通過しないため中枢神経系への保護には無効であることも追記する．

例をみてみよう．

> **症例 2**
>
> 瀕死の状態で救急外来に来た患者の血ガスと胸部 X 線は以下のとおりであった．
> 動脈 pH 7.02，PCO_2 60 mmHg，HCO_3^- 15 meq/L，PO_2 40 mmHg，X 線： 急性肺水腫

- **コメント**

急性呼吸性アシドーシスでは PCO_2 が 10 mmHg 増加するごとに［HCO_3^-］は 1 mEq/L 増

加するはずなので，この場合[HCO_3^-]は26 mEq/L（pH 7.24）となるはずである．したがって，この場合，急性肺水腫にしばしば伴う呼吸不全に伴って，乳酸アシドーシスが合併した致死的状況である．

呼吸性アシドーシスの診断には病歴が重要であることが次の例題からわかる．

> **症例3**
>
> 動脈pH 7.27，PCO_2 70 mmHg，HCO_3^- 31 mEq/L，PO_2 35 mmHg

● コメント

PCO_2は30 mmHg増加しているが，急性であれば[HCO_3^-]は3 mEq/L増加し27 mEq/Lとなるが，慢性の増加であれば[HCO_3^-]は11 mEq/L増加し35 mEq/Lとなる．この症例では[HCO_3^-]は31 mEq/Lであるため診断が難しい．鑑別として，

①慢性高二酸化炭素血症を伴った代謝性アシドーシス（慢性気管支炎と持続性の下痢を起こした場合）

②acute on chronicの呼吸性アシドーシス（慢性高二酸化炭素血症の慢性肺疾患者が急性肺炎を起こした場合）

③代謝性アルカローシスと急性呼吸性アシドーシスの合併（気管支喘息既往患者がテオフィリン中毒で頻回に嘔吐し，テオフィリン中止後に急性の気管支喘息発作を起こした場合）

などが考えられる．

VI 呼吸性アルカローシス

原則としてPCO_2の低下は肺胞換気が増加した場合にみられる．PCO_2の低下から10分程度でH^+は細胞内へ移動し，HCO_3^-と結合し血漿HCO_3^-を減少させる．急性呼吸性アルカローシスの場合，PCO_2が10 mmHg下がるごとに[HCO_3^-]は2 mEq/L下がる．低PCO_2が持続すると，腎臓でH^+の分泌低下（アンモニアの分泌低下）とHCO_3^-の分泌が数時間程度で始まり3日ほどで完全代償され，血漿[HCO_3^-]は一定になる．したがって慢性呼吸性アルカローシスの場合，PCO_2が10 mmHg下がるごとに[HCO_3^-]は4 mEq/L低下する．仮にPCO_2が20 mmHgに急激に下がった場合は，[HCO_3^-]は4 mEq/L減少し20 mEq/LとなりpHは7.63となるが，慢性に下がった場合，[HCO_3^-]は16 mEq/Lとなり，pHは7.53とより低い値を維持できる．

❶ 呼吸性アルカローシスの病因

換気の促進は呼吸性アシドーシスの項でも述べたとおり，脳幹の化学受容体を刺激する場合（CO_2や代謝性アシドーシス）と頸動脈分岐部にあるcarotid bodyを刺激する（低O_2）ことによる．したがって，呼吸性アルカローシスは通常，低酸素血症や貧血のほか，過呼吸を促進する痛み，不安や呼吸中枢への直接刺激が原因となる（**表6**）．

肺炎や肺塞栓症，間質性肺疾患など，低酸素血症による呼吸促進から呼吸性アルカローシ

表6 呼吸性アルカローシスの原因

低酸素血症 　A. 呼吸器疾患（肺炎，間質性肺疾患，血栓性肺塞栓，肺水腫） 　B. うっ血性心不全 　C. 低血圧もしくは重症貧血 　D. 高地居住
脳幹呼吸中枢の直接刺激 　A. 心因性過呼吸 　B. 肝不全 　C. グラム陰性桿菌によるsepsis 　D. サリチル酸（アスピリン）中毒 　E. 妊娠（プロゲステロンによる）
人工呼吸器

(Rose BD, Post TW：Clinical Physiology of Acid-Base and Electrolyte Disorders, 5th ed. p.676, McGraw-Hill, 2001 より引用)

スを起こすことはしばしばあるが，酸素投与により呼吸性アルカローシスが改善しない場合もある．これは，肺胞壁と間質にある juxta-capillary receptors や気管支上皮細胞にある irritant receptors が肺疾患により刺激され換気を促進するとされているが，詳細はわかっていない．ただし，副交感神経の遮断によって過呼吸が抑制されることは証明されている[3]．心因性過呼吸，肝不全から起因するアミン，グラム陰性桿菌によるエンドトキシン，アスピリン（サリチル酸中毒）や妊娠によるプロゲステロンは呼吸中枢を直接刺激する原因として重要である．妊婦は妊娠中期頃までは，プロゲステロンによる呼吸中枢刺激があるため，PCO_2 は低く，HCO_3^- は通常よりも低い．

❷ 呼吸性アルカローシスの症状

急性呼吸性アルカローシスでは，頭痛，意識混濁，手足のしびれ，痙攣など，中枢および末梢神経症状がみられる．重症アルカローシスの場合，脳血流を40％程度低下させることも神経症状に関与していると考えられる．また，細胞内はアルカリに傾くため，解糖系が進み，細胞外から細胞内にリンの移動が起こることから低リン血症がしばしばみられる．一方，慢性呼吸性アルカローシスの場合，無症状のことが多い．

❸ 呼吸性アルカローシスの診断と治療

過呼吸は重要な症状である．まず呼吸性アルカローシスなのか代謝性アルカローシスの呼吸性代償なのかを鑑別する．呼吸性アルカローシスの診断ができた場合，**表6**にある原因特定を行う．初期のsepsisでは呼吸性アルカローシスがしばしばみられるので，過呼吸を起こす原因がほかにない場合，sepsisを疑うべきである．アルカレミアの治療は通常不要で，過呼吸を起こしている基礎疾患の治療を行う必要がある．

文献

1) Rose BD, Post TW : Clinical Physiology of Acid-Base and Electrolyte Disorders. 5 ed. pp.535-681, McGraw-Hill, New York, 2001.
2) Posner JB, et al. : Acid-base balance in cerebrospinal fluid. Arch Neurol 12 : 479, 1965.
3) Trenchard D, et al. : Role of pulmonary vagal afferent nerve fibres in the development of rapid shallow breathing in lung inflammation. Clin Sci 42 : 251, 1972.

〔三枝孝充〕

MEMO

5 輸液製剤の種類

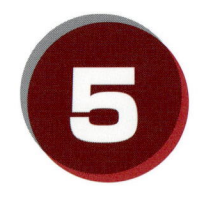

Essence!

①ヒトの浸透圧と同じ輸液とは？
②生理食塩水・細胞外液補充液，開始液，維持液，5％ブドウ糖について理解する．
③栄養輸液を理解する．

I　はじめに～ヒトの浸透圧と同じ輸液とは～

　人間の身体には浸透圧がある．浸透圧を無視した液体を血管内に入れると，溶血を起こしたり，血管痛・血管炎を起こす．では，人間の浸透圧と同じ浸透圧の液体ってどのようなものだろう？
　からだと同じ浸透圧の基本的な輸液が2種類ある．
①ブドウ糖で浸透圧をからだと同じになるように調整した輸液→5％ブドウ糖液
②塩（NaCl）で浸透圧をからだと同じになるように調整した輸液→0.9％食塩水（生理食塩水）

> **Memo　浸透圧の計算**
>
> ①ブドウ糖の分子量は180，1L中のブドウ糖は50gより，
> 　50/180＝277.7（約280 mOsm/L）
> ②NaClの分子量は58，1L中のNaClは9g，電離度を1として単純に計算すると溶質量は（Na^+とCl^-）の2倍となるので，
> 　9/58×2＝310 mOsm/L
> となるが，Ⅱ-2のコラムより電離度（0.75）を考慮すると，
> 　NaCl→0.75 Na＋0.75 Cl＋0.25 NaCl→1.75 [NaCl]
> となり，血清の97％が水で残りが蛋白などであることを考慮すると，生理食塩水（NaCl 9g）の浸透圧は，
> 　9/58×1.75/0.97＝279.9　となる．
> どちらも血漿浸透圧280 mOsm/kgH20とほぼ等しい輸液であることがわかる．

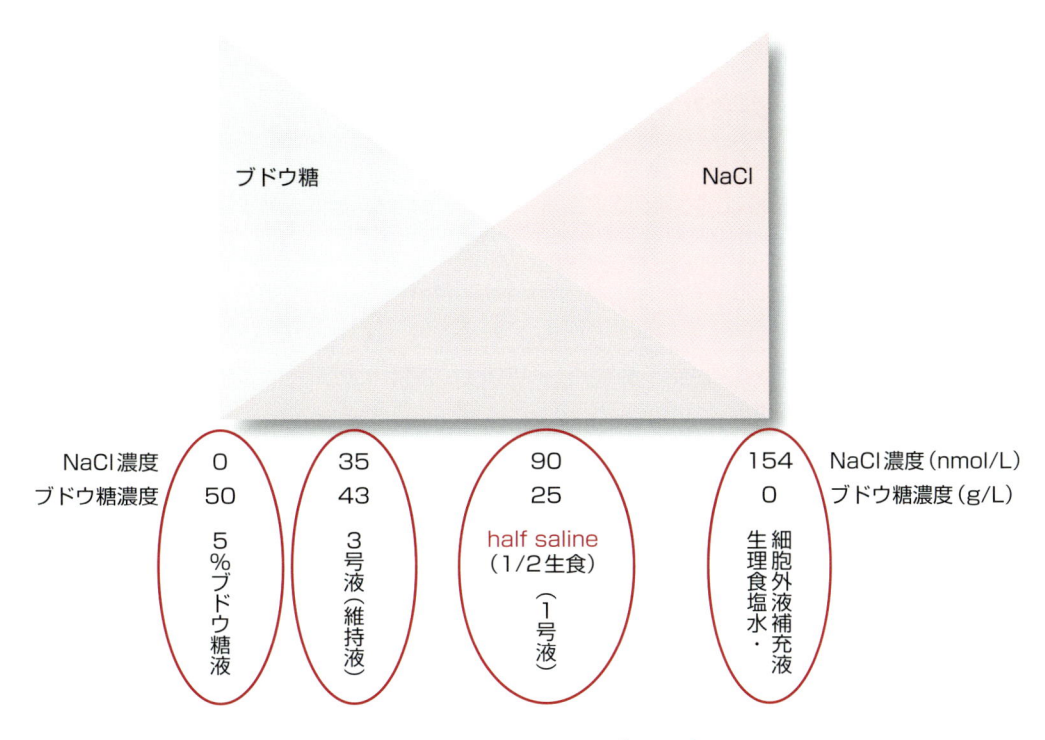

NaCl濃度	0	35	90	154	NaCl濃度 (nmol/L)
ブドウ糖濃度	50	43	25	0	ブドウ糖濃度 (g/L)
	5%ブドウ糖液	3号液（維持液）	half saline（1/2生食）（1号液）	細胞外液補充液・生理食塩水	

図1　ブドウ糖とNaClの混ざり具合

　5％ブドウ糖液と0.9％食塩水はどちらも血漿に対して**浸透圧比が1**の輸液である．また，5％ブドウ糖液と生理食塩水を混ぜ合わせたものも浸透圧比は1のままである．5％ブドウ糖液と生理食塩水を1：1で混ぜた輸液をhalf saline（1/2生食）といい，当然浸透圧比は1である．日本では1号液がほぼhalf salineに相当する．他に，**図1**のように混合の比率を変えることで，浸透圧比が1の輸液がつくられる．3号液（維持液）は約1：3の混合割合などと考えるとよい．

II　輸液製剤の分類

　まず，大きく①**電解質輸液（晶質液）**，②**栄養輸液**，③**その他の輸液**に分けて考えよう．

❶ 電解質輸液

　電解質輸液は，先に出てきたように，基本となる生理食塩水と5％ブドウ糖液，それに加えて，half saline（1/2生食）と維持液とに分けて覚えよう．

電解質輸液
- 生理食塩水・細胞外液補充液
- 開始液（1号液 ≒ half saline）
- 維持液（3号液）
- 5％ブドウ糖液

5．輸液製剤の種類

それぞれの特徴と覚えるべきことをまとめる．

1）生理食塩水・細胞外液補充液（表1）

生理食塩水・細胞外液補充液は血管内に入ると，どちらもほぼ**すべてが細胞外液に分布**する（→p.2 第Ⅰ章参照）．生理食塩水はKが入っていないため，蘇生時など最初に躊躇せず使うことができるが，大量に使用するとClが多いため，高クロル性アシドーシスを招く心配がある．一方，細胞外液補充液の代表的な製剤は乳酸リンゲル液（ハルトマン®液）だが，これにはNa 135 mEq/L，K 4 mEq/L，Ca 3 mEq/L，Cl 109 mEq/L，乳酸 28 mEq/L が含まれている．生理食塩水のClを減らし，代わりの陰イオンとしてアルカリ化剤である乳酸を加え，より生理的になるようにKとCaを追加したものである．その他，少しずつ工夫された細胞外液補充液があり，陰イオンとして，乳酸の代わりに酢酸や重炭酸を使ったものや，グルコース，ソルビトール，マルトースなどの糖質を5％加えたもの，よりNa濃度を細胞外液に近づけ（140 mEq/L），Mgを追加し，高血糖にならないようにグルコースを1％としたもの（フィジオ®140）などがある．これらの点に注意しながら**表1**を参照しよう．

生理食塩水と，**グルコースの入っていない細胞外液補充液のうち1つ**，余裕があれば**グルコースの入った細胞外液補充液のうち1つ**の3種類をしっかり理解して使えるようになろう．

> **Memo　乳酸，酢酸，重炭酸の違い**
>
> - **乳　酸**：乳酸は体内で代謝されて重炭酸となり，緩衝作用を発揮する．主に肝臓で代謝されるため，高度の肝機能障害，ショック時などは，乳酸の代謝が進まない欠点がある．
> - **酢　酸**：酢酸は，肝臓以外に筋肉や骨などでも代謝されて重炭酸に変化するため，高度の肝機能障害やショック時でも乳酸より使いやすいとされている．
> - **重炭酸**：重炭酸は，生理的なアルカリ化剤だが，CaイオンやMgイオンと混ざると沈殿するため，製剤化が長らく困難だった．クエン酸をキレート剤に使用するなどの工夫があり製剤化されたが（ビカーボン®），薬価が2倍程度と高価である．
> 日常の使用環境下では，各緩衝剤の違いは問題にならないことが多いと思われる．

2）開始液（1号液≒half saline，表2）

海外では5％糖液と生理食塩水を何対何で混ぜて輸液するかを指示するが，その際によく使われる1つがhalf salineである．日本では1号液（ソリタ®-T1：Na 90 mEq/L，Cl 70 mEq/L，乳酸 20 mEq/L，ブドウ糖 26 g/L）がほぼこれに相当するとしてよいだろう．Kが含まれていないのが特徴である．1号液にKを加えたものが2号液と考えよう（Pも追加されている）．1号液1つを理解して使うことができればよいだろう．

3）維持液（3号液，表3）

第Ⅰ章にあるように，1日に必要な水分，電解質，最低限の糖分を混ぜた輸液が維持液で

表1 生理食塩水と細胞外液補充液

(電解質は mEq/L)

分類	商品名	会社名	糖質	糖濃度%	Na$^+$	K$^+$	Ca^{2+}	Mg^{2+}	Cl$^-$	乳酸$^-$	浸透圧比	エネルギー (kcal/L)
生理食塩水	生理食塩水	各社			154				154		1	
リンゲル液	リンゲル液	大塚, 扶桑			147	4	4.5		155.5		1	
乳酸リンゲル	ソルラクト	テルモ			131	4	3		110	28	0.9	
	ハルトマン液[HD]	ニプロファーマ			130	4	3		109	28	0.7〜1.1	
	ラクテック	大塚			130	4	3		109	28	0.9	
	ラクトリンゲル液	扶桑			130.4	4	2.7		190.4	27.7	0.9	
酢酸リンゲル	ヴィーンF	興和			130	4	3		109	酢酸 28	1	
	ソルアセトF	テルモ			131	4	3		109	酢酸 28	0.9	
	ソリューゲンF	アイロム			130	4	3		109	酢酸 28	0.8〜1.0	
重炭酸リンゲル	ビカーボン	味の素			135	4	3	2	115	重炭酸 25	1	
ブドウ糖加乳酸リンゲル	ソルラクトD	テルモ	Glu	5%	131	4	3		110	28	2	200
	ラクテックD	大塚	Glu	5%	130	4	3		109	28	2	200
	ハルトマンD	アイロム	Glu	5%	131	4	3		110	28	2	200
	ヴィーンD	興和	Glu	5%	130	4	3		109	酢酸 28	2	200
	ソルアセトD	テルモ	Glu	5%	130	4	3		109	酢酸 28	2	200
	アクメイン	光	Glu	5%	130	4	3		109	酢酸 28	2	200
ブドウ糖加酢酸リンゲル	ソリューゲンG	アイロム	Glu	5%	130	4	3		109	酢酸 28	2	200
	ペロール	マイラン	Glu	5%	130	4	3		109	酢酸 28	2	200
	リナセート	味の素	Glu	5%	130	4	3		109	酢酸 28	2	200
ソルビトール加乳酸リンゲル	ソルラクトS	テルモ	Sor	5%	131	4	3		110	28	2	200
	ラクテックG	大塚	Sor	5%	130	4	3		109	28	2	200
	ラクトリンゲルS	扶桑	Sor	5%	130.4	4	2.7		109.4	27.7	1.8〜2.0	200
マルトース加乳酸リンゲル	ポタコールR	大塚	Mal	5%	130	4	3		109	28	1.5	200
	ソルラクトTMR	テルモ	Mal	5%	131	4	3		110	28		200
	ラクトリンゲルM	扶桑	Mal	5%	130.4	4	2.7		109.4	27.7	1.4〜1.5	200
	エスロン	アイロム	Mal	5%	130	4	3		109	28	1.35〜1.65	200
	ニソリM	マイラン	Mal	5%	130	4	3		109	28	1.4〜1.5	200
	ヒシナルクM	ニプロ	Mal	5%	130	4	3		109	28	1.3〜1.5	200
その他	フィジオ140	大塚	Glu	1%	140	4	3	2	115	酢酸 25	1	100
	フィジオ70	大塚	Glu	2.5%	70	4		2	52	酢酸 25	1	40

表2　1号液（開始液≒half saline）と2号液（脱水補給液）　　（電解質はmEq/L）

分類	商品名	会社名	糖質	糖濃度%	Na⁺	K⁺	Ca⁺	Mg⁺	Cl⁻	乳酸⁻	P (mmol/L)	浸透圧比	カロリー (kcal/L)
half saline	デノサリン1	テルモ	Glu	2.5	77				77			1	100
	1KN1号	大塚											
乳酸加1号液	ソルデム1	テルモ	Glu	2.6	90				70	20		1	104
	ソリタ-T1	味の素											
	リプラス1号	扶桑											
2号液	ソルデム2	テルモ	Glu	1.45	77.5	30			59	48.5		1	58
	KN2号	大塚		2.35	60	25		2	49	25	6.5		94
	ソリタ-T2	味の素		3.2	84	20			66	20	10		128

ある．一般的に維持液≒3号液とされ，その組成はソリタ®-T3液では，Na 35 mEq/L，K 20 mEq/L，Cl 35 mEq/L，乳酸 20 mEq/L，ブドウ糖 43 gとなっている．各社から少しずつ組成の異なる製剤が販売されている．区別のポイントとしては，アルカリ化剤は乳酸か酢酸か，糖質として何が何％使用されているか，その他P，Caが追加されているかなどを考えよう．

基本的には，いわゆる**維持液を1つ**，余裕があれば**グルコース濃度の高い維持液を1つ**（→p.101「2）PPN輸液」参照），しっかり理解して使うことができればよいだろう．

Memo　糖質の違い

輸液に添加されている主な糖質には，グルコース，マルトース，キシリトール，フルクトース，ソルビトールがある．

- **グルコース**：人間のエネルギー源の基本物質であり，脳や赤血球には不可欠といってよい物質である．細胞内への取り込みにはインスリンを必要とし，侵襲下では利用障害から高血糖を招いたりする．血糖値として測定される物質でもある．
- **マルトース**：グルコースが2つ結合した2糖類で，尿細管にあるマルターゼによって分解されてグルコース×2となる．マルターゼの反応が穏やかなため血糖値の上昇は少ないが，そのまま尿中に排泄されるも多い欠点がある．浸透圧の点では，10％溶液が浸透圧比1となる利点がある（グルコースでは5％溶液が浸透圧比1）．
- **キシリトール**：5単糖類で，肝臓で代謝されて解糖系に入りエネルギーを産生するが，エネルギー効率はグルコースより悪い．インスリンを必要としないのが利点である．
- **フルクトース**：肝臓で代謝され，解糖系・糖新生系に入る．グルコースへの変換割合は3割程度である．インスリンを必要としない．
- **ソルビトール**：肝臓で代謝され，フルクトースに変換される．一部はマンニトールになり，浸透圧利尿作用を示すことがある．インスリンを必要としない．

糖尿病患者を中心に，グルコース以外の糖質輸液のメリットが考えられるが，実臨床では，実際の利用率が不明であること，血糖値として計測できないこともあり，インスリンを適切に併用しグルコース輸液を正しく使うことが基本の姿勢であると考える．

表3 維持液（3号液）

（電解質は mEq/L）

分類	商品名	会社名	糖質	糖濃度%	Na⁺	K⁺	Ca⁺	Mg⁺	Cl⁻	乳酸⁻	H$_2$PO$_4^-$	浸透圧比	エネルギー (kcal/L)
3号液	ソリタ-T3 ソルデム3A ハルトマンG-3 ユエキンキープ ヒシナルク3号	味の素 テルモ アイロム 光 ニプロ	Glu	4.30%	35	20			35	20		1 1 1.0～1.6 1 1	172
Na多め、糖少なめ	ソルデム3 KN3号	テルモ 大塚	Glu	2.70%	50	20			50	20		0.9 1	108 108
Na多め、糖少なめ K少なめ	ソルデム4	テルモ	Glu	2.7	60	10			50	20		0.9	200
糖多め	ソリタ-T3G ソルデム3AG リプラス3号	味の素 テルモ 扶桑	Glu	7.5 5	35 40	20 20			35 40	20 20		2 1.4～1.5	300 200
Na多め 糖多め	KNMG3号 アステマリン3号 ソリタックスH	大塚 マイラン 味の素	Glu	10 12.5	50 50	20 30	5	3	50 48	20 20	P 10 mmol	3 3	400 500
糖多め P入り	ソルデム3PG 10% EL3号 EL3号	テルモ 味の素 味の素	Glu	10 5	40	35			40	20	P 8 mmol	3 2	400 200
糖多め Mg入り	フィジオゾール3号 アステマリン3号MG	大塚 マイラン	Glu	10	35	20		3	38	20		2～3 2.0～2.9	400
糖多め Mg,P,Ca入り 酢酸製剤	ヴィーン3G	興和	Glu	5	45	17		5	37	酢酸 20	10	1.5	200
糖多め Mg,P,Ca入り 酢酸製剤	フィジオ35 グルアセト35	大塚 アイロム	Glu	10	35	20	5	3	28	酢酸 20	P 10 mmol	2～3 2.4～2.8	400
マルトース入り 酢酸製剤	アクチット アクマルト アルトフェッド エスロンB ソルマルト ペンライブ	興和 光 扶桑 アイロム テルモ マイラン	Mal	5	45	17		5	37	酢酸 20	10	1 1 0.9～1.0 0.9～1.0 1 0.9～1.0	200
キシリトール入り 酢酸製剤	クリニザルツ	アイロム	Xyl	5	45	25		5	45	酢酸 20	10	1.5～1.8	200
フルクトース入り	フルクトラクト	大塚	Fru	2.7	50	20			50	20		1	108
グルコース・フルクトース・キシリトール入り維持液	トリフリード	大塚	Glu:30 Fru:15 Xyl:7.5		35	20	5		35	酢酸 6 クエン酸 14	P 10 mmol	3	420

4）5％ブドウ糖液

浸透圧比が1の基本輸液である．体内に入った後はすぐにグルコースは吸収されるため，実際は free water（自由水）を輸液しているのと同じになる．

❷ 栄養輸液製剤

栄養輸液 ｛ TPN（total parenteral nutrition）輸液 / PPN（peripheral parenteral nutrition）輸液 / 脂肪製剤

1）TPN 輸液

糖，アミノ酸，電解質，ビタミン，微量元素，脂肪の要素からいろいろとセットになったキット製剤が各社から発売されている．ほとんどが，混注の手間，ワンパック化などの利便性の違いであるので，**使いなれた1種類と，一部の特殊な製剤**をよく理解していればよいだろう．また各社の製剤ごとに，1号〜3号あるいはL，Hなど総カロリーが異なるものが出されている．

①糖・アミノ酸・電解質が含まれるキット製剤（TPNキット製材：4種類）（表4）

- 糖・アミノ酸・電解質・ビタミン・微量元素のパック（エルネオパ®）：脂肪を除くすべてが1パックとなっている．特別な病態でなければ，高カロリー輸液として維持が可能な製剤．ただし，約500〜1,000 mLの投与では，ビタミン・微量元素の1日必要量は満たされない．
- 糖・アミノ酸・電解質・ビタミンのパック：脂肪および微量元素の追加を考慮する必要があるが，高カロリー輸液の基本的なパック製剤である．
- 糖・アミノ酸・電解質・脂肪のパック（ミキシッド®）：脂肪が含まれている利点があるが，カテーテル感染予防の点からは脂肪製剤使用後はルートの交換が必要とされており，その点が煩雑である．またビタミンを必ず追加することも忘れてはならない．
- 糖・電解質・アミノ酸のパック：ビタミンの追加が必須である．その他，微量元素，脂肪製剤の追加も考慮する必要がある．

②高カロリー輸液を作成する際に使用する輸液製剤

- 糖・電解質製剤（表5）：糖と電解質のみを含む基本液で，アミノ酸は含まないため，アミノ酸製剤と混ぜて使用する必要がある．**腎不全用基本液（ハイカリック®RF）**は，Na濃度が低く，Kフリーでグルコースの濃度も高くし，輸液総量を少なくしてある製剤であり，腎不全患者に対して高カロリー輸液を行うときに頻用する（アミノ酸・ビタミンとの混合が必要）．
- アミノ酸製剤（表6）：通常は，糖・脂肪などの他のエネルギー源と混合して使用する（NPC/N比を保つ必要がある→ p.129 第Ⅲ章「2．末梢静脈栄養と中心静脈栄養の原則とメニュー」参照）．**腎不全患者用のアミノ酸製剤（ネオアミュー®，キドミン®）**は，アルギニンを減少させ，BUNの上昇を抑え，効率よく同化を図るように作られた製剤で，慢性

表4 TPNキット製剤

(電解質は mEq/L)

分類	商品名	会社名	Na$^+$	K$^+$	Ca^{2+}	Mg^{2+}	Cl$^-$	SO$_4^{2-}$	乳酸$^-$	酢酸$^-$	P (mg/L)	Zn (μmol)	ビタミン	微量元素	糖質 (g/袋)	アミノ酸 (g/L)	総窒素量 (g/L)	NPC/N比	脂肪 (g/袋)	容量 (mL)	エネルギー (kcal/袋)
糖・アミノ酸・電解質・ビタミン・微量元素	エルネオパ1号	大塚	50	22	4	4	50	4	12	41	157	微量元素に含む	約0.5日分	約0.5日分	120	20	3.13	153		1,000	560
	エルネオパ2号	大塚	50	23	5	5	50	5	15	50	187	微量元素に含む	約0.5日分	約0.5日分	175	30	4.7	149		1,000	820
	フルカリック1号	テルモ													120	20	3.12	154		903	560
	フルカリック2号	テルモ	50	30	8.5	10	49	4	11.9	30	250	20	約0.5日分		170	30	4.68	175		1,003	820
	フルカリック3号	テルモ													250	40	6.24	250		1,103	1,160
糖・アミノ酸・電解質・ビタミン	ネオパレン1号	大塚											約0.5日分		120	20	3.13	153		1,000	560
	ネオパレン2号	大塚	50	22	4	4	50	4		47	156	30			175	30	4.7	149		1,000	820
糖・アミノ酸・電解質・脂肪	ミキシッドL	大塚	35	27	8.5	5	44	5		25	150	10			110	30	4.61	126	15.6	900	700
	ミキシッドH	大塚	35	27	8.5	5	40.5	5		25	200	10			150	30	4.61	169	19.8	900	900
糖・アミノ酸・電解質	ピーエヌツイン1号	味の素	50	30	8	6	50	6		34	248	20			120	20	3.04	158		1,000	560
	ピーエヌツイン2号	味の素	50	30	8	6	50	6		40	248	20			180	30	4.56	158		1,100	840
	ピーエヌツイン3号	味の素	50	30	8	6	50	6		46	248	20			250.4	40	6.08	164		1,200	1,160
	ユニカリックL	テルモ	40	27	6	6	55	4	10	35	250	20			125	25.03	3.89	128		1,000	600
	ユニカリックN	テルモ	40	27	6	6	59	5	35	10	250	20			175	29.98	4.66	150		1,000	820
	アミノトリパ1号	大塚	35	22	4	4	35	4		44	154	8			Glu79.8 Fru40.2 Xyl19.8	25	3.92	143		850	660
	アミノトリパ2号	大塚	35	27	5	5	35	5		54	186	10			Glu100.2 Fru49.8 Xyl25.2	30	4.7	149		900	820

表5 TPN用糖・電解質製剤

(電解質はmEq/L)

分類	商品名	会社名	Na⁺	K⁺	Ca⁺	Mg⁺	Cl⁻	SO₄²⁻	乳酸⁻	酢酸⁻	P (mg/L)	Zn (μmol)	糖質 (g/袋)	容量 (mL)	エネルギー (kcal/袋)
	トリパレン1号	大塚	3	27	5	5	9	5	クエン酸12	6	181	10	Glu79.8 Fru40.2 Xyl19.8	600	560
	トリパレン2号		35	27	5	5	44	5	クエン酸11		178	10	Glu100.2 Fru49.8 Xyl25.2	600	700
	ハイカリック液1号	テルモ		30	8.5	10		10		25	150	10	120	700	480
	ハイカリック液2号			30	8.5	10		10		25	150	10	175	700	700
	ハイカリック液3号			30	8.5	10		10		22	250	20	250	700	1,000
Naフリー	ハイカリックNC-L		50	30	8.5	10	49		30	11.9	250	20	120	700	480
	ハイカリックNC-N		50	30	8.5	10	49		30	11.9	250	20	175	700	700
	ハイカリックNC-H		50	30	8.5	10	49		30	11.9	250	20	250	700	1,000
	ハイカリックRF	テルモ	25		3	3	15		15		10	10	250	500	1,000
	カロナリーL	扶桑	50	30	8.5	10	49		30	11.9	250	20	120	700	480
Kフリー	カロナリーM		50	30	8.5	10	49		30	11.9	250	20	175	700	700
	カロナリーH		50	30	8.5	10	49		30	11.9	250	20	250	700	1,000
	リハビックスK-1号	味の素	5	10	4	1			9	1	155	10	85	500	340
Naフリー	リハビックスK-2号	味の素		15	7.5	2.5			2.5	2.5	310	10	105	500	420

表6 アミノ酸製剤

分類	商品名	会社名	容量	糖	Na	Cl	遊離アミノ酸 (g/100 mL)	総窒素 (g/100 mL)
総合アミノ酸製剤	アミゼットB	テルモ	200				10	1.56
	アミゼットXB	テルモ	200	Xyl 5%				1.56
	アミパレン	大塚	200		約2			1.57
	アミニック	味の素	200		2.9未満			1.52
	プロテアミン12	テルモ	200		約150	約150	11.36	1.815
	プロテアミン12X	テルモ	200	Xyl 5%				
腎不全用アミノ酸	ネオアミユー	味の素	200		約2		5.9	0.81
	キドミン	大塚	200				7.2	1
肝不全用アミノ酸	テルフィス	テルモ	200		約14	約94	7.99	1.22
	アミノレバン	大塚	200		約3		7.47	1.318
	モリヘパミン	味の素	200				7.47	1.318
	ヒカリレバン	光	200		約3			

表7 TPN用総合ビタミン製剤

商品名	会社名	脂溶性ビタミン				水溶性ビタミン								
		A (IU)	D (IU)	E (mg)	K (mg)	B_1 (mg)	B_2 (mg)	B_6 (mg)	B_{12} (μg)	C (mg)	ニコチン酸アミド (mg)	パントテン酸 (mg)	葉酸 (μg)	ビオチン (μg)
ビタジェクト注キット	テルモ	3,300	a:400 (10μg)	15	c:2	e:3	4	g:4	10	100	40	15	400	100
ネオラミン・マルチV注射用	日本化薬													
ダイメジン・マルチ注	日医工													
M.V.I注「アイロム」	アイロム	10,000	a:1,000	5	−	e:50	10	g:15	−	500	100	h:25	−	−
M.V.I-12キット	アイロム	3,300	a:200	10	−	3	3.6	g:4	5	100	40	15	400	60
ネオM.V.I-9注	アイロム	3,300	a:200	10	−	3	3.6	g:4	−	100	40	15	−	−
M.V.I-3注	アイロム	−	−	−	−	−	−	−	5	−	−	−	400	60
オーツカMV注	大塚工場	3,300	b:200	10	c:2	e:3.9	3.6	g:4.9	5	100	40	15	400	60
マルタミン注射用	味の素	4,000	b:400	15	d:2	e:5	f:5	g:5	10	100	40	h:15	400	100

数値は1組中の含量．
a：D_2，b：D_3，c：K_1，d：K_2，e：チアミン塩化物塩酸塩，f：リボフラビンリン酸エステルナトリウム，g：ピリドキシン塩酸塩，h：パンテノール．

表8 TPN用微量元素製剤

商品名	会社名	容量 (mL)	元素（μmol）				
			Fe	Mn	Zn	Cu	I
エレジェクト注シリンジ エレメンミック注キット ミネラリン注シリンジ ボルビックス注 ミネリック-5注シリンジ メドレニック注シリンジ	テルモ 味の素P 日本製薬 富士薬品 ニプロP 大洋薬品	2	35	1	60	5	1
ボルビサール注	富士製薬	2	35	−	60	5	1

腎不全患者に対する高カロリー輸液の際に他のエネルギー源と混合して使用する．一方，**肝不全用のアミノ酸製剤（アミノレバン®，モリヘパミン®など）**は，肝性脳症時の症状軽減目的に使用する，分岐鎖アミノ酸を増加させた製剤で，高カロリー輸液製剤としての使用はあまりない．その他，侵襲時に効率がよいとの考えから，分岐鎖アミノ酸を多く含む製剤などがある．

- ビタミン製剤（表7）：**ビタミンKの有無**で，水溶性ビタミン9種＋脂溶性ビタミン3種を含んだ製剤と，これにビタミンKを加えた13種類を含む製剤とに大きく分けられることに注意すること．

表9 末梢用アミノ酸・糖・電解質製剤

(電解質は mEq/L)

分類	商品名	会社名	Na⁺	K⁺	Ca⁺	Mg⁺	Cl⁻	SO₄²⁻	乳酸⁻	酢酸⁻	グルコン酸⁻	クエン酸³⁻	P (mg/L)	Zn (μmol/L)	Vit.B₁ (mg/L)	糖質 (g/袋)	アミノ酸 (g/袋)	総窒素 (g/袋)	非蛋白熱量 (/袋)	浸透圧比	容量 (mL)	エネルギー (kcal/袋)
ビタミンB₁付加	ビーフリード	大塚	35	20	5	5	35	5	20	16	6		10	5	2	37.5	15	2.35	150	3	500	210
	アミグランド	テルモ	35	20	5	5	35.2	5	20	16	5		10	4.8	2	37.5	15	2.35	150	3	500	210
	パレセーフ	味の素	35	20	5	5	35.2	5	20	16	5		10	4.8	1.92	37.5	15	2.35	150	3	500	210
—	アミカリック	テルモ	30	25	5	3	50	5	40				HPO₄²⁻-3			37.5	13.75	2.1	150	3	500	205
	アミノフリード	大塚	35	20	5	5	35	5	20	13	5	6	10	5		37.5	15	2.35	150	3	500	210
	ツインパル	味の素	35	20	5	5	35	5	20		5		リン酸塩 10	5		37.5	15	2.35	150	3	500	210

表10 脂肪乳剤

商品名	会社名	容量 (mL)	濃度 (%)	成分 (W/V%)			浸透圧比 (約)	エネルギー (kcal/L)
				精製ダイズ油	精製卵黄レシチン	濃グリセリン		
イントラリピッド輸液 10%	フレゼニウス	100	10	10.0	1.2	2.25	1	1,100
イントラリピッド輸液 20%	フレゼニウス	100, 250	20	20.0	1.2	2.25	1	2,000
イントラリポス輸液 10%	大塚工場	250	10	10.0	1.2	2.2	1	1,100
イントラリポス輸液 20%	大塚工場	50, 100, 250	20	20.0	1.2	2.2	1	2,000
イントラファット注 10%	日本製薬	200, 500	10	大豆油 10.0	1.2	2.5	1	1,100
イントラファット注 20%	日本製薬	100, 250	20	大豆油 20.0	1.2	2.25	1	2,100

- 微量元素製剤(**表**8):Fe,Mn,Zn,Cu,Iの5種類を含む製剤と,Mnを含まない製剤がある.Mnは胆汁うっ滞などで血中濃度が上昇することがある.

2) PPN輸液

糖濃度を高くした維持液と,**アミノ酸を加えた維持液**の2種類を考えよう.

- 糖濃度を高くした維持液(**表**3):ソリタ®-T3などの基本的な維持液は,グルコース濃度が4.3%で浸透圧比が約1となっているが,末梢輸液の限界である浸透圧比が3となるまで糖の濃度を高めた(グルコース濃度10〜12.5%)維持液がある.血糖値が上がりやすく,血管炎にも注意が必要である.
- アミノ酸を加えた維持液(**表**9):代表的なものは,維持液にアミノ酸を3%加え,糖の濃度が7.5%で浸透圧比を3とした製剤である.この輸液を2,000 mL使用すると,アミノ酸は60 gとなり,最低必要量とされている1 g/kg/日の量にほぼ相当することになる.ただし,グルコース濃度が7.5%であるため,**NPC/N比は約64**となり,単剤での使用ではアミノ酸がエネルギー源として利用されることに注意が必要である.

3) 脂肪乳剤(**表**10)

濃度が10%と20%の2種類がある.大豆油を原料とし,グリセリンで浸透圧を1に調整した製剤である.脂肪1 gが9 kcalに相当するため,効率のよいエネルギー源となる.ただし,代謝速度を考慮し,**投与速度は0.1 g/kg/時程度**で投与する必要がある.効率のよいエネルギー源としての使用以外に,必須脂肪酸の補給を主たる目的として使用することもある.この場合は10%製剤100 mLを1本/日で使用するとよいだろう(総カロリーの3〜5%が必須脂肪酸の最低必要量).

❸ その他の輸液

人工膠質液には,ヒドロキシエチルデンプンを使用した製剤(サリンヘス®,ヘスパンダー®)と,デキストランを使用した製剤(サヴィオゾール®,低分子デキストランL)がある.ヒドロキシエチルデンプン(hydroxyethilated starch:HES)はアミロペクチンとよばれるブドウ糖の多分枝した重合体からなる物質で,平均分子量7万のものを製剤化しており,アルブミンの代わりに膠質浸透圧を形成する.

デキストランはブドウ糖からなる多糖類で,平均分子量4万のものが製剤化されており,膠質浸透圧を形成する.

どちらの製剤も,500〜1,000 mL程度の使用量と,凝固障害,腎障害,アレルギーに注意する必要がある.また,本邦の人工膠質液は海外のものに比べて分子量が小さく,副作用の頻度も異なる.

(畑　啓昭)

6 輸液の禁忌
~こんな輸液は厳禁！~

Essence!

①薬剤の注入速度に注意する．
②薬剤の配合に注意する．
③点滴ルート近くからの採血に注意する．
④静脈炎に注意する．

I 注入速度に注意しよう

　カリウム（K）製剤や高濃度リドカイン製剤の急速静注による医療事故が毎年報告されている．点滴濃度や点滴速度に注意すべき薬剤は少なくない．その中には普段よく使用する抗菌薬なども含まれている．使用頻度の高い薬剤の点滴濃度や点滴速度には注意が必要である．

1 カリウム（K）製剤について （図1）

　K製剤の投与時は急速に血清K値が上昇しないように注意が必要である．点滴のK濃度としては40 mEq/L以下に希釈する．ちなみにKCL® 1アンプルを生理食塩水 1 Lに溶解するとちょうどK 40 mEq/Lとなる．K製剤は投与速度も重要であり，血清Kが上昇しすぎないよう通常は20 mEq/時以下で投与する．このようにK製剤を投与するときにはその濃度と点滴速度の両方に注意が必要である（表1）．

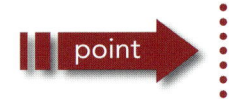

> **point** K製剤は注入速度だけでなく，その濃度にも注意が必要である．

Memo　高カリウムと心電図

　K濃度が上がると心電図変化としてT波の増高，QRS幅の拡大，そして心室細動が起こる．

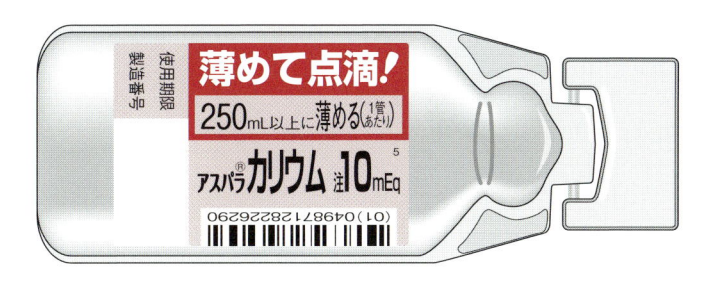

図1　カリウム製剤

表1　点滴速度に注意すべき薬剤

種類	一般名（商品名）
カリウム製剤	L-アスパラギン酸カリウム（アスパラカリウム®），塩化カリウム（KCL®）
カルシウム製剤	グルコン酸カルシウム（カルチコール®）
抗てんかん薬	フェニトイン（アレビアチン®）
抗不整脈薬	リドカイン塩酸塩（キシロカイン®，リドカイン®）
抗菌薬	クリンダマイシン塩酸塩（ダラシン®）
抗菌薬	バンコマイシン塩酸塩（塩酸バンコマイシン®）
脂肪乳剤	ダイズ油（イントラファット®，イントラピット®）

❷ バンコマイシンについて

レッドマン症候群を起こさないように点滴速度に注意する必要がある．

Memo　レッドマン症候群（図2）

バンコマイシンの急速な静注や短時間での点滴静注を行うと，ヒスタミンが遊離されてレッドマン症候群（上半身を中心として発疹，紅斑，搔痒，発熱などの症状を起こす）や血圧低下などの副作用が発現することがあるので，60分以上かけてゆっくり点滴静注する．レッドマン症候群はアナフィラキシーとは異なり，点滴速度を落とすことで予防できる．

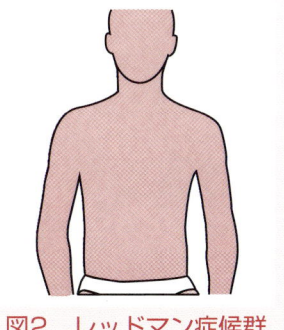

図2　レッドマン症候群

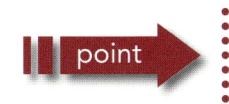

> **point**　バンコマイシンをゆっくり点滴することでレッドマン症候群を予防しよう．

表2 配合変化を起こしやすい薬剤の例と対処法

薬剤例		対処法
フロセミド（ラシックス®）	メトクロプラミド（プリンペラン®）	使用直前に融解
アンピシリン水和物（ビクシリン®）	5％ブドウ糖液	別ルート
フェノバルビタール（フェノバール®）	生理食塩水	別ルート
フェニトイン（アレビアチン®）	5％ブドウ糖液	別ルート
炭酸水素ナトリウム（メイロン®）	塩化カルシウム	別ルート
含糖酸化鉄（フェジン®）	ブドウ糖化酢酸リンゲル液（ヴィーンD®）	5％ブドウ糖で希釈

II 配合に注意しよう！

　薬剤の配合変化の要因としてpH，結晶析出，溶解性，メイラード反応，電解質に不安定などがある．配合変化は大きく，物理的要因によるものと化学反応によるものに分類される．表2に示した組み合わせのうち，2つを説明する．

- 例：炭酸水素ナトリウムと塩化カルシウム

　重度の代謝性アシドーシスにメイロン®を，そして高カリウム血症に対してカルチコールを投与する場合に同一ルートで投与すると，メイロン®の重炭酸イオンとカルチコールのカルシウムイオンが結合して沈殿を生じることがある．

- 例：含糖酸化鉄（フェジン®）とヴィーンD®

　フェジン®は電解質液中で不安定なので，通常は5％ブドウ糖液で希釈する．

III 高濃度のブドウ糖含有液を末梢より点滴する際の注意

　高濃度のブドウ糖含有液を投与する際には，点滴ルートの近くで血糖値を測ってはいけない．一般に高濃度のブドウ糖を輸液する際には，中心静脈を確保することを考慮する．

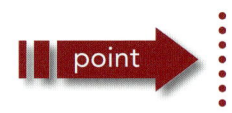

> **point** 点滴ルートの近くで血糖値を測ってはいけない．

　高濃度のブドウ糖を投与すると，高血糖に対する反応としてインスリンの分泌が増加する．それと同時に，インスリン分泌に伴いブドウ糖と一緒にKが細胞内に取り込まれるため，低カリウム血症になることがある．高濃度のブドウ糖輸液の際は血糖のみならず血清K値も随時測定する必要がある．

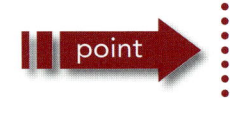

> **point** 低カリウム血症に注意する．

高濃度のブドウ糖輸液は浸透圧が高いので，高浸透圧による血管痛をきたすことがある．また10％以上の濃度で静脈炎を起こしやすくなる．

Ⅳ　静脈炎を予防しよう

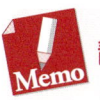

Memo　静脈炎について（図3）

　静脈壁内膜の炎症である静脈炎は，化学的静脈炎，機械的静脈炎，細菌性静脈炎の3つに分類される．主な症状として疼痛，圧痛，発赤，腫脹，浮腫，熱感，赤い索条，排膿などがある．

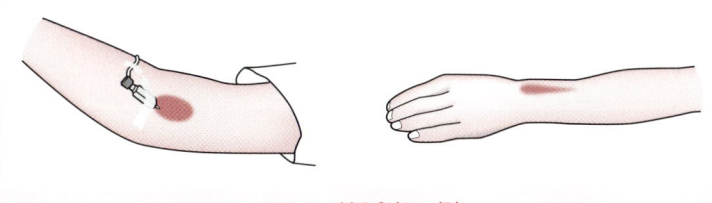

図3　静脈炎の例

■　化学的静脈炎

　正常のpH値は7.35〜7.45であるが，酸性やアルカリ性の強い薬剤（表3）を注入すると内膜損傷が起こりやすくなり，静脈炎も起こりやすくなる．

　輸液の浸透圧が高いほど内膜損傷と静脈炎が起こりやすくなる．末梢静脈より投与できる輸液の浸透圧は900 mOsm/kgが限度とされていて，輸液の浸透圧比は3以下とすべきである．輸液の浸透圧を下げるために，脂肪乳剤を併用することもある．

point
- 静脈炎の予防には輸液のpHが最も大事である．
- 輸液のpHとともに静脈炎の予防に大事なのは，輸液の浸透圧（mOsm/kg）である．
- 静脈炎の予防には輸液の最終pHと浸透圧に注意する．

Advice　末梢静脈ルートの確保

　上肢の関節にかからない部位に，必要最小限の太さのカテーテルを留置する．屈曲部にカテーテルを留置したり，カテーテルの固定がしっかりしていないと，カテーテルが静脈内で動くことにより血管内膜に損傷が生じ，機械的静脈炎の原因となる．また，金属針でできている翼状針なども使用すべきではない．

表3 化学的静脈炎を起こしやすい薬剤の例

酸性薬剤	・メトクロプラミド（プリンペラン®） ・ミノサイクリン塩酸塩（ミノマイシン®） ・バンコマイシン塩酸塩（塩酸バンコマイシン®） ・シスプラチン（ランダ®） ・アドレナリン（ボスミン®） ・ノルアドレナリン（ノルアドレナリン®）
アルカリ性薬剤	・フェニトイン（アレビアチン®） ・アシクロビル（ゾビラックス®） ・フロセミド（ラシックス®） ・含糖酸化鉄（フェジン®） ・アンピシリン・スルバクタム（ユナシンS®） ・アンピシリン水和物（ビクシリン®）

Memo　末梢静脈から投与可能な糖濃度は？

末梢静脈から投与可能な糖濃度，アミノ酸濃度は，それぞれ一般に10％および3％が限界とされている．それ以上では静脈炎の発生頻度が上がる．末梢静脈栄養輸液製剤としては，アミノフリード®（大塚工場），ビーフリード®（大塚工場），アミカリック®（テルモ），マックアミン®（日本製薬）などがある．電解質輸液製剤としては，ソリタ®（味の素），ソルデム®（テルモ），ソリタックス-H®（味の素）などがある．

文献

1) Sivagnanam S, Deleu D : Red man syndrome. Crit Care 7(2) : 119-120, 2003.
2) https://www.uptodate.com/

（今井直彦）

II 輸液の基本

7 末梢・PI・CV カテーテルの選び方

Essence!

①カテーテルの選択：使用目的，使用期間，患者固有の合併症などを考慮する．
②挿入部位の選択：合併症のリスク（カテーテル挿入時の合併症，挿入手技の技量，血栓・感染合併症のリスク，患者固有のリスク，カテーテル刺入部の管理のしやすさ）や患者のQOLを比較検討する．
③血管内カテーテルが不要になればすぐ抜去する．

I カテーテルの種類

静脈路確保とは，静脈内へカテーテルを留置して，血管へのアクセスを提供することである．静脈路確保に用いられる一般的なカテーテルには，①末梢静脈カテーテル（peripheral venous catheter：PVC），②中心静脈カテーテル（central venous catheter：CVC），③末梢静脈穿刺中心カテーテル（peripherally inserted central catheter：PICC）がある．

- 末梢静脈カテーテルは四肢の末梢静脈に留置され（図1），長さは長いもので7 cm程度である．
- 中心静脈カテーテル（CVC）は鎖骨下静脈，腋窩静脈，内頸静脈から上大静脈（図2），もしくは大腿静脈から下大静脈に留置される．
- 末梢静脈穿刺中心カテーテル（PICC）は肘周辺の静脈から上大静脈へ留置される（図3）．図4，5に頸胸部・右上肢の主な静脈を示す．
- その他，完全埋込み型中心静脈カテーテル（ポート）や皮下トンネル型中心静脈カテーテル（Hickman-Broviacタイプ）がある．

II 各カテーテルの長所と短所

1 末梢静脈カテーテル（PVC）

- PVCの長所は，手技が容易でナースや研修医でも留置可能であり，穿刺やカテーテル留

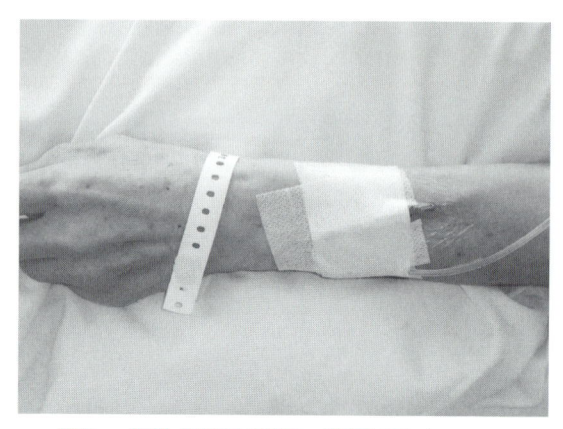

図1 （副）橈側皮静脈へ留置された PVC
（p. ix カラー口絵参照）

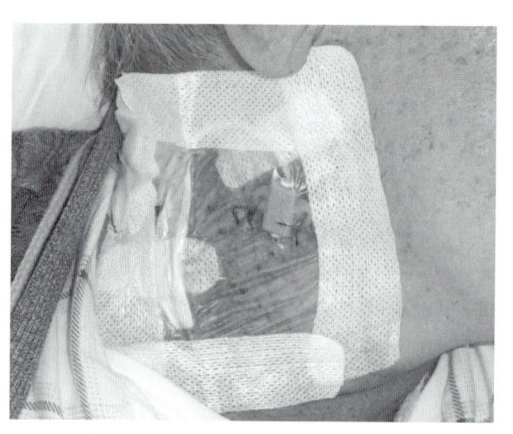

図2 内頸静脈に留置された CVC
（p. ix カラー口絵参照）

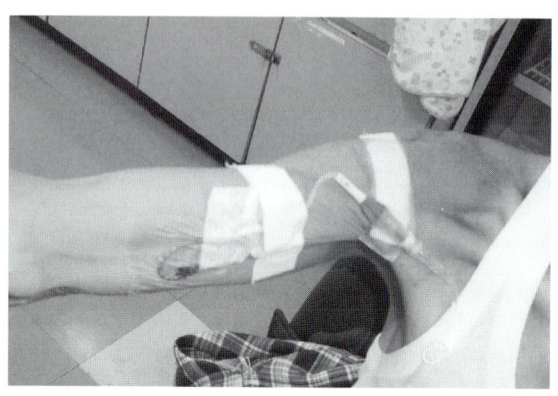

図3 尺側皮静脈から上大静脈へ留置された PICC
（p. ix カラー口絵参照）

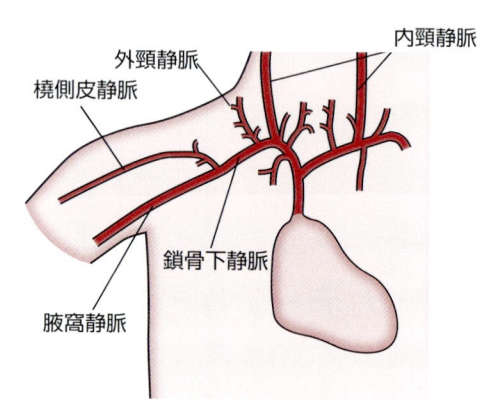

図4 頸胸部の静脈

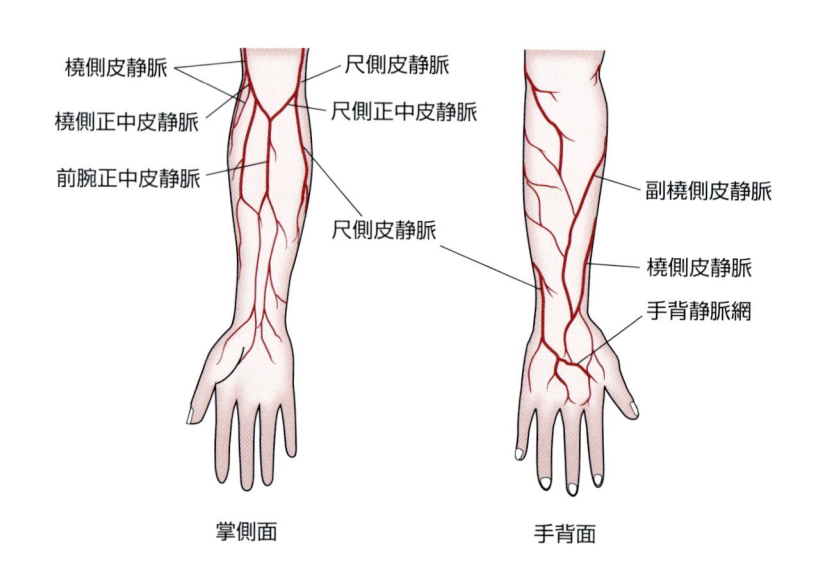

掌側面　　　手背面

図5 右上肢の静脈

Ⅱ．輸液の基本

- 置に伴うリスクは少ない．
- 長さが短いため，カテーテルの抵抗が少なく流量が多い（理論上，抵抗値は管の半径の4乗に反比例し，管の長さに比例する）．
- 欠点は静脈炎を起こしやすいことで，高浸透圧や非生理的pHの輸液，一部の血管刺激性薬剤は投与できない．

❷ 中心静脈カテーテル（CVC）と末梢静脈穿刺中心カテーテル（PICC）

- CVCとPICCの長所は，化学的な静脈炎を起こしにくいことから，高カロリーの輸液やさまざまな薬剤の投与が可能となることである．
- CVCでは，中心静脈圧（CVP）や中心静脈血酸素飽和度（$ScvO_2$）といった循環動態の指標を測定することができる．
- CVCの挿入では機械的合併症のリスクが高く，CVC留置に伴うリスクも高い．
- PICCは，CVCより挿入が容易で合併症リスクが小さい．

III 合併症を起こさないための，カテーテル挿入と留置後の管理の注意点

血管内カテーテル留置に伴う最大の合併症はカテーテル関連血流感染症（catheter-related blood stream infection：CRBSI）であり，時に致死的となりうる．CRBSIの大部分はCVCに起因し，PICCではやや少なく，PVCではまれである．

❶ 末梢静脈カテーテル（PVC）

- 血管外漏出した場合に組織壊死につながる可能性のある薬剤の投与時や，静脈栄養には，金属針でできている翼状針などは使用しない．
- 可能な限り上肢へ留置する．下肢に留置すると感染リスクが大きくなる．
- 手背静脈では静脈炎のリスクが小さく，血管の太さ，見えやすさ，より中枢側での再穿刺が可能であるといった利点がある．固定のよさでは前腕の静脈が優れており，緊急時に太いカテーテルを挿入するには肘関節あたりの正中皮静脈がよい．
- 挿入時には清潔な非滅菌手袋で「ノータッチ」操作を徹底し，無菌操作を保つ．
- 静脈炎予防のためカテーテルを72〜96時間で入れ替える．

❷ 中心静脈カテーテル（CVC）

- 必要最小限のルーメン数のCVCを使用する（シングルルーメンカテーテルが一番感染しにくい）．
- 挿入部位は，状態の安定している患者では，感染リスクの小ささ・違和感の少なさから，鎖骨下静脈が望ましい．内頸静脈では感染リスクは増すものの，穿刺が容易で重大な機械

的合併症を起こしにくい．できるだけ高部位でないほうが挿入部の管理がしやすく，感染のリスクが小さい．大腿静脈では，感染および血栓性静脈炎のリスクが上昇する．
- 皮膚は，10％ポビドンヨード（イソジン®），グルコン酸クロルヘキシジン（ヒビテン®）のいずれかを用いて，十分に消毒する．
- マキシマルバリアプレコーション（帽子，マスク，滅菌ガウン，滅菌手袋，大型滅菌ドレープ）で挿入する．
- 超音波ガイド下に挿入を行う．機械的合併症のリスク（気胸，鎖骨下動脈穿刺，鎖骨下静脈破裂，カテーテル誤留置など）を減らし，迅速かつ組織損傷の少ない手技を可能にし，ひいては血栓形成・感染を減らすことができる．
- 感染予防のための定期的なカテーテル交換は行わない．

❸ 末梢静脈穿刺中心カテーテル（PICC）

- 上腕から穿刺すると，肘関節による輸液ラインの閉塞を避けることができる．
- 可能であれば尺側皮静脈から穿刺する．橈側皮静脈よりもカテーテルの迷入が少ない．
- CVCと同様に，マキシマルバリアプレコーションにて挿入する．
- 超音波ガイド下またはマイクロイントロデューサー・テクニックを用いる．

❹ その他，全般的事項

- 血栓性静脈炎予防の点から，必要最小限の細いカテーテルを用いる．
- ポリ塩化ビニル製やポリエチレン製のカテーテルでは，シリコン製，テフロン製，ポリウレタン製のカテーテルよりも感染合併症の確率が高いが，現在ほとんど使用されていない．
- 蜂窩織炎や熱傷のある皮膚，外傷の末梢，麻痺がある四肢，シャントからの穿刺は避ける．
- 緊急時のカテーテル挿入など無菌操作を確実に実行できない場合には，48時間以内で可能な限り早期に全カテーテルを交換する．
- カテーテル挿入部位の被覆には，滅菌・透明・半透過性のポリウレタン製ドレッシング材の使用が一般的であり，最低限7日ごとに交換する．患者が発汗性である場合や挿入部位から出血がある場合には滅菌ガーゼによるドレッシング材を用い，汚染がなくても2日ごとに交換する．ドレッシング材が湿った場合，緩んだ場合，汚れた場合にはすぐに交換する．
- CRBSIの疑いがなければ，点滴セットは72〜96時間で交換する．血液，血液製剤，または脂肪乳剤の投与に使用する点滴ラインは，注入開始から24時間以内に交換する．
- 三方活栓の使用は可能な限り避ける．アクセスポートに三方活栓を用いずクローズドシステムを採用した製品が各社より発売されている．アクセスポートは適切な消毒薬で拭き，滅菌された器具以外のものでアクセスポートにアクセスしない．

> **point**
> ・CVC 挿入時の損傷と留置中の感染に注意する．
> ・CVC の適応と留置期間を厳密に！

Ⅳ　カテーテルと挿入部位の選択の具体例

❶　心肺蘇生時，出血性ショック

まず肘の正中皮静脈へ PVC を留置する．
- 誰もが，早く，合併症なく
- 薬剤が早く心臓に到達
- 心臓マッサージを邪魔しない
- 大量輸液が必要なときは，16〜20 G の太いカテーテルを 2〜3 本

❷　敗血症性ショック

可能であれば（右）鎖骨下静脈に CVC を留置，CVP と $ScvO_2$ を測定する．
- early goal-directed therapy.
- 緊急時や，**凝固異常・呼吸不全などのリスクがあれば**，内頸静脈を選択することも多い．

❸　絶食時の静脈栄養

末梢静脈栄養が 6 日を超える可能性が高い場合には PICC が第一選択で，PICC の留置が困難な場合に CVC を選択する．

長期間の使用が想定される場合には，完全埋込み型中心静脈カテーテルやトンネル型カテーテルを考慮する．

Ⅴ　補足：輸液容器，輸液セットの材質について

❶　ポリ塩化ビニルの可塑剤溶出

ポリ塩化ビニル製の医療器具には優れた柔軟性と化学的な安定性があり，特にチューブの潰れによる閉塞や引っ張りによる断裂といった不具合を生じにくく，医療器具に幅広く利用されている．一方，ポリ塩化ビニルにはその柔軟性を保持するために可塑剤（フタル酸ジ-2-エチルヘキシル：DEHP）が添加されてきたが，DEHP にはマウスやラットなどで精巣毒性や肝毒性が確認されている．輸液容器や輸液セットに含まれる DEHP は接触する溶媒に溶出することで患者へ曝露され，特に脂溶性注射薬では溶出が起こりやすく，新生児，乳児，妊婦，授乳婦といった感受性が高いと考えられている患者に対しては注意が必要であ

る．現在では各社とも DEHP を含まない代替品への切り替えが進んでおり，DEHP を可塑剤としたポリ塩化ビニルが使われているのは，輸血製剤の血液バッグ（DEHP の血液成分保護作用のため）や吸引チューブなど一部の製品のみとなっている．

❷ DEHP フリーのポリ塩化ビニル製品

現在，ポリ塩化ビニル製の輸液容器や輸液セットの多くは，DEHP の代替として TOTM（トリメット酸トリ-2-エチルヘキシル）を可塑剤として用いており，DEHP より毒性が低く溶出量も少ないとされている．しかし，一部の薬剤（インスリン，ドルミカム，ミリスロール，ニトログリセリンなど）では，ポリ塩化ビニル製品の表面に薬剤が吸着したり，輸液セットの素材そのものの中に薬剤が溶け込む（収着）性質を有しており，このような薬剤で投与量を微調整するには，次のポリ塩化ビニルフリーの製品を使用する必要がある．

❸ ポリ塩化ビニルフリーの製剤

現在では，ポリ塩化ビニルを含まない，ポリブタジエン製などの輸液セットが多く使われており，この場合には可塑剤溶出や薬剤吸着の問題を気にする必要はない．

文献

1) CDC Guidelines for the Prevention of Intravascular Catheter-related Infections 2002.
2) 日本静脈経腸栄養学会編：静脈経腸栄養ガイドライン 第2版．2006.
3) ESPEN Guidelines on Parenteral Nutrition：central venous catheters（access, care, diagnosis and therapy of complications）. 2009.
4) Surviving Sepsis Campaign：international guidelines for management of severe sepsis and septic shock. 2008.

〈小木曽　聡〉

> II 輸液の基本

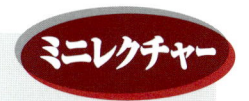

ゲージ（G）とフレンチ（Fr）の話

I カテーテルの太さフレンチ（Fr）とは？

　カテーテルやチューブの太さを表す単位のことで，Fr で表す．Fr から mm への変換は次のようになる．

　　　フレンチカテーテルスケール　D（Fr）÷3＝mm

例　12 Fr のカテーテルは，12 Fr÷3＝4 mm 径となる．

　19 世紀のフランスで外科医 Dupuytren のお抱えにもなった手術器具製作者の Charriere が，泌尿器科で使うカテーテルのサイズを決めるために定めたのがフレンチゲージシステムなのである[1]．

II 針の太さゲージ（G）とは？

　針の太さを表すのに使われるゲージ（G）だが，これは 19 世紀の針金職人の取り決めに由来する．現在使用されているのは，英国の Holtzapffel and Stubs Wire Gauge が米国で US Birmingham Wire Gage とよばれるようになった基準である．しかし，もともとは針金を何回か引っ張ってできた太さを表していたようで，断面積に基づいて変わっていくため，G 数と太さに直線的な関係はなく，簡単に計算もできない．現在はこれに基づいて，ISO で規格が定められている（→p.xii「参考資料」参照）[2]．

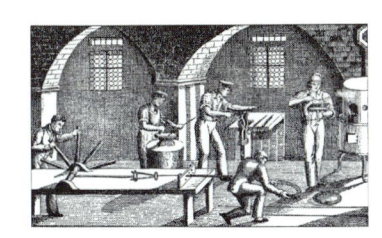

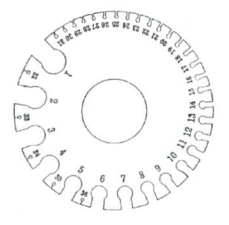

図1　針金工場の様子と針金の太さを図ったゲージ板

文献

1) Casey RG, et al.：Joseph-Frédéric-Benoît Charrière；master cutler and instrument designer. Eur Urol 43(3)：320-322, 2003.
2) Pöll JS：The story of the gauge. Anaesthesia 54(6)：575-581, 1999.

（畑　啓昭）

ミニレクチャー

II 輸液の基本

輸液用ポンプの基礎知識
～輸液・シリンジポンプの基礎知識・注意点～

　輸液療法に使用するポンプには，**輸液ポンプ**と**シリンジポンプ**の2種類がある．
　輸液ポンプは，自然落下により一定速度で輸液や薬剤を投与するポンプで，シリンジポンプは，薬液を充填したシリンジをセットし薬液を送液するポンプである．**一般的に，輸液ポンプの精度は±7～10％以内，シリンジポンプの精度は±3～5％以内である**．昇圧薬，血管作動薬や麻酔薬などの微量の薬剤を高精度に送液するときは，シリンジポンプを用いる．まずは，輸液ポンプの特徴と注意点について説明する．

I　輸液ポンプの特徴

　輸液ポンプは，輸液や薬剤の粘性・粘度による流量誤差をいかに少なくし，安全かつ安定した輸液・薬剤投与を可能にした装置である．輸液ポンプでは，時間当たりの流量設定と予定量設定を入力する．また，開始時からの積算量を表示し，予定量に達すると輸液完了アラームが鳴り，輸液完了を知らせる．輸液コントロールには，滴数制御型（滴下センサーによる滴数コントロール）と流量制御型（フィンガーやポンプ回転数による流量コントロール）の2種類があり，現在の主流は後者の流量制御型である．流量制御型は，専用の輸液セットを使用する必要があるが，より正確に輸液管理ができる．

1　輸液ポンプ操作・使用上の注意点

操作方法
①使用する際は，安定性の高い輸液スタンドに固定し，電源コードを接続する．
②輸液ポンプの電源を入れ，自己診断を行う．
③輸液セットは，専用の輸液セットを使用し正しく輸液セット装着する．
④設定ボタンにて，流量および予定量を設定する．
⑤輸液セットを患者に取り付け，再度，流量および予定量を確認し開始する．
　　★開始前に確認すること
　　　・静脈針が確実に血管内に入っていること．
　　　・輸液セットがしっかり輸液ポンプにセットされ，チューブ内に気泡がないこと．
⑥輸液中，輸液・薬液が適正量減っているか，定期的に目視にて確認する．
⑦輸液完了後，ポンプから輸液セットを取り外す際は，輸液セットをクレンメなどで閉じてからチューブを取り外す（残液があったときは，フリーフローによる過量注入防止）．

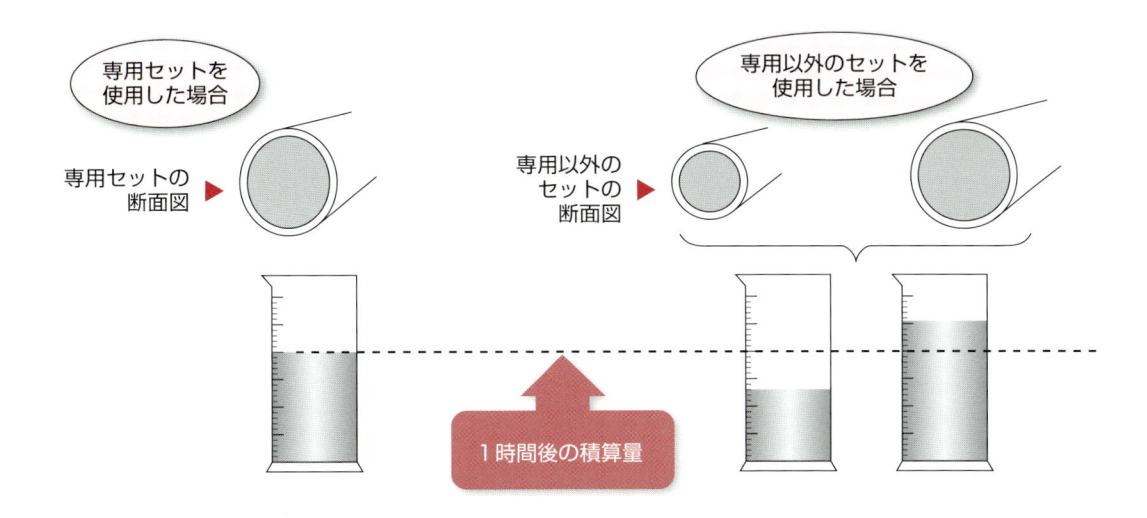

図1　専用セット以外を使用すると
（テルモ：輸液療法で使用される医療機器②ポンプ．2004 より引用）

注意点

流量制御型輸液ポンプでは，専用セット以外（異なったチューブ径）をセットしたときには，図1のように，設定した量が入らない．

> **輸液ポンプ誤差についての具体的例**
>
> 輸液ポンプを 500 mL/時で設定し，1 時間後の薬液注入量が 450 mL であった．
> 輸液ポンプは，故障している？ or 故障していない？
> ⇒　正解：故障していない．
> 【解説】輸液ポンプの精度は，一般的に±10％なので今回の例では，450〜550 mL までは許容範囲内である．より正確に投与したい薬剤は，シリンジに詰めてシリンジポンプで注入しよう．

Ⅱ　シリンジポンプの特徴

　シリンジポンプは，薬液を充填したシリンジをセットし，スライダーで押し出すことにより薬液を送液する装置である．シリンジポンプでは，時間当たりの流量設定が 0.1 mL/時から設定できるため，微量投与が必要な昇圧薬や血管作動薬の投与時に用いられる．また，一定速度で持続的投与や急速投与ができるため，患者の状態に合わせた流量調整も可能である．特徴的なアラーム機能としては，輸液ポンプにはなかった薬液残量警報があり，シリンジ内の薬液残量がなくなりそうな位置にくると警報を鳴らし知らせてくれる．シリンジポンプは，輸液ポンプより微量かつ正確に薬液コントロールができる装置である．

1 シリンジポンプ操作・使用上の注意点

操作方法

①使用する際は，安定性の高い輸液スタンドに固定し，電源コードを接続する．
②シリンジポンプの電源を入れ，自己診断を行う．
③シリンジは，設定されているメーカのシリンジを使用し，正しく装着する．
④設定ボタンにて，流量を設定する．
⑤**シリンジポンプを患者と同じ高さの位置にセットする**．再度，流量を確認する．
　　★開始前に確認すること
　　　・静脈針が確実に血管内に入っていること．
　　　・シリンジがしっかりシリンジポンプにセットされ，ライン内に気泡がないこと．
⑥使用中，薬液が適正量減っているか，定期的に目視にて確認する．

注意点

シリンジポンプの位置が患者より高い位置にセットされると，シリンジの固定不良が起こったときに**サイフォニング現象**が起る．

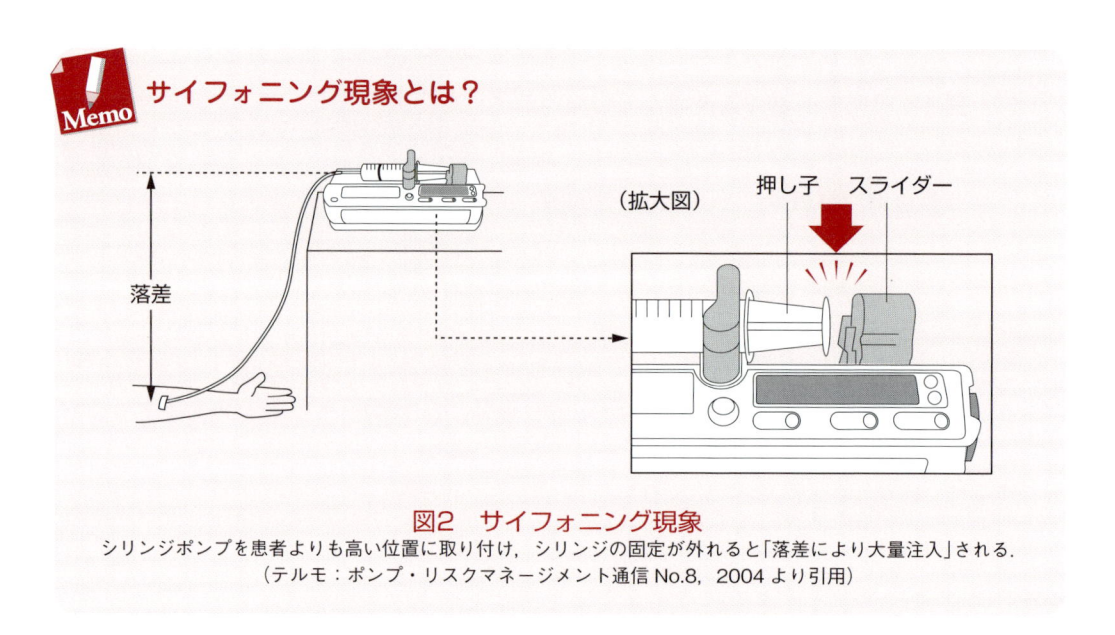

> **Memo　サイフォニング現象とは？**
>
> **図2　サイフォニング現象**
> シリンジポンプを患者よりも高い位置に取り付け，シリンジの固定が外れると「落差により大量注入」される．
> （テルモ：ポンプ・リスクマネージメント通信 No.8，2004 より引用）

III 輸液・シリンジポンプに関するその他の注意事項

- 放射線機器，MRI の管理区域内および高圧酸素療法室内への持ち込みでの使用はしない．
- 体外循環回路など極端な陰圧や陽圧が発生する可能性のあるところへの使用はしない．
- 閉塞アラームが発生した場合：閉塞原因を追究し，原因箇所より患者側でクランプし，原因を取り除く．閉塞アラーム発生時は，原因箇所より機器側ライン内に過度の圧がかかっ

ており，そのまま原因を取り除くと**ボーラス注入**され，一時的に過剰投与される．

Ⅳ 輸液・シリンジポンプ使用にあたっての心得

- 輸液用ポンプは，特定保守管理機器または高度管理機器であり定期的保守が必要である．
- これらのポンプは，いろいろな安全機能が付加されているが万全ではない．過信せず，薬液の減り具合や穿刺部位など，定期的に確認して使用してほしい．
- 使用する前には，添付文章・取扱い説明書を読み，十分に理解してから使用してほしい．

（井上裕之）

MEMO

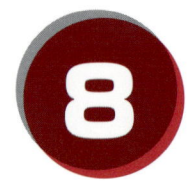

8 ORS（経口電解質補正液）・スポーツドリンク・ジュース

Essence!

①ORS（経口電解質補正液）は経静脈輸液と同等の水分・電解質補給効果がある．
②スポーツドリンクには ORS と同様の効果もあるが，糖分や電解質などの濃度が不適切なものもある．
③ジュース（果汁）は Na 濃度が少なく，K 濃度が高いので，体液補正のための電解質補給には適さない．しかし，果糖によるエネルギー補給や運動後のグリコーゲン補給元として重要である．

I ORS とは

　ORS は oral rehydration solution（経口補水液）の略であり，脱水のときに経口的に水分と Na などの電解質を短時間で吸収できるように，電解質とブドウ糖を補給しやすく適正な濃度に調整したものである．特に開発途上国では経静脈的輸液が衛生上，経済上，交通上，不可能なところが多く，清潔な水と経口補水塩（oral rehydration salt）があれば溶解して ORS として飲むことによって，経静脈輸液と同等の効果が期待できる．乳幼児の脱水（乳児下痢症や感染性下痢による脱水）には非常に効果的であり，死亡率を飛躍的に改善させている．表1 に各種 ORS とスポーツドリンク，ジュースなどの飲料の組成を示す．

> **point** ORS は最も効率よく吸収される濃度になっており，下痢があるときでも，ORS は腸から吸収される．

II ORS の歴史

　1830年代の熱帯地域で発生するコレラの下痢による脱水治療は，大量の水分摂取であった．しかし，吸収が悪く死亡率も高かった．その後の研究から，電解質や糖質を加えたほう

表1　各種ORSとスポーツ飲料，ジュースなどの電解質組成

	商品名など	Na (mEq/L)	K (mEq/L)	Cl (mEq/L)	炭水化物 (g/dL)	エネルギー (kcal/L)	浸透圧 mOsm/L	pH
ORS	ソリタ-T顆粒3号	35	20	30	3.42	130	199	5
	アクアライトORS	35	20	30	4.0	160	200	5.5
	OS-1	50	20	50	2.5	100	270	3.9
	WHO-ORS (2002)	75	20	65	1.35		245	
	WHO-ORS (1975)	90	20	80	2.0		311	
スポーツドリンク	アクアライト	30	20	25	5.0		290	
	アクアサーナ	25	20	20	4.1		285	
	アクエリアス	14.8	2.0	0	4.7	190	(307)	
	ポカリスエット	21	5	16.5	6.7	270	323	3.9
清涼飲料水・ジュース類	コカコーラ	1.6	–	–	11.2		650	2.6
	アップルジュース	0.4	44	45	12		730	
	オレンジジュース	1	3.3		10.5		549	
	100％天然果汁	<2	12～46	<1	9～14		600～700	3.5～4.0
その他	ベビー用野菜スープ	30～70	7～31	20～80			160～360	
	お茶（番茶）	0	5	0	0			
	牛乳	7.8	15.4	5.4	7.2		286	
	母乳	5.5	7.3	12.6	7.5			

表2　WHO-ORSの組成の比較

	Standard WHO (1975)	Reduced-Osmolarity WHO (2002)
ブドウ糖 (mmol/L)	111	75
ナトリウム (mEq/L)	90	75
カリウム (mEq/L)	20	20
クロライド (mEq/L)	80	65
クエン酸 (mmol/L)	10	10
浸透圧 (mOsm/L)	311	245

が吸収がよいことがわかり，ORSの開発が行われた．1975年にWHOがガイドラインを示した．それによると表2に示したように浸透圧は311 mOsm/kg・H_2Oにしてあり，ブドウ糖も111 mg/dLと高く，Naは90 mEq/Lと半生食よりも濃い値となっている．その後，下痢のときには血清浸透圧よりも20～30％低い浸透圧200～250 mOsm/kg・H_2OのORSが腸管での吸収がよいことが明らかにされ，WHOのガイドラインは2002年に改定された[1]．それによると浸透圧を低下させて245 mOsm/kg・H_2Oとし，Naも75 mEq/Lと半生食に近くなった（表2）．

低浸透圧WHO-ORSにおける問題点は，コレラによる下痢はNaを多く含み（120～150 mEq/L），低浸透圧WHO-ORSでは低ナトリウム血症を起こす危険性がある．臨床研究では0.8 mEq/Lの差が両者のORS間で観察されている．しかし，他の下痢ではそれほど大

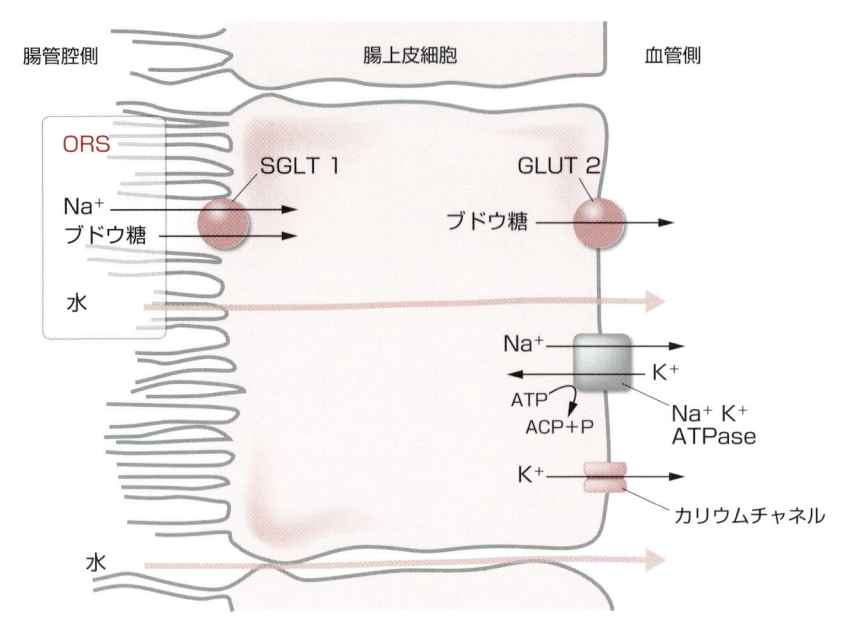

図1　小腸での電解質・水の吸収機序

量のNaは喪失しないので，コレラに限ってはNaをさらに補正すれば新しいORSのほうが使用しやすいと結論している．また，低カリウム血症の問題も指摘されているが，臨床研究ではそのエビデンスは得られていない．

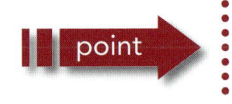

> **point** WHO-ORSはアフリカやアジアの開発途上国で乳幼児の下痢による死亡率を著明に減少させた．

III なぜORSが有効なのか

　小腸での水分吸収はNa-糖共輸送体（sodium-dependent glucose transporter：SGLT1）によって，Naとブドウ糖が吸収され，それに伴って水も吸収される（図1）．Naとブドウ糖比は1：1が最も効果的である．コレラによる下痢では管腔側にあるNa/Cl輸送は阻害されるが，ブドウ糖輸送体（GLUT1）は阻害されないため，ORSは吸収され脱水の補正に有効である．
　さらに，ORSの1つであるOS-1®は非常に早期に吸収が起こり，サウナでの脱水実験でも，他の飲料よりも補水効果が優れていた．

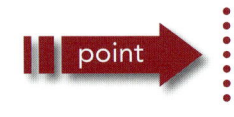

> **point** 下痢が存在していても，小腸では水分や電解質を吸収できる．

IV　スポーツドリンクとORS

表1をみてもわかるようにスポーツドリンクのNa濃度は吸収に最適なORSに比較して低く，脱水の補正速度も遅い．また，ブドウ糖濃度がORSに比較して高いものがあり，やはり吸収はORSに劣る．しかし，ORSが手元にない場合には，単なる水やお茶よりもスポーツドリンクのほうが格段に優れるのは当然である．

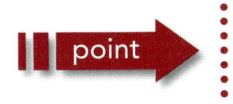

> **point**　ORSが手元にない場合には，スポーツドリンクでも脱水治療効果がある．

V　経口輸液と経静脈輸液

経口投与と経静脈投与のどちらが有効なのかは長年論争の的であった．1985年に米国小児学会（American Academy of Pediatrics）において，軽度から中等度の胃腸炎に伴う脱水にはORT（oral rehydration therapy）を推奨している[2]．メタ解析を行った14論文では安全性と効果に関して，経口投与と経静脈投与で差は認められなかった．ただし，25名のORT群で1名の経静脈輸液が必要になった患者がいた[3]．入院している中等度脱水小児では，ORTは治療開始が早まり，4時間後の補水効果は経静脈輸液と同等との結果が得られている．しかし，医師はORTの処方を好まず，効果発現までに時間がかかり無駄だと信じている人が多い．医師だけでなく一般の人も同じである．ある研究では，経口投与と経静脈投与で同等の効果があることを患児の両親に説明しても，選ぶのは経静脈投与が経口投与の2倍であった．ただし，治療後の満足度は経口投与のほうがよいとの結果が出ている．経静脈投与は過剰投与をきたす危険性もあり，経口あるいは鼻管からの投与が有用との結果もある．

もちろん，ショックや重症の脱水がある場合には，確実性の面から経静脈輸液が勧められる．また，Cockrane分析では，ORTのほうがIVTよりも麻痺性イレウスの危険性が高いとの報告があり，このことも注意する必要がある[4]．

> **point**　ORSと経静脈輸液は同等の補水効果がある．しかし，医師も含め，一般の人は経静脈輸液のほうが効果があると信じている（信仰）．

VI　ジュース（果汁）

果汁（ジュース）は表1に示したようにほとんどNaを含まず，脱水（Na欠乏性-体液量減少性）の治療には向かない．ただし，水分補給やエネルギー補給としてORSと併用することもできる．特にクエン酸を含む果汁では，クエン酸回路を抑制し，グリコーゲン産生を増加

させるため，グリコーゲン蓄積に有効である．

文献

1) Duggan C : Scientific rationale for a change in the composition of oral rehydration solution. JAMA 291 : 2628-2631, 2004.
2) American Academy of Pediatrics : Statement of endorsement. Managing acute gastroenteritis among children ; oral rehydration, maintenance and nutritional therapy. Pediatrics 114 : 507, 2004.
3) Bellemare S, et al. : Oral rehydration versus intravenous therapy for treating dehydration due to gastroenteritis in children ; a metaanalysis of randomized controlled trials. BMC Med 15 : 2-11, 2004.
4) Oral versus intravenous rehydration for treating dehydration due to gastroenteritis in children (Review) i, 2010 The Cochrane Collaboration. JohnWiley & Sons, Ltd., 2010.

〔飯野靖彦〕

MEMO

Ⅲ. 栄養輸液の基本

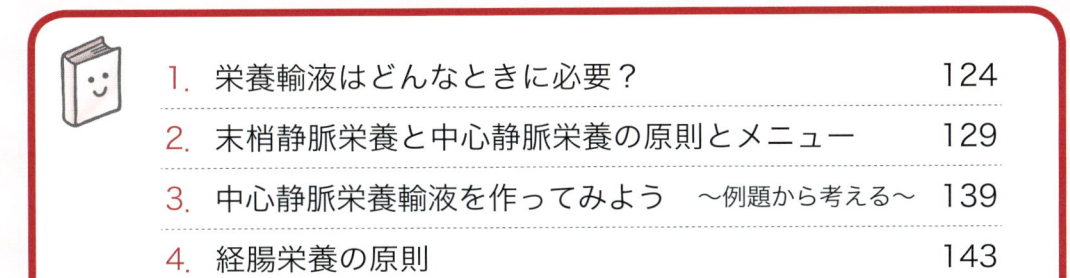

1. 栄養輸液はどんなときに必要？　　　　　　　　　　124
2. 末梢静脈栄養と中心静脈栄養の原則とメニュー　　　129
3. 中心静脈栄養輸液を作ってみよう　〜例題から考える〜　139
4. 経腸栄養の原則　　　　　　　　　　　　　　　　　143

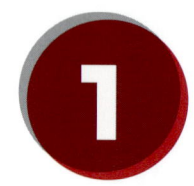

1 栄養輸液はどんなときに必要？

Essence!

①栄養不良を認めるにもかかわらず経腸栄養が施行できない場合は，静脈栄養を開始する．
②静脈栄養を施行する場合には，高血糖の発生に注意する．
③栄養不良を認めない患者に対する，早期の静脈栄養開始に関しては見解が一致していない．

この項では **ASPEN**（American Society for Parental and Enteral Nutrition）や **ESPEN**（European Society for Parental and Enteral Nutrition），**JSPEN**〔Japanese Society for Parental and Enteral Nutrition（日本静脈経腸栄養学会）〕のガイドラインを概説し，栄養輸液の開始時期について説明する．

I はじめに〜栄養管理の重要性〜

1 経腸栄養か静脈栄養か

近年，栄養管理の重要性が注目されている．経腸栄養と静脈栄養を比較すれば，**多くの場合で経腸栄養が望ましいことには異論がない**であろう．また，長期間経腸栄養が施行できない場合に，静脈栄養を行うことが望ましいことは明らかである．しかし，患者の病態によっては，経腸栄養が一定期間のみ禁忌の場合や，経腸栄養を行うことができても不十分な場合がある．そのような場合の静脈栄養に関しては，議論のあるところである．

2 静脈栄養の問題点

経腸栄養は，腸管から糖質，アミノ酸，脂質が吸収され，門脈・肝臓を経て全身へ送られる．しかし，静脈栄養は静脈内に糖質やアミノ酸，脂質が直接投与されるため，栄養成分の流れが非生理的となり，高血糖の頻度が増加する．また，静脈栄養を施行するためには中心静脈路や末梢静脈路の確保が必要となり，静脈路留置の際の合併症やカテーテル感染の危険

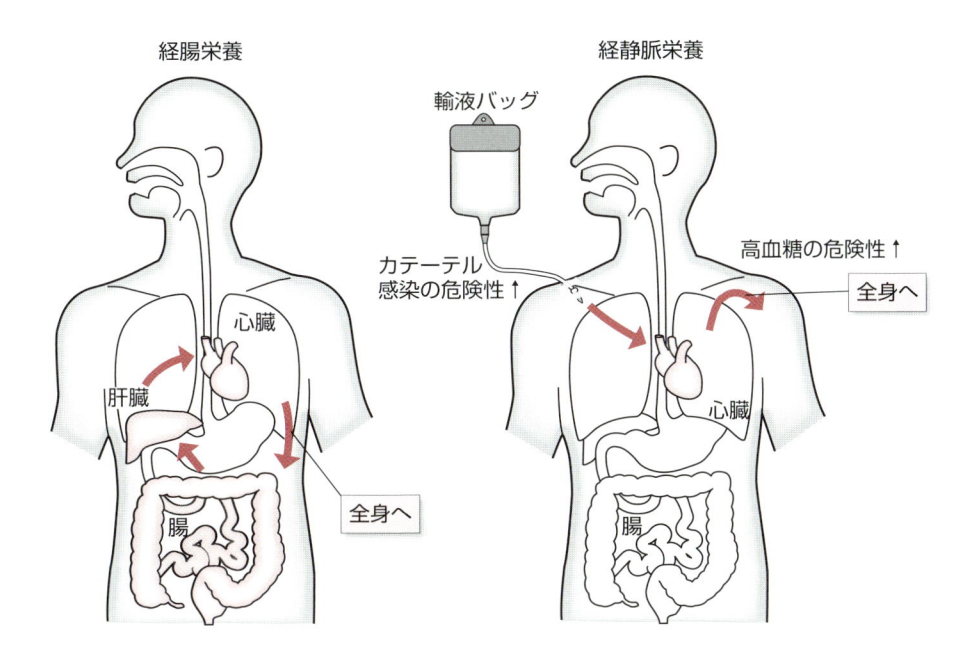

図1　経腸栄養と静脈栄養の比較

経腸栄養：腸管から糖質，アミノ酸，脂質が吸収され，門脈，肝臓を経て全身へ送られる．
静脈栄養：経静脈的に糖質やアミノ酸，脂質が投与されるため，肝臓を経ずに全身へ送られる．高血糖の頻度が上昇し，カテーテル感染の危険性が生じる．

性が生じる（図1）．

II 各ガイドラインについて

❶ JSPEN のガイドライン

　2006年に日本静脈経腸栄養学会から『静脈経腸栄養ガイドライン－静脈・経腸栄養を適正に実施するためのガイドライン』[1]として出版されている．各項目別に推奨内容と推奨度が箇条書きで記載されている．文献も列挙されているが，解説などは記載されていないため，どのような背景でその推奨内容が決定されたのかは不明である．

❷ ASPEN のガイドライン

　対象疾患や項目ごとに，ASPEN の機関紙である "Journal of Parenteral and Enteral Nutrition" や ASPEN のホームページ（http://www.nutritioncare.org/）に掲載されている．最近のガイドラインとしては，米国集中治療医学会と共同で作成した "Guidelines for the Provision and Assessment of Nutrition Support Therapy in the Adult Critically Ill Patient"[2]がある．

❸ ESPEN のガイドライン

　ASPEN と同様に，ESPEN の機関紙である "Clinical Nutrition" や ESPEN のホームページ

（http://www.espen.org/index.php）に掲載されている．"ESPEN Guidelines for adult parenteral nutrition"[3]が栄養輸液に関係する最近のガイドラインである．

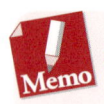

> **Memo ASPEN，ESPEN の調べられるアドレス**
>
> ガイドラインは以下のアドレスで調べられる．
> ・ASPEN　　http://www.nutritioncare.org/
> ・ESPEN　　http://www.espen.org/index.php

III　栄養輸液の開始

❶　栄養不良患者の場合

　栄養不良患者で経腸栄養が使用できない，もしくは不十分な場合，速やかに静脈栄養を開始することが望ましい．

　JSPEN は周術期の項で，「術前"中心静脈"栄養は"軽度の"栄養不良患者に施行しても術後合併症予防に対する寄与は少なく，むしろ感染性合併症を増やす可能性がある」と，術前の静脈栄養に対してやや否定的な記載である[1]．

　一方，ASPEN は，「It is appropriate to initiate parenteral nutrition as soon as possible following admission…」と記載し，上部消化管の大手術の際には，患者が栄養不良であり経腸栄養で対応できない場合，術前5〜7日前から経静脈栄養を開始することを勧めている[2]．

　ESPEN もまた Surgery の章で，術前や術後の患者で，著しい栄養不良が認められ，経腸栄養や経口摂取が不十分な場合には経静脈栄養を強く推奨している[3]．しかし，ESPEN は The Veterans Affairs Total Parenteral Nutrition Cooperative Study Group の報告[4]を引用して，軽度の栄養不良の患者では合併症が増加すると警告している．それはこの報告の開胸・開腹術の1〜2週間前から中心静脈栄養を施行した患者群では，経口摂取のみの患者群よりも感染性合併症が増加した[4]とのことによる．この報告の中でも，著しい栄養不良の患者では，中心静脈栄養を施行することにより，感染性合併症は減少していた[4]．著しい栄養不良を認めない患者では，中心静脈カテーテル留置や高血糖が悪影響を及ぼした可能性があることを根拠にしている．

　なお，ASPEN，ESPEN はともに，経静脈栄養の適応となる栄養不良の患者の目安として，6ヵ月以内の体重減少率が 10〜15％，body mass index＜18 kg/mm^2 などを提示している[2,3]．

> **point**
> 栄養不良患者で経腸栄養が不十分であれば，静脈栄養を開始する．
> 栄養不良の目安
> ・6ヵ月以内の体重減少率 10～15％
> ・body mass index＜18 kg/mm²
> ・理想体重の 90％以下の実体重
> ・血清アルブミン＜3 g/dL（肝不全・腎不全がない場合）

❷ 栄養不良を認めない患者の場合

　栄養不良を認めない患者に対しての静脈栄養の開始時期に関しては，ASPEN と ESPEN で大きく異なる．ASPEN では，経腸栄養が施行できない場合でも，栄養不良を認めなければ，最初の 7 日間は静脈栄養を行うべきではないと記している[2]．栄養不良を認めない患者に関しては，早期の静脈栄養は不利益のほうが大きいという立場である．しかし，ESPEN のガイドラインでは，3 日以内に十分な栄養投与が行えないようであれば，静脈栄養を 24～48 時間以内に行うべきであると，早期の静脈栄養開始に積極的である[3]．

　この ASPEN の静脈栄養に対しての否定的な立場と ESPEN の積極的な立場は，経腸栄養だけでは投与カロリーが不十分な場合も同様であり，ASPEN は 7～10 日目までは経腸栄養の投与量が不十分であっても静脈栄養を使用するべきではないと記載し[2]，ESPEN は 2 日目以降で経腸栄養の投与量が不十分であれば静脈栄養で補うべきであると記載している[3]．

　ASPEN と ESPEN のガイドラインはともに，Heyland ら[5]と Braunschweig ら[6]の meta-analysis を引用しているが，その解釈が異なる点は興味深い．Heyland ら[5]の報告に対して，ASPEN は，静脈栄養の使用により死亡率が有意に上昇し合併症も増加する傾向があったと解釈している[2]．しかし，ESPEN は，栄養不良を認める患者群では合併症が減少する傾向があるものの，静脈栄養を施行された患者全体では死亡率に影響はないと解釈している[3]．さらに，大半の患者では，静脈栄養は不十分なカロリーしか投与されておらず，静脈栄養の真の効果を検証できていないとも指摘している[3]．また，Braunschweig ら[6]の報告に対して，ASPEN では，静脈栄養を行わなければ感染性合併症は有意に減少し，合併症全体が減少傾向を示すと評価している[2]．ESPEN では，静脈栄養を施行したことによる感染性合併症の増加の原因は，静脈栄養による高血糖が原因ではないかと考察しており，血糖管理の重要性を強調している[3]．残念ながら，JSPEN では静脈栄養の開始時期に関する記載はない．

> **point**
> 早期の静脈栄養開始に対して
> ・ASPEN は否定的
> ・ESPEN は積極的

表1 静脈栄養に関するASPENとESPENのガイドラインの比較

	経腸栄養は施行できていない		経腸栄養は施行しているが不十分
	栄養不良あり	栄養不良なし	
ASPEN	速やかに施行	7日目までは行うべきではない	7〜10日目までは行うべきではない
ESPEN	速やかに施行	24〜48時間以内に開始すべき	2日目以降で不十分であれば開始

ASPEN：America Socniety for Parental and Enteral Nutrition, ESPEN：European Society for Parental and Enteral Nutrition.

IV まとめ

表1にASPENとESPENのガイドラインの静脈栄養に関する記載をまとめる．ASPENとESPENガイドラインは，ほぼ同じ時期に作成されているにもかかわらず，早期の静脈栄養開始に関する記載は異なっている．しかし，以下の点は共通していると考えられる．

①可能な限り経腸栄養を施行する．
②栄養不良を認めるにもかかわらず経腸栄養が施行できない場合は，静脈栄養を開始する．
③それ以外の場合，早期の静脈栄養開始に関しては見解が一致していない．
⑤静脈栄養を施行する場合には，高血糖の発生に注意する．

文献

1) 日本静脈経腸栄養学会編：静脈経腸栄養ガイドライン—静脈・経腸栄養を適正に実施するためのガイドライン 第2版．南江堂，2006．
2) McClave SA, et al.：Guidelines for the Provision and Assessment of Nutrition Support Therapy in the Adult Critically Ill Patient；Society of Critical Care Medicine（SCCM）and American Society for Parenteral and Enteral Nutrition（ASPEN）．JPEN J Parenter Enteral Nutr 33：277-316, 2009.
3) Cano NJM, et al.：ESPEN Guidelines on Parenteral Nutrition. Clin Nutr 28：359-479, 2009.
4) The Veterans Affairs Total Parenteral Nutrition Cooperative Study Group：Perioperative total parenteral nutrition in surgical patients. N Engl J Med 325：525-532, 1991.
5) Heyland DK, et al.：Total parenteral nutrition in the critically ill patient；a meta-analysis. JAMA 280：2013-2019, 1998.
6) Braunschweig CL, et al.：Enteral compared with parenteral nutrition；a meta-analysis. Am J Clin Nutr 74：534-542, 2001.

（早川峰司）

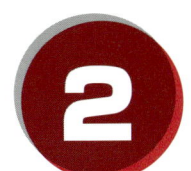

2 末梢静脈栄養と中心静脈栄養の原則とメニュー

Essence!

①栄養アセスメントに基づく栄養法の選択を行う．
②投与開始時の栄養状態だけでなく，予測される病状によって方法を選択する．
③末梢静脈，中心静脈の選択においては合併症の回避を念頭に置く．
④キット製剤はプランニングされた栄養法の最大公約数として選択する．
⑤脂肪乳剤は有用であるが，投与速度に注意する．

I 静脈栄養法とは？

1 栄養法における静脈栄養法の位置づけは？

さまざまな病態の中で，静脈栄養法が基本となる疾患は一部であり，本来は補助的な役割で使用されるべきもので，緊急回避的な方法という位置づけとなる．

2 栄養療法を行う際には栄養アセスメントが必須

これには現状での「栄養状態」のアセスメントと，そのときに行われている「栄養法」のアセスメントが大切である．栄養状態のアセスメントには時間をかけず，体重の変化や浮腫の有無，血液生化学データの迅速な評価にとどめる．そして，食事がとれるか否か，経管栄養を患者の生体が受け入れているか，輸液は適正な方法で十分行われているかなど，栄養療法の方法に関する評価に時間をかけるほうが有意義である．さらに，これから起こる事態に合わせ，予定されている栄養法を評価し，計画の軌道修正が必要か否かを検討するのが，プランニングにおけるポイントとなる．

多くの患者にはある程度のホメオスタシス（恒常性）が維持されており，数日の食止めには耐えられるが，ホメオスタシスが維持できないような病態のときには，初日から病態に合わせた栄養法を積極的に展開しなければならない．ここで注意しなければならないのは，**高度侵襲下での栄養療法は，開始のタイミングが計りにくい**という点である．計算どおりに五大栄養素を注入しても生体がそれを受け入れず，高血糖などの異常を示すことになる．

病状の把握を進めながら，栄養障害が確認されたら，栄養療法の立案に先立って経口補水または経静脈的な補液を行う．内容として，五大栄養素といわれる，蛋白質，炭水化物，脂質，ビタミン，微量元素の投与が必要なら，経口投与の可能性を探り，それが困難なときに経管栄養や末梢静脈栄養法を併せるのが一般的である．

> **point** 栄養療法を開始するまでの期間や食止めでも静脈栄養法を開始しない期間は，生体がもっている予備能やホメオスタシスが賄っている．

Ⅱ 末梢静脈栄養と中心静脈栄養

静脈栄養法はカテーテルを留置する場所によって，①末梢静脈栄養法（peripheral parenteral nutrition：PPN）と，②中心静脈栄養〔完全静脈栄養法（total parenteral nutrition：TPN）〕に分けられる．

❶ 末梢静脈栄養法（PPN）とは

PPN は，一般的には四肢の静脈内にカテーテル〔末梢静脈カテーテル（peripheral venous catheter：PVC）〕を留置し，比較的浸透圧が低く pH が低くない輸液製剤を投与する栄養法である．浸透圧は 900 mOsm/kg 以下（浸透圧比 3 以下）が一般的で，高いと血管痛や静脈炎を起こす．また pH は 6.7 以上が理想的で，pH が低い薬剤は血管炎を起こすため不向きである．

❷ いわゆる点滴と静脈栄養の違いは？

栄養素を摂取する方法の基本はあくまでも食事の経口摂取であり，水・電解質も同様だが，何らかの障害によって経口摂取が不十分になったときに，経腸栄養が選択される．この両者を併用しても，身体にとって必要な栄養素が補われないときに，一般的に使用されるのが経静脈的補充法である．

水・電解質の補充に限られるときには一般的に**輸液**といわれ，これが，いわゆる「**点滴**」であり，ほとんど PVC が選ばれる．五大栄養素の完全投与や部分的補給が考慮される病態に対して行われる経静脈的補充法を**栄養輸液**とよび，上大静脈に代表される中心静脈が選択されることが多い．特に，アミノ酸の投与は栄養輸液の中心であるから，ブドウ糖配合電解質輸液を漫然と使用することは避けなければならない．しかし，重症患者において経腸栄養が行われている場合には，静脈栄養を加えることで予後が悪くなるという報告もあるので[1]注意が必要である．

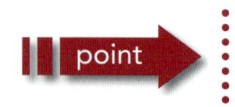

> **point** 補液が目的であっても，理想的には経口補水の可能性を追求する．

❸ 標準的な栄養法と静脈栄養の関係

経口摂取や経腸栄養量が不十分なときには，栄養アセスメントに基づき，PVCからアミノ酸製剤，ブドウ糖製剤などを投与する方法は有意義であり，投与すべき総栄養素を満たす方法として日常的に使用できる．一般的に栄養を経口，経腸法でとっている状況を補助するという場合が多いが，腸管がどのくらい期待どおりに栄養素を消化吸収しているかが不明なことも多く，必要とする栄養素の多くを静脈から投与しなければならないこともある．

bacterial translocationに代表される腸管の異常な免疫機能を防止することなど，経腸栄養を行う利点を認識していれば，経腸栄養と静脈栄養を併用しているように見えるだけで，ほとんどが経静脈的に投与される状況もありうる．この際には，十分な投与量を確保するために中心静脈カテーテル（central venous catheter：CVC）の留置が必要となることを迅速に判定しなければならない．この，CVCでの栄養法にすべてを依存するようになるとTPNとなる．

❹ 末梢静脈カテーテル（PVC）と中心静脈カテーテル（CVC）の使い分け

CVCを用いてPVC用のメニューで投与する薬剤を投与することは可能であるから，多くの患者にカテーテルを留置しておくことは理論的には可能だが，PVCと比較してCVCでは合併症が多いといわれているため，必要性がない場合には末梢静脈を使用する．ここでいうPVCはshort catheterをさし，末梢静脈から入れて先端を中心静脈に留置する**末梢静脈穿刺中心カテーテル（peripherally inserted central catheter：PICC）**は，留置後の合併症に関してCVC同様の注意が必要である．これを決定する過程で診療担当医は，病棟看護師や栄養サポートチーム（nutrition support team：NST），感染制御チーム（infection control team：ICT）などの意見を取り入れる必要がある．

> **point** 現在の患者にとって，どの方法を選択するのがベストかという基準でルートを選択する．

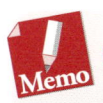

Memo

CVC留置による合併症

鎖骨下静脈穿刺法では，気胸や血胸，出血が多く，留置中にはカテーテル関連血流感染症（catheter related blood stream infection：CRBSI）や静脈血栓が問題となる．長期留置に伴う刺入部の感染や皮膚炎も問題となる．

感染制御チーム（ICT）

病院などの医療施設内では感染症が集団発生しやすい．発生する前に，日常の環境整備によって予防対策をする活動をしているのが感染制御チームであり，医師，看護師，薬剤師など多職種で構成される．

栄養サポートチーム（NST）

医療機関や在宅医療などで栄養療法の立案実施の援助をする他職種協同チーム医療のこと．医師，歯科医師，管理栄養士，薬剤師，看護師，臨床検査技師，理学療法士，作業療法士，言語聴覚士，歯科衛生士，事務職などで構成される．

静脈栄養の用語について

末梢静脈栄養法は peripheral parenteral nutrition（PPN）であるから対比されるべき用語は central parenteral nutrition であるが，一般的に完全静脈栄養法（total parenteral nutrition：TPN）が用いられる．PPN の最初の「P」が partial であれば「部分的静脈栄養法」となるはずであるから，静脈栄養法以外に経腸栄養などの方法と併用しなければならない．

III　投与内容のプランニング

❶ 末梢静脈栄養のメニューと理論

　ブドウ糖に代表される糖液，補正用電解質製剤，アミノ酸製剤が基本になる．通常は **0.6〜1.0 g/kg/日を目標に算出されたアミノ酸の投与**と，体蛋白合成に利用されるための十分な熱量の投与が基本となる．栄養状態のアセスメントにより，さらに多くの熱量を静脈から投与するとき，そして，栄養方法のアセスメントによって経口摂取や経腸投与が困難なときには，脂肪乳剤による効率のよい熱量投与が必要となり，**ビタミン B_1（チアミン）** に代表されるビタミン剤の投与は病状が求める代謝を円滑に回転させるために必須となる．腸管の機能に問題がある場合や侵襲が大きい場合には微量元素も併せて投与することになるが，このような病状では五大栄養素全体の投与量が大きくなるので，PVC からの投与は困難となる．

　必要な蛋白量を投与するには栄養投与量決定の基本であるが，これを代謝するのに必要な熱量が必須となる．どの程度の熱量を投与するかを表現する方法として**非蛋白熱量窒素比（NPC/N 比）** が使われ，以下の式で求める．

　　NPC/C＝非蛋白熱量（kcal）/窒素含有量（g）
　　非蛋白熱量（kcal）＝炭水化物（g）×4＋脂質（g）×9
　　窒素含有量（g）＝蛋白質（アミノ酸）（g）/6.25

　脂肪乳剤を使用しない輸液においてはアミノ酸とブドウ糖の比がこれにあたるが，理想的な比を維持するには末梢静脈から投与できるブドウ糖の限界を超える．現在国内で市販されているアミノ酸加総合電解質輸液は NPC/N 比が 64〜71 に設定されているので，理想的な比を維持するためには熱量を追加する必要がある（表1）．経口摂取か経腸栄養を行わない場合には，脂肪乳剤を併用することで投与熱量が増加する．TPN のキット製剤が 150 前後に設定されているのとは異なり，PPN そのもののメニューを工夫すると同時に，経口栄養や経腸栄養との組み合わせを考慮する必要がある．

表1 アミノ酸加総合電解質輸液製剤

商品名	会社名	総熱量(kcal/L)	アミノ酸(g/L)	炭水化物(g/L)	NPC/N	pH	浸透圧比
ビーフリード	大塚製薬工場	420	30	75(ブドウ糖)	64	約6.7	約3
アミグランド	テルモ・田辺三菱	420	30	75(ブドウ糖)	64	約6.8	約3
パレセーフ	味の素製薬	420	30	75(ブドウ糖)	64	約6.7	約3
アミノフリード	大塚製薬工場	420	30	75(ブドウ糖)	64	約6.7	約3
アミカリック	テルモ・田辺三菱	410	27.5	75(ブドウ糖)	70	4.6〜5.6	約3
プラスアミノ	大塚製薬工場	408	27.14	75(ブドウ糖)	71	約4.6	約3

表2 PPNの例(1日量)

商品名	容量(mL)	総熱量(kcal)	ブドウ糖(g)	アミノ酸(g)	脂質(g)	非蛋白熱量
ソリタ-T3G	1,000	300	75			300
ビーフリード	1,000	420	75	30		300
20%イントラファット	200	400			40	400
計	2,200	1,120	150	30	40	1,000

NPC/N=208.3, 脂質による熱量 36%.

表2に代表的なPPNのメニューを提示したが,この例ではNPC/N比は200以上となることから,比較的侵襲のない安定した病態であることが条件となる.

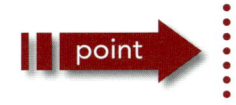

> **point** アミノ酸の投与量は0.6〜1.0 g/kg/日を目標に算出する.

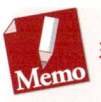

Memo 非蛋白熱量窒素比(NPC/N比)

NPC/N比は投与された蛋白質を効率よく代謝する熱量を算出するために用いられる.多発外傷や重度熱傷などでは100〜120,侵襲の大きい手術後では130〜150,慢性呼吸不全や食思不振など中等度侵襲病態では150〜170,腎不全などでは200を目安にする.

❷ 一般的な完全静脈栄養のメニュー

前述のPPN同様,多くの医療機関で行われているTPNは**市販のキット製剤**を用いている.**キット製剤はTPN基本液とアミノ酸液から構成され**,現在では,このTPNキット製剤に総合ビタミン剤が簡易配合できる小室が装填されている製剤や,同様に微量元素製剤が簡

易的に配合できるように工夫されたものも販売されている．これは，一定の容量に電解質，アミノ酸，炭水化物が想定された量で配合されているため，患者に必要な全熱量，アミノ酸，脂質，炭水化物を算出し，これらがいずれも大きく逸脱することなく投与できる製剤を選択する方法でプランニングする．ブドウ糖などの還元糖とアミノ酸を混合すると加熱や保存によりメイラード反応を起こすため，TPN 基本液とアミノ酸液を別バッグとし，投与直前に混注するか，調剤負担軽減，細菌汚染・異物混入防止を目的とした前述の小室にして分けておく必要がある．

通常使うキット製剤は 12〜18％のブドウ糖，18.5〜28.2 g/L のアミノ酸と水・電解質で構成される製品が主流で，すべて中心静脈への投与が基本である．50〜70 kg の成人男性が十分な 1 日量を摂取するためには，維持液とされる製剤約 2,000 mL に加え，脂肪乳剤として 20〜40 g の脂質が投与されれば，理想に近づくことになる．

維持輸液としての一般的なプランを表3a，b に示す．多くの製剤が 2 本（約 2,000 mL）で 1 日分のビタミンが摂取できるように設定されているが，比較的体格が小さい高齢者などで水分制限したいときには，高濃度の **TPN キット製剤を 1 日 1 本（1,000〜1,200 mL）** 投与することがあるため，この 1 本に 1 日分のビタミン剤を後から追加する製剤のほうが使いやすいことが多い（表3c）．さらにもう少し水分制限をするときは，脂肪乳剤の投与頻度を減らすこともある．

そして，病態が複雑な患者でさらなる水分制限が必要なときや，電解質の調整をしたいときには，キット製剤よりも高濃度（高張）糖液，補正電解質製剤，アミノ酸製剤を無菌調剤する方法がある．前述のキット製剤を使用するか，1980 年代から存在する TPN 基本液にアミノ酸製剤を混注して使用するかは，患者の病状が細かい成分調整を必要とするか否かで決まる．TPN 基本液は 17〜35.7％糖液に電解質が含まれる輸液製剤で，糖液には一部の **GFX 組成**を除き，ブドウ糖が使用されている．

病態が比較的安定していると判断したら，電解質量は維持輸液と同様の組成が適応となり，他の薬剤による付加を考慮しても TPN 基本液で問題ない場合にはそのまま投与するのが基本である．TPN 基本液として保存し，高圧蒸気滅菌の工程で安定性を維持するために，Ca イオンとリン酸イオンを混合しない方法をとった時代もあったが，pH を低く設定し，これらイオンを含む $Ca(H_2PO_4)_2$ とすることで溶解度を大きくする工夫がなされ，これらがバッグ内に混在した製剤を使用できるようになった．したがって，病状が比較的安定していることを確認し，1 つのラインに他の薬剤との混在がないことを基本として，TPN 基本液を選択し，これに 10〜12％アミノ酸製剤を加えることになる．

本来，この総合アミノ酸製剤も健常時の食事を基に作成された FAO/WHO 基準の組成で問題がない病態を対象としたいところだが，現在ではさまざまな病態に合わせる必要性から開発された TEO 基準の製剤が主流で，これはキット製剤にも採用されている．

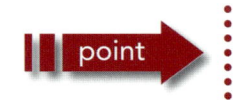

> **point** 必要量とキット製剤に含まれる三大栄養素，水分量を照らし合わせる際に，ビタミン剤の量にも注意する．

表3 TPN の例

	商品名	容量(mL)	総熱量(kcal)	ブドウ糖(g)	アミノ酸(g)	脂質(g)	非蛋白熱量(kcal)
a	フルカリック2号	2,006	1,116	240	39		960
	20％イントラファット	200	400			40	400
	計	2,206	1,516	240	39	40	1,360

NPC/N＝217.9, 脂質による熱量 24％.

	商品名	容量(mL)	総熱量(kcal)	ブドウ糖(g)	アミノ酸(g)	脂質(g)	非蛋白熱量(kcal)
b	エルネオパ2号	1,500	1,226	263	44		1,050
	20％イントラファット	200	400			40	400
	計	1,700	1,626	263	44	40	1,450

NPC/N＝205.7, 脂質による熱量 25％.

	商品名	容量(mL)	総熱量(kcal)	ブドウ糖(g)	アミノ酸(g)	脂質(g)	非蛋白熱量(kcal)
c	ピーエヌツイン-3号	1,200	1,152	250	38		1,000
	20％イントラファット	200	400			40	400
	計	1,400	1,552	250	38	40	1,400

NPC/N＝230.1, 脂質による熱量 26％.

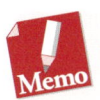

Memo：FAO/WHO 基準と TEO 基準

　FAO/WHO 基準は国連食糧農業機関（FAO）と世界保健機関（WHO）により，健常時の経口栄養における知見に基づいて決められた組成で，人乳や全卵などの経口栄養源のアミノ酸組成に準拠している．遊離アミノ酸濃度は 10～12％，必須アミノ酸と非必須アミノ酸の比は 1，分岐鎖アミノ酸（BCAA）含有率は 20～25％である．これらの組成は侵襲の加わるような患者の栄養状態を改善する組成としては適切ではなく，いくつかの改良すべき点があることから，1976 年に「アミノ酸輸液検討会」が組織され，研究が開始された．基礎的および臨床的検討の結果，1980 年に静脈栄養用アミノ酸輸液「TEO 基準」が提示された．遊離アミノ酸濃度は 10％，BCAA 含有量が 30～35％，必須アミノ酸と非必須アミノ酸の比は 1.3～1.7 で Na と Cl はほとんど含まれない組成となっている．pH は FAO/WHO 基準では 5.5～6.5 であるのに対し，TEO 基準では 6.1～7.1 である

❸ キット製剤では対応できない病態に対して

　生体のホメオスタシスが崩れ，毎日，場合によっては数時間おきに栄養素の投与量を調節しなければならない病態がある．循環動態の不安定な症例に対する水分制限，厳密な電解質調整には，ブドウ糖 30％，50％，70％に各電解質を無菌調剤して，症例ごとにテーラーメードの輸液を作製する．アミノ酸製剤も病態に合わせた特殊組成のものが存在し，腎不全用として開発された必須アミノ酸製剤，芳香族アミノ酸を抑え，分岐鎖アミノ酸を増やした肝不全用アミノ酸製剤などが存在する．

> **Memo** **GSX 製剤**
>
> GFX 製剤とは，ブドウ糖（glucose）と果糖（fructose），キシリトール（xylitol）の配合比を 4：2：1 にした製剤をさし，侵襲による耐糖能低下時に血糖管理を容易にすることを目的として開発され，国内で販売される TPN キット製剤 1 種で採用されている．
>
> **メイラード反応**
>
> グルコースなどの還元糖とアミノ酸を同一溶液中に溶解した場合，加熱（滅菌）工程，保存によってアミノカルボニル反応による着色を起こす．調剤済みのキット製剤を開発する経緯では本反応への対策が課題となってきたため，現在では投与直前に小室を交通させて混合させる方法が主流となった．

❹ 総合ビタミン製剤

TPN の場合には **TPN 用総合ビタミン製剤を毎日投与する**必要がある．PPN であっても患者側の要因として侵襲の多いときや糖の利用が多くなるとき，ブドウ糖投与量が多いときにはビタミン B_1 を十分量投与し，乳酸アシドーシス，多発性神経炎などを防止しなければならない．ビタミン A，K，B_1，B_2，C などを入れた場合には遮光しないと失活する危険がある．

> **Memo** **ビタミンの配合**
>
> ワルファリンでの治療を行っている患者ではビタミン K に注意する．

❺ 微量元素製剤

TPN では市販の **TPN 用微量元素製剤を毎日投与する**．この中には銅（Cu），亜鉛（Zn），マンガン（Mn），ヨウ素（I），鉄（Fe）は含まれているが，セレン（Se），クロム（Cr），モリブデン（Mo）は含まれていないため，必要なときには亜セレン酸などを院内製剤として特別に調剤する．このうち，以前，1 日 20 μmol の含有量であった Mn はパーキンソン様症状を防止するために 1 μmol まで減量された．エルネオパ® には微量元素の小室がついていて，無菌的に調剤できる．一方，PPN のときには，静脈栄養以外の栄養法がある程度確保されていれば，微量元素の静脈投与は必須ではない．

❻ プレフィルドシリンジ製剤

微量元素製剤や総合ビタミン製剤は，アンプルから吸引し，それを TPN バッグ内へ注入する操作が，衛生・労働量の面から問題となり，製剤の段階からシリンジ内に充填されているものが製品化された．これらは，シリンジ内で微量元素製剤とビタミン製剤を混合すると

沈殿を生ずるため，それぞれ別々にバッグ内へ混注する必要がある．TPN製剤のメーカーによって使用できる製剤と使用できない製剤が存在するのは汎用性，安全性の点で問題があるので，今後の改良が期待される．

❼ 脂肪乳剤

脂肪乳剤は必須脂肪酸欠乏を防止するためのTPNの大切な要素であるばかりでなく，熱量不足を補うのにきわめて有用である．特に，PPNで十分な熱量を得るためにブドウ糖と併せて投与するメニューは徐々に普及してきた．わが国で使用できる脂肪乳剤は大豆を原材料とし，卵黄レシチンを乳化剤として加え，グリセリンで等張化しているため，**n-6系脂肪酸のリノール酸と長鎖脂肪酸（LCT）で構成されている．欧米で使用できる脂肪乳剤には，n-3系脂肪酸や中鎖脂肪酸（MCT）が配合されているものがある**．脂肪乳剤は浸透圧が低く，血管炎のリスクが低いため，PPNで使用しやすいのが特徴だが，ときどき静脈に沿って発赤することがあり，穿刺部位を変更する必要がある．

脂肪乳剤は，脂肪粒子が血管内で加水分解され，代謝されていく．したがって，十分にリポ蛋白化される時間的猶予をもって投与すべきである．実際の投与方法としては投与速度が0.1〜0.15 g/kg/時であるのが理想で[2]，添付文書どおりに投与すると理想的な投与速度の3倍になることを知っておく必要がある．糖液と脂肪乳剤，アミノ酸と電解質液のダブルバッグとしたミキシッド®では，混合することで1バッグが900 mLとなるため，脂肪乳剤の投与速度を一定速度以下に保てるという利点がある．混注できる薬剤に制限があることや，インラインフィルターの使用方法がクリアであれば有用な薬剤となりうる．

静脈栄養のプランニングで，特に脂肪乳剤が重要な役割を果たすのは，代謝における呼吸商を低く抑えたいときである．人工呼吸器を用いて呼吸管理をしている患者が自発呼吸に向けて機械から離脱するときは，CO_2の産生を抑えるために，熱量源を脂質中心とする．また，糖尿病などの耐糖能障害ではブドウ糖の静脈投与による血糖値の上昇が問題となるため，脂質による熱量が中心となる．

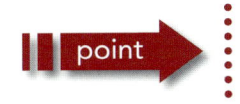

> **point** 脂肪乳剤の投与速度が0.1〜0.15 g/kg/時となるよう濃度を調整する．

❽ TPNキット製剤の長所と短所

多くの患者の必要とする栄養素の，最大公約数を反映するように内容を設定したものであるが，当然，1種類には収まらないため，国内では数社から，数種類の製品がある．投与量を規定する因子は，体格，年齢，心機能や腎機能などの基礎疾患である．キット製剤の利点は調剤の手間を省き，労働力の適正配分を目指すことや，細菌汚染・異物混入防止であるが，欠点として漫然と投与されることによる特定栄養素の欠乏や過剰がある．したがって，定期的に血液データなどをモニターし，合併症を防止しなければならない．

Ⅳ 静脈栄養中のモニタリング

　ブドウ糖の静脈注射をすることになるため，血糖値のチェックは頻繁に行う必要がある．特に糖尿病患者では，経腸栄養よりも病状に変化が現れることが多いので投与量を検討するためにも必要である[3]．

　アミノ酸の過剰投与をモニターするためには，血液尿素窒素（BUN）のチェックを行い，脂質の投与速度が速すぎないか否かの確認には，血中の中性脂肪を調べる必要がある．

Ⅴ TPNからPPN，経腸栄養や経口摂取への移行

　腸管機能の回復に合わせて経腸投与量を増加させ，静脈投与の量を減らしていくが，TPNで使用していたカテーテルはなるべく早く抜去し，PVCに移行する．そして，経腸投与量が十分となったら，静脈栄養は終了する．静脈栄養，特にTPNを中止するときには，低血糖を防止するために漸減期間を設けることになっていたが，2009年に発表された欧州静脈経腸栄養学会（ESPEN）のガイドラインでは徐々に減らす必要はないことが示されている[4]．

文献

1) McClave SA, et al.: Guideline for the Provision and Assessment of Nutrition Support Therapy in the Adult Critically Ill Patient; Society of Critical Care Medicine (SCCM) and American Society for Parenteral and Enteral Nutrition (ASPEN). JPEN J Parenter Enteral Nutr 33 (3): 277-316, 2009.
2) Iriyama K, et al.: Capacity of high-density lipoprotein for donating apolipoproteins to fat particles in hypertriglyceridemia induced by fat infusion. Nutrition 7 (5): 355-357, 1991.
3) ASPEN Board of Directors and The Clinical Guidelines Task Force: Guidlimes for the Use of Parenteral and Enteral Nutrition in Adult and Pediatric Patients. JPEN 26 (1 Suppl): 54SA-56SA, 2002.
4) Braga M, et al.: ESPEN Guidelines on Parenteral Nutrition. Clin Nutr 28 (4): 378-386, 2009.

〈鷲澤尚宏〉

Ⅲ 栄養輸液の基本

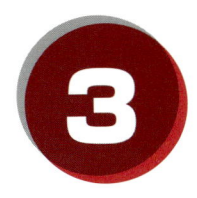

3 中心静脈栄養輸液を作ってみよう
～例題から考える～

Essence!

多種のキット製剤が市販されており1から処方を作る機会は少ないが，心不全で輸液量を少なくしたい場合，腎不全で電解質を調整したい場合など，オーダーメードでTPN製剤を作る場合に備えて，典型的な例で基本を理解すること．

Ⅰ 中心静脈栄養輸液作製の手順

①必要なエネルギー，水分，電解質を考える．
②蛋白質（アミノ酸）の種類，量を決める．NPC/N比を確認する．
③グルコースの必要量を決め，50％糖液あるいは70％糖液での量を決める．
④電解質の量を決める．
⑤②③④の量を合計し，不足の水分量を5％糖液で追加する．
⑥ビタミン剤，微量元素を追加する．
⑦その他に必要な追加，補正を行う．

Ⅱ 例題

例1 特に疾患のない体重60 kgの成人に行うTPN製剤を作る

①-1 必要なエネルギーはBEE（Harris-Benedictの式→p.8参照）から計算するか，簡単には，25～30 kcal/kg/日で計算する．
　　60 kg×30 kcal/kg＝1,800 kcal
①-2 必要な水分は2,000 mL（第Ⅰ章参照）．
①-3 Naの必要量は，1 mEq/kgより60 mEq
　　Kの必要量は，0.5 mEq/kgより30 mEq
② 蛋白質（アミノ酸）は，侵襲が大きくない場合は必要量は0.8～1 g/kg/日であり，60 gとする．特殊な組成のアミノ酸は不要なので，アミゼットB®やアミパレン®を使用する．これらはアミノ酸に関して10％溶液であり，600 mL使用するとアミノ酸は60 g

となる．また窒素は約 1.56 g/100 mL 含まれており（→p.98 第Ⅱ章「5．輸液製剤の種類，表 5」参照），600 mL では 9.4 g となる．エネルギーとしては 1 g が 4 kcal であり，240 kcal となる．

NPC/N 比（→p.129 第Ⅲ章「2．末梢静脈栄養と中心静脈栄養の原則とメニュー」参照）は（1,800−240）/9.4 ＝ 165 となり，標準の NPC/N 比である約 150 に相当する．

③ アミノ酸の 240 kcal を引くと，残りは 1,560 kcal となる．グルコース 1 g が 4 kcal であるため 400 g が必要．50％糖液として 800 mL を使用する．

④ 10％ NaCl 20 mL×2 A で約 68 mEq 40 mL．
   KCl（1 mEq/mL）20 mL×1.5 A で 30 mEq 30 mL．

⑤

アミノ酸（アミパレン®）	600 mL
50％糖液	800 mL
10％ NaCl 注	40 mL
KCl（1 mEq/mL）	30 mL
合計	1,470 mL

水分の不足分 500 mL を 5％糖液で補う．

⑥ ビタミン剤，微量元素を加える．

アミノ酸（アミパレン®）	600 mL
50％糖液	800 mL
10％ NaCl 注	40 mL
KCl（1 mEq/ml）	30 mL
5％糖液	500 mL
総合ビタミン剤	1 V
微量元素	1 A

これで基本の輸液は完成である．

⑦-1 脂肪製剤を使用する場合は，脂肪 1 g が 4 kcal なので脂肪カロリー分の糖液を減らす．必須脂肪酸の補充を目的とする場合は，10 g/日程度の脂肪が必要であり，イントラリポス®10％ 100 mL などを使用する．

アミノ酸（アミパレン®）	600 mL
50％糖液	800 mL
10％ NaCl 注	40 mL
KCl（1 mEq/mL）	30 mL
5％糖液	400 mL
総合ビタミン剤	1 V
微量元素	1 A
別ルートでイントラリポス®10％	100 mL

⑦-2 その他 1 日に必要な電解質として，Ca，Mg，P が定められている（表 1）．低栄養状態でなければ，短期間の投与では必要時に追加する方針でもよいと思われる．P は Ca ま

表1　1日当たりの電解質必要量

電解質	経腸栄養	静脈栄養
Na	500 mg (22 mEq)	1～2 mEq/kg
K	2 g (51 mEq)	1～2 mEq/kg
Cl	750 mg (21 mEq)	酸塩基平衡の維持に必要な量
acetate	―	酸塩基平衡の維持に必要な量
Ca	1,200 mg (60 mEq)	10～15 mEq
Mg	420 mg (35 mEq)	8～20 mEq
phosphorus	700 mg (23 mmol)	20～40 mmol

表中の値は，健康成人における一般的な安全用量範囲の値である．各栄養素の投与量は各患者また臨床症状によって調節する． （ASPEN ガイドライン．2002 より引用）

たは Mg と混ざると結晶化するため，同時の投与は避けるほうがよい．また P 製剤には K が含まれていることにも注意する．

　P を優先する場合は，リン酸 2 カリウム注 20 mL×1 A を混ぜて，KCl を減らす．

```
アミノ酸（アミパレン®）            600 mL
50％糖液                          800 mL
10％ NaCl 注                     40 mL
KCl（1 mEq/mL）                 10 mL
リン酸 2 カリウム注                 20 mL
5％糖液                          400 mL
総合ビタミン剤                      1 V
微量元素                          1 A
別ルートでイントラリポス®10％        100 mL
```

　Ca, Mg を優先する場合は，カルチコール®注 10 mL×3 A（11.7 mEq）と硫酸 Mg 補正液 20 mL×1 A を混ぜる．あるいはカルチコール®と硫酸 Mg 補正液は生理食塩水 50 mL に溶解して別ルートで輸液することも可能である．

```
アミノ酸（アミパレン®）            600 mL
50％糖液                          800 mL
10％ NaCl 注                     40 mL
KCl（1 mEq/mL）                 30 mL
カルチコール®注                    30 mL
硫酸 Mg 補正液                    20 mL
5％糖液                          350 mL
総合ビタミン剤                      1 V
微量元素                          1 A
別ルートでイントラリポス®10％        100 mL
```

例2 60 kgの成人急性腎不全患者に対するKフリーの処方を考える

① エネルギーは 1,800 kcal, 水分は最小限とする. 電解質はKフリーとし, Naは少なめの 30 mEq で考える.

② 蛋白質 (アミノ酸) はBUNの上昇がないようなら, 1 g/kg/日とする. 腎不全用のアミノ酸 (キドミン®, ネオアミュー®) を 600 mL 使用する. アミノ酸量は 43.2 g でエネルギーは約 172 kcal, 窒素量は 6 g (→p.98 第Ⅱ章「5. 輸液製剤の種類, 表6」参照) となる. 予定エネルギーの 1,800 kcal では, NPC/N 比は (1,800−172)/6＝約 270 となり, 腎不全時の目安である 200〜300 となる.

③ エネルギーは, アミノ酸の 172 kcal を引くと, 残り 1,628 kcal となる. グルコース 1 g が 4 kcal であり, 400 g が必要. 70％糖液として 570 mL を使用する.

④ 10％ NaCl 20 mL×1 A で約 34 mEq 20 mL.

⑤

アミノ酸 (キドミン®)	600 mL
70％糖液	570 mL
10％ NaCl 注	20 mL
合計	1,190 mL

⑥ これにビタミンと微量元素を加える.

⑦ 必要な水分と Ca, Mg, P の追加を考えるが, 腎不全症例では Mg, P は不要なことが多い.

アミノ酸 (キドミン®)	600 mL
70％糖液	570 mL
10％ NaCl 注	20 mL
カルチコール®注	30 mL
総合ビタミン剤	1 V
微量元素	1 A
5％糖液	必要量
合計	約 1,220 mL

いずれの処方でも, 水分, 酸塩基平衡, 電解質, BUN などに異常が出ないかを観察しながら補正を行っていくことが必要である.

もう少し簡単にするなら,

アミノ酸 (キドミン®)	600 mL
ハイカリック RF®	800 mL
総合ビタミン剤	1 V
微量元素	1 A
合計	約 1,400 mL

とすることで, Na 40 mEq, K 約 4.8 mEq, Mg 約 4.8 mEq, エネルギー 1,772 kcal となり, グルコース, 電解質, 乳酸などを一括して処方をつくることができる.

(畑　啓昭)

Ⅲ 栄養輸液の基本

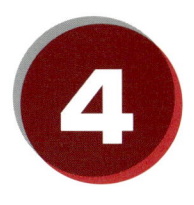

4 経腸栄養の原則

Essence!

①腸管は栄養吸収の場であるとともに，免疫器官の1つである．
②できるだけ早期に，可能な限り腸管を利用する．
③経胃投与と経小腸投与を区別し経腸栄養を開始する．

Ⅰ なぜ経腸栄養か？

　腸管を食物が全く通過しない状態が続くと，数日で腸粘膜には進行性の萎縮と破壊が生じるといわれている．消化管は，食物を摂取することなどを通じて外界からの異物にさらされる内なる表面といえ，腸管粘膜は異物が体内に侵入するバリアの機能を果たしている．

　すべての患者において，経腸栄養を行うことは必要な栄養を摂取するためだけでなく，消化管を使用し腸管粘膜の萎縮を予防し，免疫能を維持することにもつながる．重症患者において，早期経腸栄養が感染症発症率を下げるとの報告もなされ[1]，できるだけ早期に経腸栄養を開始することが重要である．

Ⅱ 経腸栄養の適応は？

1 適応

　経口摂取で十分な栄養をとれない場合，または7日程度絶食が続く場合に栄養療法が必要となり，消化管が使用可能であれば経腸栄養が第一選択となる．

　消化管の安静の必要な急性膵炎，炎症性腸疾患，吸収不良症候群にも可能な限り適応となる．術後に十分な経口摂取が可能となるまでに時間を要する場合，高度侵襲が加わる手術（食道がん手術，膵頭部切除，胆道再建を伴う肝切除など）の場合，重度外傷や長期間ICU管理を行う重症例に対しても経腸栄養を考慮する[2]．

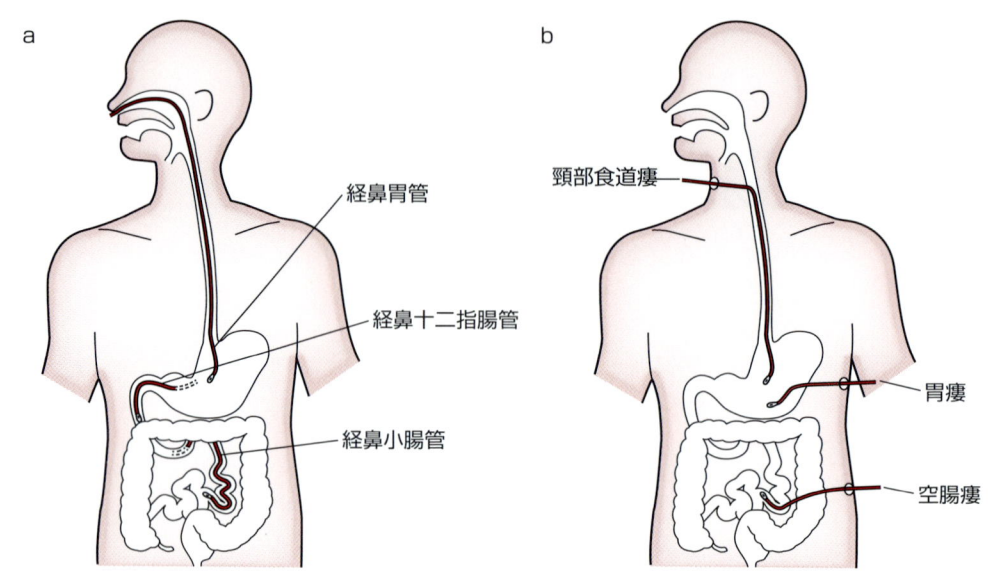

図1 投与経路
a：経鼻的投与；経鼻胃管，経鼻腸管（十二指腸，空腸）．
b：経瘻孔的投与；胃瘻〔手術的胃瘻，経皮内視鏡的胃瘻造設術による胃瘻（PEG）〕，小腸瘻〔手術的小腸瘻，経皮内視鏡的空腸瘻造設術による小腸瘻（PEJ）〕，頸部食道瘻〔経皮経食道胃管挿入術による食道瘻（PTEG）〕．

❷ 禁忌

バイタルが不安定な場合，腸管虚血や完全な腸管閉塞が認められる場合は，経腸栄養は絶対禁忌である．部分的腸管閉塞，重症下痢症，重症膵炎，腸管皮膚瘻からの大量の腸液流出（500 mL/日以上）の場合にも適応外となる．

Ⅲ どのような投与経路を選択するのか？（図1）

経鼻的投与と経瘻孔的投与がある．経鼻的投与法には，経鼻胃，さらに幽門輪を越えて十二指腸もしくは空腸へ留置する経鼻空腸（十二指腸）管があり，経瘻孔投与には胃瘻，小腸瘻がある．瘻孔は内視鏡的に作成する場合と手術的に作成する場合がある．

❶ まずは経鼻胃管から

経鼻胃管はベッドサイドでも留置可能で，第一選択となる．咽頭での違和感が強いため，8〜10 Fr の細めのチューブを選択するほうがよい．胃排泄能が問題なければ誤嚥のリスクは変わらないが，幽門狭窄，胃拡張症を認める患者や，急性膵炎，誤嚥性肺炎の既往がある患者などの胃の排泄障害が予想される場合は，幽門を越えてチューブを留置する．
幽門を越えてチューブを留置するためには，重錘付きのチューブ（ニューエンテラルフィーディングチューブ®）を胃内にたわみをもたせ留置し，蠕動で空腸まで流れるのを待つ方法が簡便である．透視下でガイドワイヤーを用いて留置する方法もある．

❷ 長期留置が必要となる場合は

4週間以上留置が必要となる場合には，胃瘻，小腸瘻を検討する．内視鏡的胃瘻造設術（PEG）による胃瘻造設が第一選択となる．内視鏡的造設が難しい場合には，外科的瘻孔造設を行う．

❸ 術後の場合

咽頭喉頭領域の手術，食道，胃などの手術により吻合部の安静が必要な場合は，吻合部を越えて経鼻チューブを留置するか，小腸瘻を術中に造設し経腸栄養の投与経路を確保する．

> **point**
> ・経鼻胃管から開始，誤嚥リスクのある患者では幽門輪を越えてチューブを留置する．
> ・長期留置は胃瘻・腸瘻造設を行う．

Ⅳ 経腸栄養剤の種類にはどのようなものがあるか？

窒素源として蛋白質を用いている半消化態栄養剤と，アミノ酸およびジトリペプチドを用いている消化態栄養剤がある．消化態栄養剤の中で，アミノ酸のみで構成されている製剤（エレンタール®など）を成分栄養剤として別に分類することもある．半消化態栄養剤は栄養素が完全に消化されておらず，消化能をある程度必要とする．消化態栄養剤は栄養素が完全に消化されており，ほぼすべての成分が吸収されることになる（表1）．

一般的に半消化態栄養剤を選択するが，炎症性腸疾患，吸収不良症候群などの消化能の低下した場合では，消化態栄養剤もしくは成分栄養剤を選択する．成分栄養剤は脂肪がほとんど含まれていないため，脂肪製剤の静脈投与が必要である．

Ⅴ 必要な投与量は？

❶ 1日に必要なエネルギーを計算する

Harris-Benedictの式や，理想体重に25 kcal/kg/日を乗じて，まず目標となる1日必要投与熱量を決める．大部分の経腸栄養剤は1 kcal/mLの濃度で，1日1,600 mLの投与で必要な栄養素が満たされるようにつくられている．したがって必要な投与熱量（kcal）を投与量（mL）とすればよい．重症病態の患者においては侵襲に伴う代謝障害が予想されるため，5〜7日間くらいの急性期には20〜25 kcal/kg/日と少なめの熱量投与がよいとされる[3]．

❷ 1日に投与する水分量を決める

体重，尿量などから，1日に必要な維持水分量を決める．経腸栄養剤に含まれる水分は約

表1 経腸栄養剤の種類

	半消化態栄養剤	消化態栄養剤	成分栄養剤
商品名	エンシュア・リキッド エンシュア・H ラコール ハーモニック-M ハーモニック-F	ツインライン	エレンタール エレンタールP
窒素源 (g/100 mL)	蛋白質 3.0〜5.5	アミノ酸，ジトリペプチド 3.0〜4.8	アミノ酸 3.1〜4.4
糖質 (g/100 mL)	精製白糖 デキストリン	精製白糖 デキストリン	デキストリン
脂質含有 (g/100 mL)	大豆油，コーン油，シソ油， MCT など 3.0〜3.5	大豆油 2.78	大豆油 0.17，0.9
浸透圧 (mOsm/L)	330〜350	470〜510	760，520
残渣	あり	ごく少量	ごく少量
消化能	必要	一部必要	一部必要

80％である．経腸栄養剤1日投与量では投与水分が不足することが多い．白湯を経腸的に投与するか，輸液として追加投与する．

> **point**
> ・経腸栄養剤は基本的に 1 kcal/mL を基に投与量を計算する．
> ・1日維持水分量を決め，不足水分量を追加する．

Ⅵ どのように投与していくのか？

❶ 経胃的投与

1) 間欠的投与法

経鼻胃管，胃瘻から投与する方法があり，胃の貯留能が期待できるので間欠的投与が行える．誤嚥防止のため30°以上の上半身を挙上する．消化器合併症がなく安定した患者の場合は，目標投与量の半分くらいを2〜6回/日に分割して投与を開始し，12〜24時間おきに1回量を100 mL程度ずつ目標投与量まで増量し，最終的には200〜600 mLの経腸栄養剤を20〜60分で投与する．

2) 持続投与法

状態が安定していないクリティカルな患者の場合は，経腸栄養専用ポンプを用いて持続投

与を行う．10 mL/時程度から開始し，12時間おきに10 mL/時ずつ目標量の80〜120 mL/時まで増量していく．

2 経小腸投与

小腸内へ直接投与するので，浸透圧の高い経腸栄養剤を多量投与することで下痢が誘発されたり貯留能が少ないため，持続投与を行う必要があり，速度は80〜120 mL/時くらいまでの速さでしか投与できない．経胃的投与と同様に，10〜20 mL/時から開始し徐々に増量し目標投与量を持続投与する．

3 水分の投与

多くの場合，水分投与が別途必要になる．持続投与の間に，白湯を数時間で追加投与し水分の不足を補う．末梢静脈からの水分投与で水分量の確保を行うこともある．

以下に具体的な経腸栄養導入例を提示する．

> **point**
> ・状態が安定した経胃投与患者は間欠的投与をする．
> ・状態が安定しない患者，経小腸投与の場合は持続投与をする．

経腸栄養導入具体例

①間欠投与法導入例（胃瘻より）

体重60 kgの男性，胃瘻からの経腸栄養を開始することとなった．必要カロリー1,500 kcalとして経腸栄養剤エンシュア・リキッド® 1,500 mLを目標投与量とした．必要水分量は1,500 mL，経腸栄養剤に含まれる水分量は1,200 mLと考え，300 mLの水分を補充する必要があった．上記スケジュールに沿って1日3回の間欠投与法を行った．

	経腸栄養（mL）	白湯（mL）	1日総投与量（mL）	エネルギー量（kcal）
第1日目	200	100	600	300
第2日目	300	100	1,200	900
第3日目	400	100	1,500	1,200
第4日目	500	100	1,800	1,500
第5日目	600	100	2,100	1,800

②持続投与導入例（消化管術後，小腸瘻より）

75歳，男性，胸部下部食道がん．術前は経口摂取可能であった．開胸開腹で食道亜全摘術施行．術中に小腸瘻造設．術翌日から腸瘻より経腸栄養開始．10 mL/時より開始．術後のrefillingを考慮しPOD5（post operative day：POD）まで総水分投与量を控えめにコントロールした．POD 8に経口摂取を開始し，経腸栄養を減量しPOD 15には経腸栄養を終了した．

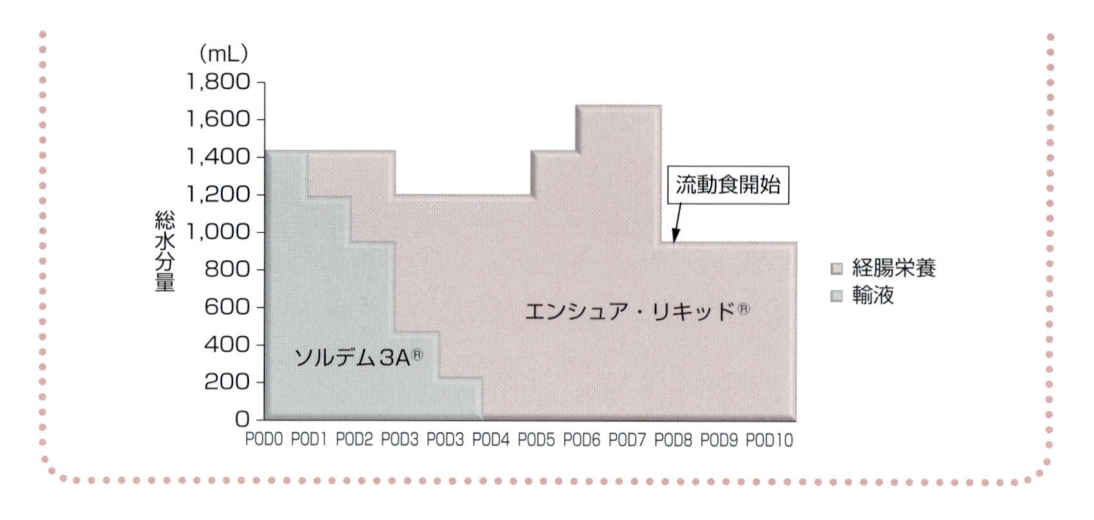

VII どのような点に注意したらよいか？

　経腸栄養導入時に**最も問題になるのは下痢である**．多くは投与速度が速いため起こることが多く，下痢を生じたら投与速度を減らし改善を待つ．間欠投与法であれば，いったん経腸栄養ポンプを用いた持続投与に変更することで改善を図る．成分栄養剤は浸透圧が高く，下痢の原因となりうるため濃度を低く調整することも考慮するが，半消化態経腸栄養剤は，浸透圧はほとんどが等浸透圧につくられているため希釈の意味はない．溶解操作による菌繁殖のリスクから希釈は行わないほうがよいとされている．感染性腸炎などが隠れている可能性があるため，偽膜性腸炎などの薬剤起因性腸炎なども考慮する必要がある．チューブ閉塞が問題になることも多く，予防のため 4 時間ごとに水 30 mL でチューブをフラッシュする．細経のチューブの場合は，残渣の少ない成分栄養剤を選択することも閉塞予防となる．

VIII おわりに

　消化管を利用できる症例は多い，入院初期，周術期から積極的に経腸栄養を利用してほしい．

文献

1) Heyland DK, et al., Canadian Critical Care Clinical PracticeGuidlines Comimittee : Canadian clinical practice guideline for nutrition support in mechanically ventilated, critically ill adult patients. J Parenteral Enteral Nutr 27 : 355-373, 2003.
2) Weimann A, et al. : ESPEN Guidelines on Enteral Nutrition ; Surgery including Organ Transplantation. Clin Nutr 25 : 224-244, 2006.
3) Kreymanna KG, et al. : ESPEN Guidelines on Enteral Nutrison ; Intensive care. Clin Nutr 25, 210-223, 2006.

（西川　元）

IV. 診療科・疾患別の輸液
～輸液開始の判断→具体的な処方例→止めるタイミングは？～

1. 救急で使う輸液
   - (1) 初療での輸液　～脱水症を見逃さない～　　150
   - (2) 心肺蘇生時の輸液　　157
   - (3) 外傷（出血性ショック）の輸液　　164
   - (4) クラッシュ症候群・横紋筋融解症の輸液　　171
   - (5) 熱傷の輸液　　175
   - (6) 敗血症性ショックの輸液　　181
   - (7) ALI/ARDS の輸液　　187
   - (8) アナフィラキシーショックの輸液　　193
   - (9) 熱中症の輸液　　201
2. 麻酔科で使う輸液　　209
3. 外科で使う輸液　～周術期輸液の考え方～　　215
4. 消化器科で使う輸液
   - (1) 下痢・嘔吐のときの輸液　　223
   - (2) 腸閉塞のときの輸液　　228
   - (3) 炎症性腸疾患のときの輸液　　232
   - (4) 肝硬変のときの輸液　　240
   - (5) 急性膵炎のときの輸液　～急性膵炎の重症度と輸液管理～　　247
5. 循環器科で使う輸液
   - (1) 心不全のときの輸液　　253
   - (2) 虚血性心疾患のときの輸液　　258
6. 腎臓内科で使う輸液　　264
   - ミニレクチャー　造影剤腎症を予防するには？　　270
7. 糖尿病科での輸液　　274
8. 内分泌科で使う輸液　　284
9. 脳卒中のときの輸液　　290
10. 気管支喘息発作時の輸液　　295
11. その他
    - (1) 小児の輸液　　298
    - ミニレクチャー　骨髄輸液　　305
    - (2) 周産期の輸液　～不幸な帰結を未然に予防する妊娠・分娩時の輸液～　　309
    - (3) 高齢者・在宅医療の輸液　～高齢者に役立つ皮下注射～　　322
    - (4) 終末期に使う輸液　　329

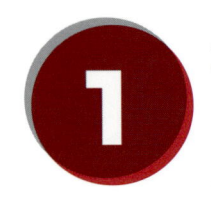

1 救急で使う輸液
（1）初療での輸液
～脱水症を見逃さない～

Essence!

① 救急初療では，まず循環血液量減少状態を見逃さない．
② "軽症そうでも重症疾患が隠れていることがある"ので，「ABC-OMI」の確認を行い，必要と判断したら速やかに「I」を実施する．
③ 輸液は細胞外液型を基準に，疑われる疾患によって生理食塩水・5％ブドウ糖液など輸液を変更する．

ここでは，救急外来での初療の時点での輸液について説明する．なお，ここで紹介する輸液は代表的な処方例であり，すべてのケースに当てはまるわけではないことをご容赦いただきたい．

I　はじめに考える～「この患者に輸液は必要？？」～

　救急初療，だからといって何でもかでも静脈ライン確保，輸液…という発想はいただけない．輸液が本当に必要なのかをまず考える習慣をつけたい．
① 重症（多発外傷，重症熱傷，心停止，ショック）：これら明らかに重症と思われるケースについては異存はないだろう．
② 軽症に見えるけど：「意識」「ABC」を確認し，異常を認めれば「OMI」を施行する点から，「I（輸液路確保と適切な輸液・薬剤投与）」を行う．
③ ①病歴聴取上「高エネルギー外傷」や「ショック」などを思わせる"危険な病歴"がない，②「意識」「ABC」が安定しているか，異常があっても軽微，③歩いて救急外来に入ってくる，では輸液路の確保は必要ない可能性が高い．しかし急変には常に注意を！

> **point** 軽症かどうかキワドイときは，「意識」「ABC」を確認して，適切に「I」を実施する．

> **Memo** ABC-OMI
>
> これは，活気のあるERなどの救急部門ではよく聞かれる「呪文」である．
> 　「ABC」とは，「A（気道の確認と気道確保）」「B（呼吸の確認）」「C（循環動態の確認）」で，バイタルサインなどの全身状態の生理的なチェックとその維持・確保である．「OMI」とは，「ABC」の不安定化により行う処置である．「O（酸素投与と呼吸補助），M（モニター心電図装着など）」，そして「I」が静脈路確保と適切な輸液・投薬である．救急では輸液を投与する目的でなくとも静脈路確保が必要なことがある．
> 　「I」が，すなわち投薬路が確立されていなかったため，救急初療が遅れてしまいすべての対応が遅れたり，致死的となってしまうこともあり，その点からも輸液のみならず輸液路の確保は大切なことである．救急診療では，常に「ABC-OMI」を考えて行動する必要がある．

II 救急初療で輸液が必要となる状況の見つけ方

❶ 救急初療における輸液の考え方の基本

一般に輸液の目的は大きく2つに大別される．「replacement（補給）」と「maintenance（維持）である」[1]．replacement は「水分の補給」と「電解質の補正」であり，maintenance とは，「水分・栄養分の保持」である．救急初療での輸液の目的は前者である．**救急初療の輸液ではまず脱水（循環血液量減少）を見逃さないことにある**．そして疾患によっては「電解質の補正」も考えないといけない状況もあるし，輸液の選択を誤って医原性に電解質異常を起こしたりしてもいけない．そして救急初療では輸液自体を行わないとしても輸液路を確保することもあり，「薬剤投与のための投薬路」と「今後輸液や薬剤投与が想定されるので静脈路確保する」がある．

つまり，「replacement」と「maintenance」のどちらにもあてはまらない静脈路確保があるのである．1つ目は前述の，「投薬路の確保（厳密には輸液でない）」であり，2つ目は，「replacement ではなく"水を捨てる"ための投薬」である．すなわち，心不全や腎不全で，溢水状態で，二次性アルドステロン症に陥っている状態である．一般に利尿薬を投与する．さらに透析などを行い"水を捨てる"ことになることもある．

❷ では，どうやってみつけたらよいか

表1～4を見てほしい．表1は，救急受診理由からの患者の輸液が必要となる状況を見つける方法を示したものである．そして，それぞれ患者の病歴（表2），身体所見（表3），検査結果（表3）から輸液が必要となる状態を見つける方法である．一般に，病歴＞身体所見＞検査結果の順に輸液が必要と判断するまでの時間がかかってしまう．

表1 受診理由からの救急初療で輸液が必要となる状況

外因性	外傷	軽症から重症まであるが、到着時に軽症と見えても急変することは多々経験することであり、輸液路確保不要と判断しても、急変・重症化を想定しておく
	熱傷	重症熱傷では、水分が大量に失われており、電解質異常も必至である
	薬物中毒	強制利尿目的として多量の輸液が投与される。腎でのその薬物のクリアランスによって効果は変わる（その薬剤のクリアランス値は一定であり、輸液量には依存しないという話もある）。電解質・酸塩基平衡異常をきたす薬剤もあり、その補正・治療目的でも輸液路確保は必要
内因性	心停止	必ず輸液路は確保せねばならない状態。心蘇生のための薬剤を投与する投薬確保目的が一番重要な理由。また、循環血液量が低下しているPEAでは、"経験的多量輸液"ということで輸液を行うが、明らかに循環血液量が低下していないときのPEAではその効果のエビデンスは得られていない
	脱水・循環血液量減少・ショック	適切な輸液による血管内ボリュームの確保が必要。原因は多々あり、詳細は表2～4参照のこと
	電解質異常	高Na（利尿薬による比較的高度の脱水、脱水状態で摂水活動ができないとき）、低Na（利尿薬使用、水中毒、甲状腺機能低下症、副腎皮質機能低下症、SIADH）、高K（薬剤性：NSAIDs、スピノロラクトン、ST合剤服用）、低K（利尿薬、甘草を含む薬剤使用）、高Ca（ビタミンD製剤やビスホスホネート服用、悪性腫瘍骨転移）など
	心不全・腎不全	溢水状態にあり、一般に"水を捨てる"治療を行う必要がある。低ナトリウム血症があるが二次性アルドステロン症によるものであり、体内には水分、Naの絶対量が増加しているときで、決してNaを補おうとしてはいけない
その他		投薬目的の静脈路確保：急性冠症候群、虚血性脳卒中、外傷など 急変が否定できないなど：今後輸液が必要となる可能性を考え静脈路確保

SIADH：抗利尿ホルモン不適合分泌症候群

表2 病歴からの救急初療で輸液を必要とする徴候

循環血液量減少の可能性	脱水状態	頻回の嘔吐・下痢、発熱（特に摂水活動が低下している状態）、多尿（コントロール不良の糖尿病患者、悪性腫瘍の骨転移、ビタミンD製剤服用など高カルシウム血症の可能性のある患者、利尿薬内服）
	出血	コーヒー残渣様吐物の嘔吐・黒色便、赤色便、喀血、外傷の病歴（外出血だけでなく胸腔内、腹腔内、後腹膜骨盤腔、さらに両側大腿部の内出血の可能性）
	相対的な循環血液量減少状態：末梢血管拡張による静脈プールなどの増加	①血管拡張薬内服、②一部のショック（アナフィラキシーショック、神経原性ショック、敗血症性ショック）
溢水状態		むくむ、ズボンのベルトがしまらない、靴下の痕が残る、まぶたが重い、手がグーに握れない起座呼吸、夜間発作性呼吸困難や早朝の咳嗽
電解質異常		嘔吐・下痢・発熱などの脱水状態の可能性、腎不全の既往、栄養不良、アルコール多飲、コントロール不良の糖尿病、痙攣、こむら返り、多尿・便秘（高カルシウム血症）、全身倦怠感・全身虚脱（低カリウム血症）、以下の薬剤服用；利尿薬、NSAIDs、カルバマゼピン、カルシウム製剤、ビタミンD製剤、ビスホスホネート

表3　身体所見からの救急初療で輸液を必要とする徴候

循環血液量減少の可能性	不穏・意識混濁，頻脈・血圧低下（正常であっても，体位性血圧変化がより鋭敏で検出できる．またショック指数〔心拍数（脈拍数）/収縮期血圧〕≧1は危険〕，尿量減少，皮膚ツルゴールの低下，口腔内・腋下の乾燥，眼球の陥没，直腸診によるタール便・赤色便
溢水状態	重力性に下肢や背部に圧痕の残る浮腫，眼瞼浮腫，頸静脈怒張や頸静脈圧の上昇（胸骨上切痕から≧4.5 cm），両側肺での湿性ラ音，腹部膨満，波動あり，shifting dullness（＋）
電解質異常	呼吸数増加（特にKussmaul大呼吸），痙攣，深部腱反射低下

表4　検査結果からの救急初療で輸液を必要とする徴候

循環血液量減少	・採血にて，HbやHt値の上昇，BUNの上昇，Crの上昇，Naの上昇・低下（高NaはNaを多量に含む薬剤が投与されていない限りほとんど循環血液量低下があると考えてよい），TPやAlbの上昇 ・心エコーにて，左室が"狂ったように"収縮する，下大静脈の虚脱所見． ・NGチューブによる胃液が赤色またはコーヒー残渣様
溢水状態	胸部X線やCTによる肺水腫・胸水，腹部エコー・CTで胸水・腹水，心エコーでIVC拡大・呼吸性変動消失，左房径の拡大
電解質の補正の可能性（酸塩基平衡異常の可能性も含む）	採血による電解質異常所見，心電図でQT延長（低Ca）・短縮（高Ca），U波（低K）

III　輸液の選択

- 循環血液量減少では，輸液は細胞外液型か生理食塩水が選択される．ショックやそれに近い状態では，まず生理食塩水大量投与がされ，必要に応じ膠質液や輸血が必要となることもある．
- 心停止では，細胞外液型輸血ではなく生理食塩水が選択される．それは，ブドウ糖を含む輸液では神経予後が悪かったことに由来する．低血糖がない限りブドウ糖を含む輸液は避けるべきとされる．さらに動物実験レベルでは，生理食塩水よりも高張食塩水のほうが予後がよかったとする研究もある[2, 3]が，一般的に通常の生理食塩水を第一選択とする．
- 溢水状態では，前述のとおり，体内での水分・ナトリウムはともに増加しているので，通常輸液は必要としない．ライン確保目的の輸液や，薬剤を溶かす溶媒としての輸液が必要となるなら，5％ブドウ糖液が選択される．

> **Memo　細胞外液型の選択〜リンゲルか，乳酸リンゲルか，酢酸リンゲルか？〜**
>
> これらの細胞外液型輸液の相違は，陽イオンでなく，陰イオンにある．最初は含まれる陰イオンはCl⁻だけというリンゲルであったが，大量輸液でHCO₃⁻低下などによる希釈性アシドーシスを起こす危険性があり，これに緩衝剤・乳酸イオンを加えた乳酸リンゲル，ハルトマン®液が生まれた．しかし代謝が肝臓であり，重症肝障害患者での使用が問

題と考えられたため全身で代謝される酢酸イオンの製剤が生まれるに至った．そしてついに，さらに負担が軽いといえる，重炭酸イオンの細胞外液型輸液が開発され今に至っている．重炭酸イオンはカルシウムイオンと沈殿してしまうため安定した重炭酸イオンの輸液は開発が難しかったのである．

　細胞外液型輸液の開発の歴史は以上のとおりである．では，どれを選択したらよいか．

　結論からいうと，**細胞外液型輸液の必要となる患者の大半はどれでもよいのである**．となると**一番安価な乳酸リンゲル液が第一選択**となる．では，酢酸リンゲルや重炭酸リンゲルはどういったときに選択されるのか．肝機能が著明に低下していたり，乳酸代謝が異常になっている状態では，酢酸リンゲルが一般に選択される．では重炭酸リンゲルはどうかというと，酢酸リンゲルに比べ薬価が高い以外（大体2倍前後），酢酸リンゲルと重炭酸リンゲルの厳密な棲み分けがハッキリしない．2007年，日本で多施設共同無作為二重盲検比較試験があり，重炭酸リンゲルのほうが速やかにアシドーシスを改善した[4]とあるが，まだ世界的なコンセンサスが得られていない．話を乳酸リンゲルと酢酸リンゲルに戻すが，薬価はあまり変わらないようだが，これも肝機能がどのくらい低下した例で酢酸リンゲルにすべきなのかも不明瞭であったり，また乳酸リンゲルと酢酸リンゲルでの比較した価値のある仕事はなく，結果的に経験や好みなどで酢酸リンゲルや重炭酸リンゲルが使用されているのが現実である．

IV　輸液の実際〜処方例〜

1）循環血液量減少・消化管出血

　ソルラクト®，ラクテック®，ハルトマン®がある（「D」がついている輸液もあるが，基本的には「D（デキストロース）」を含まないものを選択する）．

> **処方例**
> 1) 軽症例　ソルラクト®，ラクテック®，ハルトマン®
>   　　　　500 mL/時
> 2) 中等症　ソルラクト®，ラクテック®，ハルトマン®
>   　　　　1,000 mL/時
> 3) 重症例・ショック　**生理食塩水 1〜2 L/時　急速輸液**
>   　　→　ショックを脱したら 1/2 生食（half saline）にする．

> **Memo　1/2 生食（half saline）の作り方**
>
> 　理屈では生理食塩水 500 mL＋蒸留水 50 mL であるが，実際の現場では，これらの製剤が簡単に混ぜて生成できないことが多い．少し薄くなるが，蒸留水 1,000 mL＋10％塩化ナトリウム 40 mL でつくるほうが簡単．1号液も濃度的には 1/2 生食として扱ってもよさそうだが，そもそも乳酸リンゲルに5％ブドウ糖液を加えたものなので，糖と乳酸が入ってしまう（10％塩化ナトリウム：1 A＝20 mL＝約 34 mEq）．

もしも，①乳酸アシドーシスの可能性，もしくは存在する，②重症肝不全ならば，酢酸リンゲルを選択する．

> **処方例**　ソルアセトF® or ソルアセトD®　500 mL　速度は前期1)〜3)に準じる

くどいが，重炭酸リンゲル（ビカーボン®，ビカネイト®）の位置づけは，ハッキリしない．

2) 外傷

重症外傷は別項（→p.164 第Ⅳ章①「3. 外傷（出血性ショック）の輸液」参照）．軽症では輸液不要なことが多いが，ライン確保の意味もあり輸液をするなら，以下のようにする．

> **処方例**　ソルラクト®，ラクテック®，ハルトマン®　500 mL　確保程度で開始

3) 薬物中毒

> **処方例**　ソルラクト®，ラクテック®，ハルトマン®　500 mL/時

アルカリ化が必要なら，炭酸水素ナトリウムを添加する．

4) 心停止

> **処方例**　生理食塩水　500 mL　ひとまず確保程度の速度で点滴

PEAで病歴・心エコーなどで循環血液量減少が認められるなら（pseudoEMD），急速輸液とする．

5) 電解質の補正

他項に譲る．それぞれ第Ⅱ章③「1. Na, Cl濃度の異常，診断と補正の原則（→p.38）」，「2. K濃度の異常，診断と補正の原則（→p.52）」，「3. Ca/P/Mgの異常，診断と補正の原則（→p.64）」を参照のこと．

6) 溢水状態（二次性アルドステロン症併発）

> **処方例**　5％ブドウ糖液　確保程度で点滴．必要に応じラシックス®を静注．スピロノラクトンも考慮（基本的にはアルダクトンA®という経口剤を使用するが，ソルダクトン®という静注剤もある）

V 輸液を止めるタイミング

　救急初療においての輸液を止めるタイミングは，その患者の精査などを実施し「帰宅可能」となったときくらいである．入院となったり，また救急外来において初療から専門科への引き継ぎでは，輸液は引き続き続行となっていることが多い．

文献

1) UpToDate ONLINE 18.2：Maintenance and replacement fluid therapy in adults.
2) Fisher M, et al.：Effects of hypertonic saline on myocardial blood flow in a porcine model of prolonged cardiac arrest. Resuscitation 54：269-280, 2002.
3) Breil M, et al.：Hypertonic saline improves myocardial blood flow during CPR. Resuscitation 56：307-317, 2003.
4) 大井良之ほか：酢酸リンゲル液を対照とした重炭酸リンゲル液の多施設共同無作為二重盲検比較試験－開腹手術予定患者を対象として．新薬と臨床 56(1)：2-10, 2007.

〈谷口洋貴〉

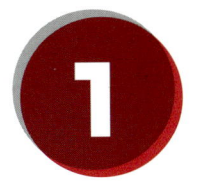

Ⅳ 診療科・疾患別の輸液～輸液開始の判断→具体的な処方例→止めるタイミングは？～

1 救急で使う輸液
（2）心肺蘇生時の輸液

Essence!

① 心停止時は基本的 CPR と迅速な除細動が最も重要で，輸液や薬物投与の重要性はその次である．心停止の原因により輸液を考える必要があり，心停止＝大量輸液ではない．

② 輸液路の優先順位は，①末梢静脈路，②骨髄輸液路，③中心静脈路の順に考える

③ 低体温療法を行う場合は，心拍再開後，4℃の生理食塩水（30～40 mL/kg）を 20 分で投与する方法が導入までの時間を短くすることができる．

症 例

救急の当直をしている夜に，「62 歳　男性．街中で歩行中に突然倒れて，周囲の人により救急要請，救急隊現着時，モニター上心室細動です」という救急本部からの連絡が入り，患者が搬送されてきた．最近，手技をしていなかった 2 年目研修医 A 医師は「よし，久しぶりの気管挿管，静脈路確保だ！」と，患者が搬送されてくるなり，喉頭鏡を握りしめた．

ここでの疑問，「心肺蘇生時にまず行うべきことは静脈路確保や気管挿管であろうか？」

Ⅰ 心停止時の正しい優先順位は？

心停止の治療に用いられる薬物で，強力なエビデンスにより支持されているものはほとんどなく，静脈路確保や輸液の優先順位は低い．**心肺蘇生で，最も重要なことは，胸骨圧迫と換気からなる基本的 CPR と迅速な除細動**であり，静脈路確保や薬物投与の重要性はその次である．CPR を開始して除細動を試みた後に，静脈路を確保して薬物療法を考慮し，その次に高度な気道確保器具を挿入することを考えることが正しい優先順位である．

> **症例（続き）**
>
> 　A 医師は，救急隊から基本的 CPR を引き継ぎ，モニター装着をしたところ，心室細動であり，除細動を試みた．CPR を継続し，末梢静脈路を試みたが，静脈が確保できず，中心静脈路の確保を試みた．胸骨圧迫により，身体が動き，確保が困難で，胸骨圧迫を休止してもらい，中心静脈路を確保した．

ここでの疑問，「心肺蘇生では中心静脈確保は必要か？」

II　輸液路の優先順位は？

　輸液路の選択肢としては，①末梢静脈路，②中心静脈路，③骨髄輸液路の選択肢がある．
　末梢静脈路と中心静脈路を比較すると，成人では薬剤が末梢静脈から投与された場合は，中心静脈から投与された場合よりも，最高薬物濃度は低く，循環時間は長くなる．また，薬剤が中心循環に到達するまでの時間は，末梢静脈からの投与では 1〜2 分を必要とするが，中心静脈路から投与すると短くなる．このように末梢静脈からの投与では，薬剤が中枢に送られるまでの時間が長くなるため，末梢静脈から薬剤を投与する場合は，薬剤をボーラス投与した後に，静脈内輸液 20 mL をボーラスで追加し，当該肢を 10〜20 秒間挙上し，中心循環への薬物の移行を促進する必要がある．
　骨髄輸液路は小児で使用されることが多いが，心肺蘇生時には成人にも使用される．骨髄の静脈叢は虚脱することなく，急速輸液，薬物投与，検査用採血を安全かつ有効に可能にするという特徴をもつ．輸液路を選択するにあたり，「心肺停止時の輸液療法や薬剤療法は，CPR より優先順位が低く，輸液路の確保のために CPR を中断するべきではない」という考えに基づいて選択順位を決める．
　末梢静脈路や骨髄輸液路は，CPR を中断することなく，確保することが可能であり，中心静脈路よりも優先される．この 2 つでは侵襲が少なく手技が容易な末梢静脈路が優先されるため，優先順位は末梢静脈路が第一選択となり，静脈の虚脱などで確保が困難であれば，骨髄輸液路の確保を試みる．除細動と経末梢静脈または骨髄内薬物投与の後に自己心拍が再開しないならば，中心静脈路の確保を考慮してもよい．**表 1** に各輸液路の比較を示す．

> **症例（続き）**
>
> 　何とか中心静脈路を確保した A 医師は「心肺停止には大量輸液だ」と中心静脈路から生理食塩水を全開で投与開始した．

　ここでの疑問，「蘇生時の輸液製剤の選択に根拠はあるか？」「心肺蘇生時の輸液は大量輸液が適切な輸液か？」

表1 輸液路の比較

	利点	欠点
末梢静脈路	・手技が容易である ・CPR を中断する必要がない	・身体の中枢まで薬剤が到達するまでに時間がかかる ・静脈が虚脱していれば，確保することが困難なことがある
中心静脈路	・薬剤の最高血中濃度が高い ・薬剤が中枢に到達するまでの時間が短い	・確保するのに CPR を中断する必要がある ・重大な合併症の可能性がある
骨髄輸液路	・虚脱することなくアクセスすることができる ・CPR を中断する必要がない	・末梢静脈路に比べ侵襲が大きい ・骨髄穿刺針が必要 ・経験ある医師が少ない

III 輸液製剤の選択の根拠は？

輸液の選択について明確な根拠はなく，米国心臓学会（AHA）ガイドラインでは「低血糖のエビデンスがない限り，ブドウ糖を含む溶液は避けるべきである」とだけ記載されている[1]．実際には，糖が含まれない生理食塩水や酢酸リンゲル液を使用している施設が多い．

IV 心停止時のルーチンの輸液は？

そもそも心肺蘇生においてルーチンの輸液は必要であろうか．この問題についてのエビデンスに基づく答えは現段階ではない．一般には，ACLS のアルゴリズムに沿った薬剤投与のために末梢静脈ラインが確保され，ルーチンに輸液が行われているのが現状である．少なくとも，外傷や消化管出血などの循環血液量減少が原因となった心停止に対して輸液療法は必須と考えられる．しかし，それ以外の心停止に対してルーチンの輸液療法が有効かどうかはわかっていない．

V 心原性心停止と冠動脈灌流圧

心原性の心停止の蘇生において，冠動脈灌流圧を意識することが大切である．心肺蘇生が成功するかどうかには「心肺停止により酸素が送られていない心筋をいかに再酸素化するか」が大きく関わっている．

冠動脈灌流圧とは，冠動脈にどのくらいの圧較差で血液が流入するかという値で，冠動脈灌流圧が高いほど，冠動脈への血流は増加し心筋の再酸素化に有利となる．生理的に冠動脈への血流は拡張期に流れ，冠動脈へ流れる血流である冠動脈灌流圧とは，拡張期血圧 − 拡張期右房圧である．冠動脈灌流圧の上昇は心筋への血流量を増加させることにより，心拍再開率を上昇させる．冠動脈灌流圧は心筋血流量，心拍再開率の両方に比例しており，冠動脈灌流圧が 15 mmHg 以上あれば心拍再開が予想される．

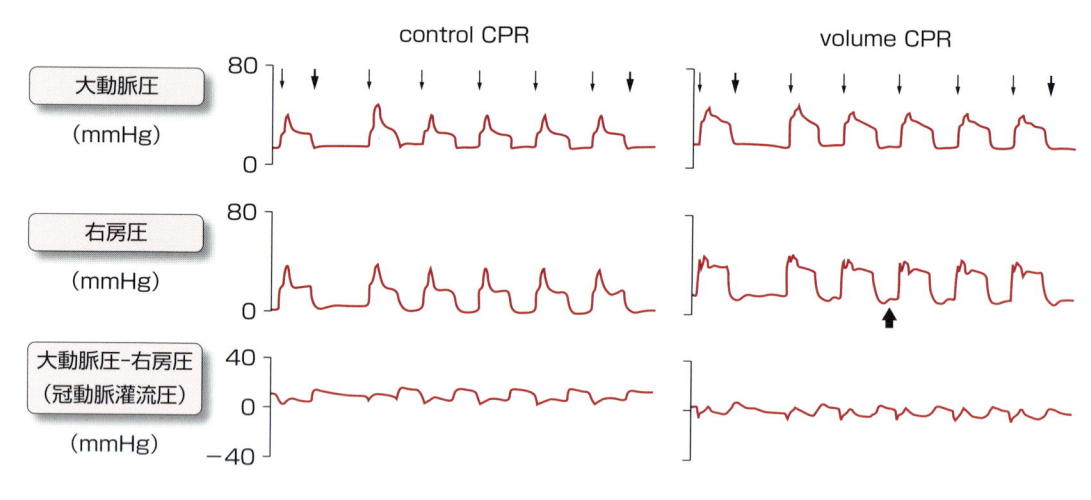

図1 CPRと大動脈圧，右房圧，冠動脈灌流圧の関係

　閉胸式心マッサージ中，収縮期（胸骨圧迫時），胸腔内圧の増加は動静脈圧を同時に上昇させるために冠血流は生じず，拡張期（除圧時）に冠動脈へ血流が流れる．心肺蘇生活動はどれも，この冠動脈灌流圧を高くすることを目的に行っている．たとえば，アドレナリンは血管収縮により，拡張期血圧を上昇させることにより，冠動脈灌流圧を高くし，冠血液量を増加させ，心筋を再酸素化する．このように，心原性心停止時は冠動脈灌流圧を高く維持するように努力するべきである．

VI　輸液と冠動脈灌流圧の関係は？

　それでは輸液が冠動脈灌流圧を上昇させるのだろうか．輸液療法により大動脈圧が上昇するが，同時に右房圧・静脈圧が上昇することは想像できる．実際に，動物実験の結果からは，輸液により右房圧・中心静脈圧の上昇することから，拡張期血圧-拡張期右房圧である冠動脈灌流圧は低下するという報告[2]や，アドレナリン投与による冠動脈灌流圧の上昇は輸液を行っても変化がないという報告[3]がある．**明らかな循環血液量減少がない際には，輸液療法は冠動脈灌流圧を低下させ，心筋の再酸素化を阻害し，蘇生に悪影響を及ぼす可能性もある．**

　図1は犬の動物実験において，CPRと大動脈圧，右房圧，冠動脈灌流圧の関係を記載している．左の図は輸液を行わずにCPRを施行し，右の図は輸液を施行しながらCPRを施行している．輸液を施行したCPRのほう（右の図）が，大動脈圧が上昇しているが，右房圧も上昇しており，その差である冠動脈灌流圧は低下している[2]．

> **処方例**　心原性心停止における蘇生時の輸液
> **生理食塩水 30 mL/時＋薬剤投与時のボーラス投与**

Ⅶ 症例に応じた輸液を

心原性以外の原因が考えられる心停止では症例に応じた輸液が求められる．特に輸液に関しては，波形が **PEA での原因検索の 5H5T** に含まれる **hypovolemia（循環血液量減少）** という要素が心停止の原因であるかを考慮する必要がある．具体的には外傷，消化管出血，アナフィラキシー，敗血症などは循環血液量減少が心停止に影響している可能性があり，大量輸液が必要となる可能性がある．このように，それぞれの症例の心停止の原因を考えた輸液療法を考えなければいけない．

> **処方例**　循環血液量減少が原因の心停止における蘇生時の輸液
> **生理食塩水　全開で投与**

> **症例（続き）**
>
> CPR を継続しながら，血液ガス検査を施行したところ，pH 7.12, PaO_2 140 mmHg, $PaCO_2$ 45 mmHg, HCO_3^- 14 mmol/L という結果であった．A 医師はアシデミアおよび代謝性アシドーシスに対して輸液を炭酸水素ナトリウム（メイロン®）に切り替えることとした．

ここでの疑問，「炭酸水素ナトリウム（メイロン®）は投与すべきか？」

Ⅷ 炭酸水素ナトリウム（メイロン®）の位置づけ

心肺蘇生時には，循環不全があり，嫌気性代謝からアシデミアが存在することが多いが，その際の炭酸水素ナトリウム（メイロン®）の投与には根拠があるだろうか．

代謝性アシドーシスの治療は原因である循環不全の解除（酸素を用いた適切な換気，良好な胸骨圧迫による組織灌流の改善，迅速な心拍再開）が治療であり，**炭酸水素ナトリウムの投与は根本的な治療ではない**．心肺蘇生時に，炭酸水素ナトリウムの投与を支持するデータはほとんどなく，さまざまな副作用と関連していることが知られている．炭酸水素ナトリウム投与による副作用とは，体血管抵抗を低下させ，冠動脈灌流圧を下げることや，細胞外のアルカローシスが酸素解離曲線を偏移させ，末梢での酸素の供給を低下させることで，さらに末梢循環不全が進むことなどさまざまなものがある．

AHA ガイドラインでは炭酸水素ナトリウム投与について「一部の特殊な蘇生状況（代謝性アシドーシス，高カリウム血症，または三環系抗うつ薬などがあらかじめ存在する場合など）では，炭酸水素ナトリウムは有益である場合がある」とだけ記載され[1]，**特殊な環境のみに炭酸水素ナトリウムの適応がある**としており，それ以外での炭酸水素ナトリウムの有用性については記載されていない．一方で，極度のアシデミアは心拡張不全，平滑筋収縮による

末梢循環不全を引き起こすこともも知られており，実際の臨床では，pH7.1を目指し，投与することが多い．

> **症例（続き）**
>
> 心室細動に対して，除細動および基本的なCPRにより，自己心拍は再開した．当直の循環器医師は，心原性（特に急性冠症候群）の可能性が高いと判断し，低体温療法を導入しながら冠動脈造影を行う方針とした．

ここでの疑問，「蘇生後の輸液に特徴はあるか？」

IX 心停止後の低体温療法

心肺停止蘇生時の大きな目標は，蘇生後の患者の脳神経学的予後の改善にある．2002年にHACA試験，Bernard試験という2つの臨床試験が，"The New England journal of medicine"に掲載された．これらの臨床試験は，**初期心リズムが心室細動の心肺停止の患者で蘇生に成功し，循環動態が安定している患者を対象に，蘇生後の中等度低体温療法（体温32〜34℃　持続時間12〜24時間）を施行することにより，患者の神経学的予後が改善した**という報告である[4,5]．この報告以来，低体温療法が注目を集めている．さらに，今日では，自己心拍が再開している患者を対象に，少しでも早い低体温療法の導入が神経学的予後を改善させるというデータから，低体温療法の導入までをいかに短時間にするかが課題となっている．

X 低体温療法導入の際の輸液

低体温療法の導入には，多くの臨床研究で，対外冷却法（冷却ブランケットや氷嚢の頻回の交換）を使用しているが，低体温の導入までに数時間かかることもある．低体温の導入までの時間を短縮するために，体内冷却法（冷却輸液の急速静注，血管内冷却カテーテルなど）との組み合わせが用いられる[6]．特に冷却輸液の急速静注は簡便で実用的であり，臨床試験も多くされている．具体的には，**4℃に冷却された生理食塩水（30〜40 mL/kg）を20分で急速輸液**することで，安全に，早期に低体温療法を導入できるという報告があり[7]，実際にさまざまな施設で臨床に導入されている．

> **処方例**　低体温療法導入時の輸液
> **4℃に冷やした生理食塩水1,500 mL（50 kgで計算）を全開で投与**
> （20分で終了できるように調節）

XI 輸液を止めるタイミング

　心肺蘇生時は，薬剤投与のライン確保の必要性から輸液を止めることは現実的ではない．治療に反応せず心肺蘇生を断念した際，もしくは状態が落ち着き，経口または経腸での投与によって必要な水分量やエネルギーが摂取可能となれば，輸液を止めることとなる．

文献

1) 日本蘇生協会監：AHA 心肺蘇生と救急心血管治療のためのガイドライン 2005（日本語版）．pp.107-108, 中山書店, 2006.
2) Ditchey RV, Lindenfeld J：Potential adverse effects of volume loading on perfusion of vital organs during closed-chest resuscitation. Circulation 69：181-189, 1984.
3) Gentile NT：Effects of arterial and venous volume infusion on coronary perfusion pressures during canine CPR. Resuscitation 22：55-63, 1991.
4) The Hypothermia After Cardiac Arrese Study Group：Mild therapeutic hypothermia to improve the neurological outcome after cardiac arrese. N Engl J Med 346：549-556, 2002.
5) Bernard SA：Treatment of comatose survivors of out-of-hospital cardiac arrese with induced hypothermia. N Engl J Med 346：557-563, 2002.
6) Seder DB, Van der Kloot TE：Methods of cooling；practical aspects of therapeutic temperature management. Crit Care Med 37(7 Suppl)：S211-222, 2009.
7) Kim F, et al.：Pilot randomized clinical trial of prehospital induction of mild hypothermia in outof-hospital cardiac arrest patients with a rapid infusion of 4℃ normal saline. Circulation 115：3064-3070, 2007.

〈濱中訓生〉

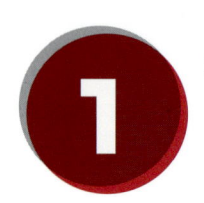

1 救急で使う輸液
（3）外傷（出血性ショック）の輸液

> **Essence!**
>
> ①外傷でショックをみたら，1に出血，2に出血，3に出血を考える．
> ②出血性ショックには，まずは細胞外液製剤を入れながら止血方法を考える．
> ③止血完了前の輸液速度と大量出血に伴う凝固障害には要注意．

I はじめに〜外傷診療時に輸液は必要？〜

1 明らかにショック症状を呈している多発外傷では

　高エネルギー外傷や多発外傷でショック徴候を認めたら，迷っているヒマはない．1にも2にも出血性ショックが存在していると考えて，細胞外液製剤の急速輸液を開始し，並行して出血源を検索する．

　出血源としてまず確認するのは外出血である．持続出血があれば出血点を直接圧迫して止血を図る．次に体腔内への大量出血の有無を確認する．ショックになるほどの大量出血が起こりうるのは，胸腔内，腹腔内，骨盤周囲である．まずは初療室から移動せずに施行できるエコーとポータブルX線で確認する．出血源を見つけてから輸液療法を開始するのではなく，ショックに対して即座に輸液療法を開始すると肝に銘じる．

> **Memo　高エネルギー外傷とは？**
>
> ・身体に及ぶ外力が高エネルギーであると思われる受傷機転．
> ・自動車乗車中：急速減速事故（壁への激突など），車両の変形25 cm以上，横転事故，車外放出，同乗者の死亡など．
> ・2輪車乗車中：車両から離れて飛ばされた．
> ・歩行者：ボンネットに乗り上げて地面に落ちた，空中を飛ばされた．
> ・転落：6 m以上の高所からの転落．

❷ 来院時のバイタルサインは落ち着いている鈍的外傷では

　見た目には軽症でも重症の損傷が隠れていることがある．バイタルサインが変化する前に，その損傷を見つけることでショックの進行を食い止める．

　全身に鈍的外力を受けた場合は，大量出血の元となる出血源がないかを必ず検索する．まず確認するのは外出血である．持続出血があれば出血点を直接圧迫して止血を図る．次に体腔内への大量出血の有無を，エコーとポータブルX線で確認する．つまりは上記の明らかなショック時と同じ検索を初期診療時に行うのだ．特に高エネルギー外傷が疑われるときは，ショックが存在することを念頭に早期に静脈路を確保して細胞外液製剤をつないでおく．ショックが進行した場合には大量出血があるものと考え，細胞外液製剤の急速輸液を開始する．

❸ 明らかに損傷が局所的なものの場合

　天井で頭をぶつけた，タンスの角で足趾をぶつけた，包丁で指先を切ったなど，受傷機転が明らかで創傷が局所的な場合は，必ずしも輸液の必要はない．ただし，局所からでも外出血が大量である場合（自殺企図による橈骨動脈の切創など）は細胞外液製剤の急速輸液が必要となる場合がある．また体幹部への穿通性外傷（ナイフでの刺創や銃創など）の場合は，高エネルギー外傷に準じて検索，輸液療法を行う．

Ⅱ 通常の維持輸液と何が違うの？

　出血が進行すると循環血液量が減少し，出血量に応じてショックは進行する．循環血液量を補うためには，まずどこででも手に入り，急速輸液に適している生理食塩水や酢酸リンゲル液（ヴィーンF®）などの細胞外液製剤を用いる．術中出血とは異なり，外傷時の出血量は正確に測定することはできないため，すでにショックバイタルを呈している場合は，成人の場合は1,000～2,000 mLを急速輸液し，反応をみて再度急速輸液を行う．小児の場合は20 mL/kgを3回まで繰り返し投与する．細胞外液製剤は投与量の1/3が血管内にとどまると考え，予測出血量の3倍量を投与する．

> **Memo　急速輸液ってどれくらいの速さで入れるの？**
>
> 　出血性ショックに対する初期輸液は急速投与する．目安は最初の10分以内に1,000 mL．ちなみに18Gの静脈留置針でソフトバッグの輸液をバケツに落とすのにかかる時間は4分30秒．実際には虚脱した静脈の抵抗などがあるため，それ以上の時間がかかるだろう．具体的には18Gで2本の末梢静脈路を確保し，全開滴下する．もし滴下速度が遅いようなら，人力によるポンピングも必要かもしれない．

　出血性ショックは初期には血圧低下を呈さない（表1，図1）．出血量が増加するととも

表1　ショックの分類

shock class	I	II	III	IV
出血量〔70 kgの成人の場合(mL)〕	<15％(<750)	>15％(>750)	>30％(>1,500)	>40％(>2,000)
脈(回/分)	<100	>100	>120	>140
収縮期血圧(mmHg)	正常	正常	<90	<70
脈圧	正常	↓	↓	↓
呼吸数(回/分)	14〜20	20〜30	30〜40	>35
尿量(mL/時)	>30	20〜30	5〜15	<5
中枢神経：精神状態	やや心配	心配	心配，混迷	混迷，昏睡

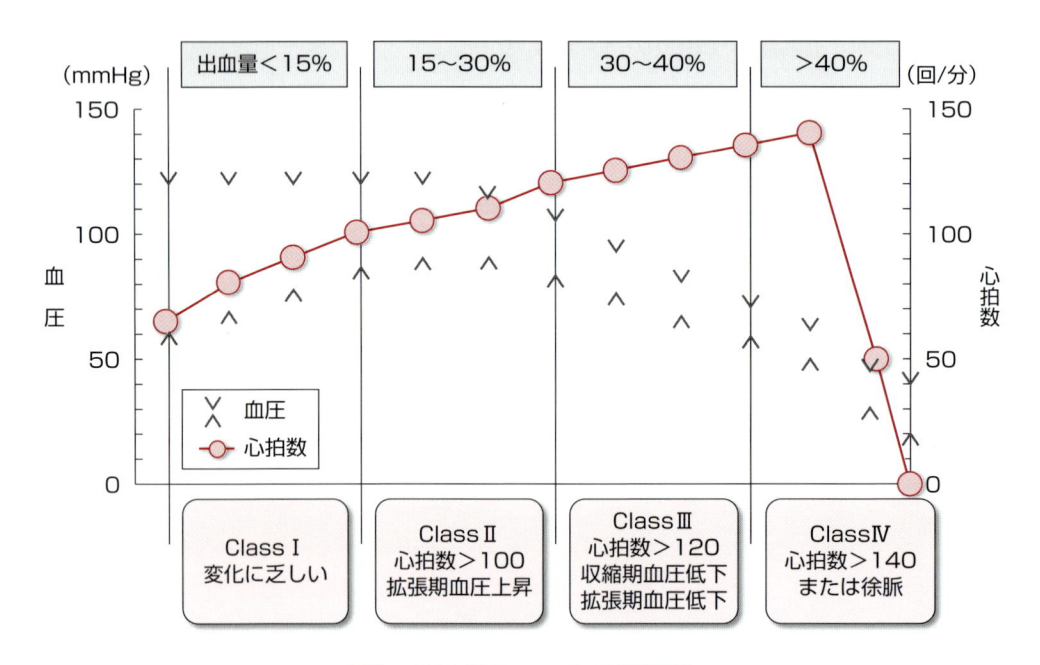

図1　出血性ショックの進行例

に，まず心拍出量を増加させることで代償するため心拍数が増加する．同時に末梢血管の抵抗を増加させることにより収縮期血圧を保ち，重要臓器への血流を保持しようとする（推定出血量：循環血液量の15％程度）．さらに出血が進行すると収縮期血圧が低下してショックインデックスが1を超え（推定出血量：循環血液量の15〜30％），さらに出血が進行すると最終的には心拍数も低下して死に至る（推定出血量：循環血液量の40％以上）．すなわち出血が予想される場合には，収縮期血圧の値に頼ることなく身体所見からショックの進行を認識し，血圧が低下する前から輸液療法を開始する必要がある．

> **point**
>
> **ショックの徴候(出血性ショック)5P's**
> 1. 蒼白(pallor)
> 2. 虚脱(prostration)
> 3. 冷汗(perspiration)
> 4. 脈拍触知不能(pulselessness)
> 5. 呼吸不全(pulmonary deficiency)

> **Memo ショックインデックス**
>
> ショックインデックス(shock index：SI)＝心拍数/収縮期血圧

> **処方例1** 来院時点ですでに非代償性ショックを呈している場合
> 18 G 以上の静脈留置針(可能であれば 14～16 G)を 2 本留置し，ヴィーン F® 2,000 mL を急速投与
>
> **処方例2** 来院時点では出血が明らかではない高エネルギー外傷の場合
> 20 G 以上の静脈留置針を 1 本留置し，ヴィーン F® を 500 mL/時で投与

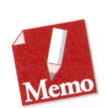

III 輸液に対する反応で出血速度を予測する

　前述したように，外傷の初期診療時には出血量は正確には測定できない．しかし輸液量に対するバイタルサインの反応から，現在の出血速度を予測することができる．細胞外液製剤の初期輸液でバイタルサインが改善し，急速輸液終了後も安定を保っていれば，初期診療時点での出血速度は比較的コントロールがついている状態と考えられる(図2)．急速輸液に対してまったく無反応であれば急速な出血が続いている可能性があり，体腔内(胸腔，腹腔，骨盤腔)への液体貯留が明らかであれば救命を目的とした出血コントロールのための緊急手術を要する(図3)．急速輸液によってバイタルサインが改善するものの，輸液速度を維持量とした後に再びショックが進行するものは，やはり持続的な出血が考えられ，出血源の特定や止血操作が積極的に求められる(図4)．

> **point**
>
> 出血性ショックに対する初期輸液は，治療であると同時に診断ツールにもなりうる．

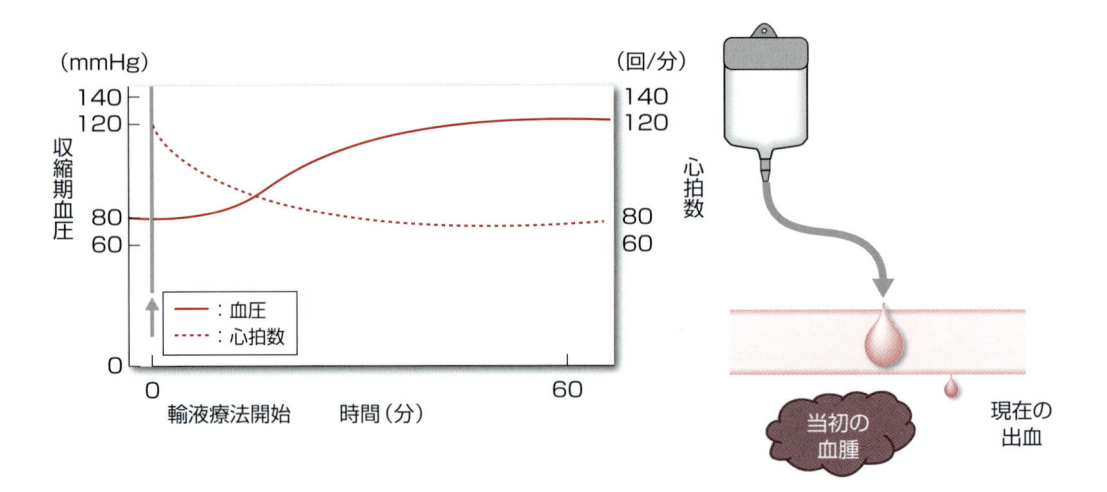

図2　初期輸液で安定する出血

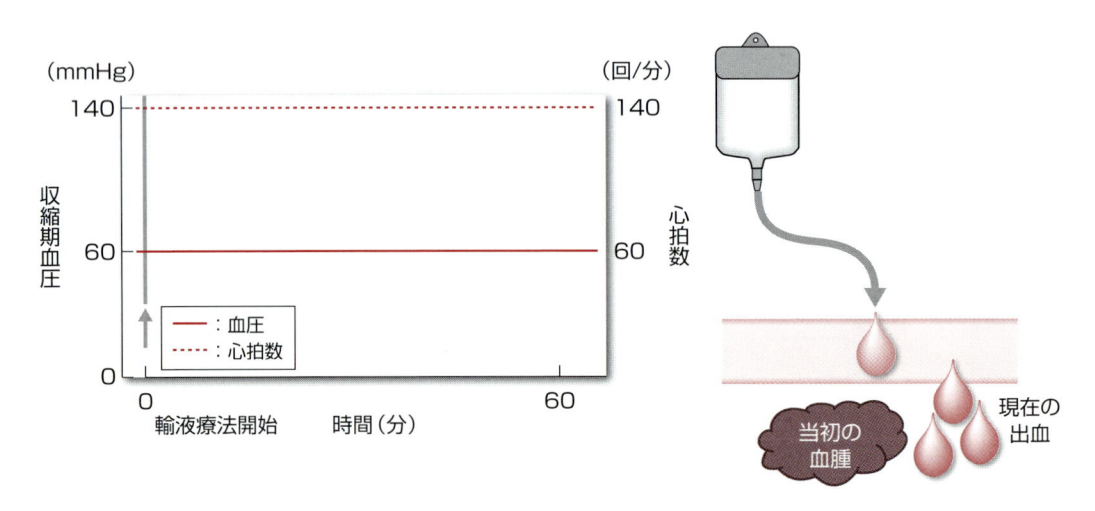

図3　初期輸液に反応しない出血

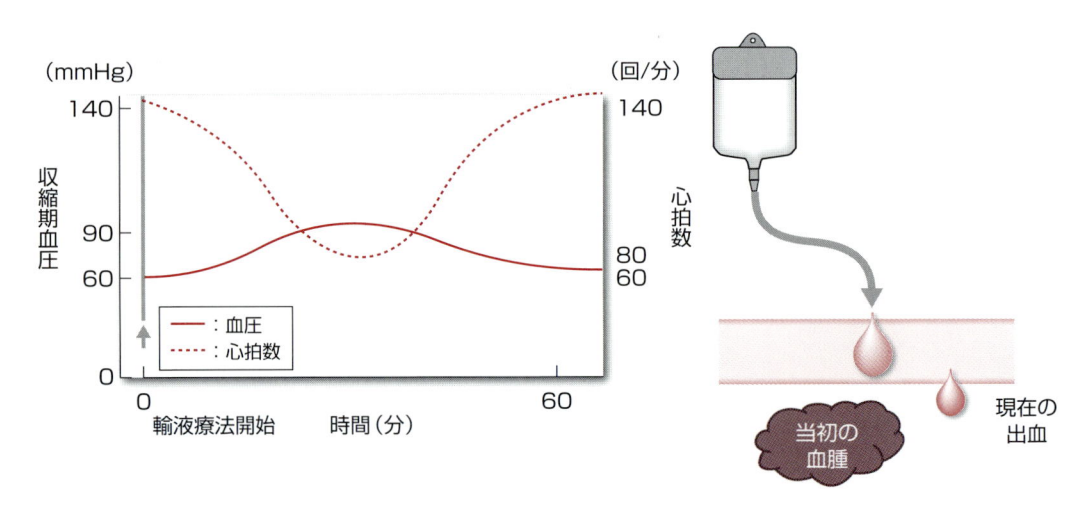

図4　初期輸液に反応するがコントロールできない出血

IV 膠質液輸液は有効？ 無効？ それとも有害？

急速輸液をしても細胞外液製剤が血管内に残るのが投与量の1/3とすると，より血管内にとどまりやすい膠質液を用いるとより治療に役立つのではないか，というのは自然な考え方ではある．しかし現時点では，外傷性出血性ショックに対して膠質液を用いることは晶質液を用いた場合に対しての有用性は示されていない．

人工膠質液〔hydroxyethyl starch（HES）など〕の使用については有用性も有害性も明らかではない．アルブミン投与については死亡率を上昇させるという研究もあったが，現在は有用性も有害性も明らかではないとされる．

有害性は明らかではないので膠質液の使用を禁止する必要はないが，ヴィーンF®や生理食塩水はどこの医療機関でも手に入るものであり，コスト面から考えても使用が奨められよう．

> **point** 人工膠質液もアルブミンも，細胞外液製剤に対して有用性は明らかではない．

V 大量出血時の凝固障害を予防するために

大量出血に対する輸液療法を施行するときには，低体温を合併しないように留意する必要がある．低体温は凝固障害を引き起こし，外傷の死亡率を上昇させる．対策は温めた輸液を使用すること．頻繁に重症外傷や出血性ショックを診療する医療機関であれば，救急初療室に恒温庫を設置して常に温めた輸液を使用できるように準備する．恒温庫が設置できない場合は，輸液を電子レンジで温めるという方法を考慮する．ただし，輸液ボトルは電子レンジでの加熱を前提としたものではなく，メーカー推奨ではない．ブドウ糖やアミノ酸が含まれた輸液は加熱により成分が編成するため電子レンジ加熱には適さず，生理食塩水を用いるのが妥当である．

> **Advice　生理食塩水を電子レンジで温めるときの目安**
> 500 mLの生理食塩水を500 Wの電子レンジで50秒加温すると，約40℃になる．

輸血製剤である濃厚赤血球は低温で管理されており，急速に輸血を行うと容易に低体温をきたしうるため，投与前に加温することが勧められるが，十分な加温を待たず緊急に輸血が

必要な状態であれば，加温生理食塩水と混じながら投与するとよい．
　膠質液の中では新鮮凍結血漿の早期投与は凝固障害を防ぎ，死亡率を改善するという報告がある．出血性ショックには晶質液に加えて新鮮凍結血漿の投与を考慮する．

VI　輸液のおわり〜輸液速度の調節〜

　外傷時の出血性ショックに対する輸液の目標は，十分な循環血液量を確保し末梢循環を確保することである．出血がコントロールされている場合は，尿量を組織循環の目安として輸液量を決めることができる．目標とする尿量は 0.5〜1 mL/kg/時である．中心静脈が入っている場合は中心静脈圧（CVP）を 3〜10 cmH$_2$O でコントロールする．出血がコントロールされていない場合は，大量輸液による血圧上昇が出血を助長するとの考えがあるが，適切な目標値は定まっていない．一例として平均血圧（MAP）60〜80 mmHg を目安にする．頭蓋内出血，特に脳ヘルニアを合併している場合は脳灌流圧を保つ必要があり，収縮期血圧（SBP）で 120 mmHg，平均血圧（MAP）で 90 mmHg 以上を目標とする．

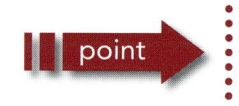

> **point**　重症頭部外傷合併時は目標血圧を高くする．

VII　外傷性ショック時の輸液のまとめ

　すでにショックを呈している場合は，成人で 1,000〜2,000 mL のヴィーンF®もしくは生理食塩水を急速投与し，反応をみて同様に追加投与する．小児では 20 mL/kg を 3 回まで急速投与する．大量輸液時には低体温による凝固障害を防ぐため加温した輸液を用い，新鮮凍結血漿も併せて投与する．初期輸液に対するバイタルサインの変化で現在の出血速度を予測し，出血がコントロールされていないときは血圧が上がりすぎないように留意して輸液を行う．

文献

1) 日本外傷学会外傷初期診療ガイドライン改訂第 3 版編集委員会編：外傷初期診療ガイドライン　改訂第 3 版．へるす出版，2008．
2) 日本救急医学会専門医認定委員会編：救急診療指針　改訂第 4 版．pp.78-80，へるす出版，2011．
3) Wigginton JG, et al.：Advances in resuscitative trauma care. Minerva Anestesiol 77：993-1002, 2011.

（山畑佳篤）

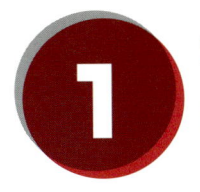

1 救急で使う輸液
(4) クラッシュ症候群・横紋筋融解症の輸液

> **Essence!**
> ①クラッシュ損傷をクラッシュ症候群にさせない．
> ②脱水・電解質補正を優先し，心室細動を起こさせない．
> ③ミオグロビンは尿細管の大敵！ 尿のアルカリ化を考える．

この項ではクラッシュ損傷，横紋筋融解症などへの輸液について説明する．

I はじめに〜クラッシュ損傷に輸液は必要？〜

1 クラッシュ損傷の本態は？

クラッシュ損傷とは，身体の一部，特に四肢が長時間圧迫を受けた場合の筋肉の損傷および組織の一部の壊死のことをさす．本態は筋肉の壊死である．高エネルギー事故，自然災害，戦災などに伴い，車両に挟まれる，倒壊した建物などの下敷きになるなどにより発症する場合が多い．圧迫解除後に壊死した筋細胞からカリウム，ミオグロビン，乳酸などが血液中に大量に漏出することによりクラッシュ症候群（圧挫症候群，挫滅症候群）を発症する（図1）．壊死した筋細胞の量は圧迫の強さ，圧迫の範囲，虚血に陥った範囲によって決まるため，一概に圧迫を受けた時間の長さだけでは規定できないが，筋組織が虚血により不可逆的変化をきたすのはおおむね4時間以降といわれている．筋肉の損傷・壊死という病態には，極度の脱水による骨格筋の虚血や細胞傷害性のある病原体や薬剤によるものもあり，横紋筋融解症と呼ばれる．

> **Memo 横紋筋融解症を起こしやすい薬剤**
> 有名なのが悪性症候群を招きやすい抗精神病薬である．その他にも日常的に使用されるHMG-CoA還元酵素阻害薬（スタチン系脂質異常症用薬），フィブラート系脂質異常症用薬は必ず覚えておく．麻酔薬，筋弛緩薬，ニューキノロンなども要注意である．

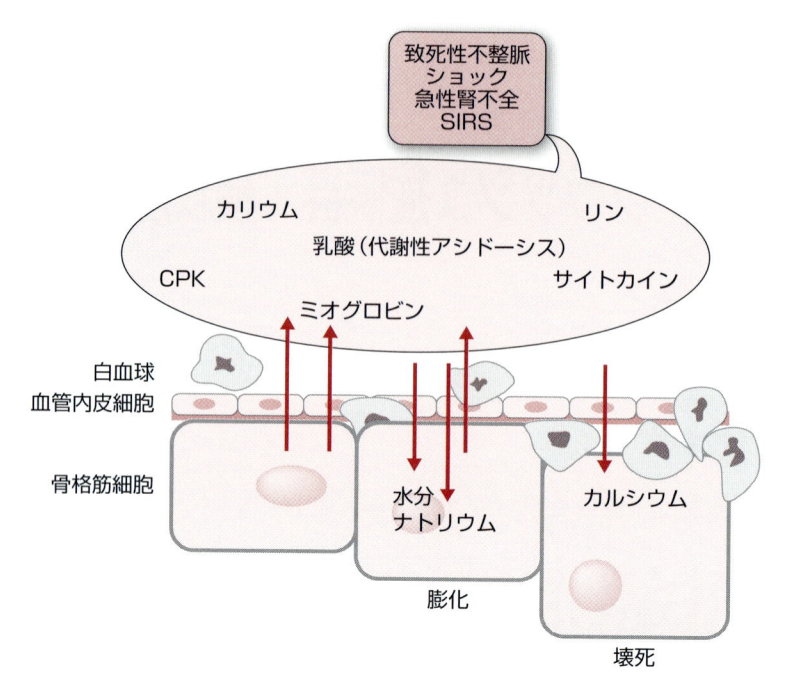

図1　クラッシュ症候群発症のメカニズム
SIRS：全身性炎症反応症候群
(日本外傷学会外傷初期診療ガイドライン改訂第3版編集委員会編：外傷初期診療ガイドライン 改訂第3版．p.189，へるす出版，2008より引用)

　いずれの病態に対する治療も考え方は同じで，「循環血漿量をいかに正しく保つように補正するか」「危機的な電解質異常をいかに補正するか」「ミオグロビン沈着による急性尿細管壊死をいかに防ぐか」を考えて輸液を行う．

❷ 圧迫解除前に現場から治療を始める！

　クラッシュ損傷の原因となる圧迫を解除すると，壊死した筋組織に血流が再開することになり，①壊死組織への体液のシフトと局所の浮腫，②壊死した筋細胞からのカリウムの大量流出，③虚血に伴う乳酸の流入による高度アシドーシス，④壊死した筋細胞からのミオグロビンの大量流出が起こり，クラッシュ症候群を引き起こす．特に問題となるのは，①による低容量性ショック，②③による致死性不整脈の出現，④による急性尿細管壊死と腎不全である．これらを未然に防ぐため，クラッシュ症候群が疑われる症例では，救助現場にAED（自動体外式除細動器）を準備するとともに，**圧迫解除前に輸液を開始する**必要がある！

> **Memo　近位側をしばることは推奨されない！**
>
> 　圧迫解除前に挫滅部位よりも近位側をしばって壊死筋組織からの原因物質の流入を防ぐ，という考え方もあるが，緊迫によって新たな壊死を招いたり末梢側全体の虚血をきたしたりする可能性があるため，一般的には推奨されない．

> **point**
> - クラッシュ損傷ではクラッシュ症候群を未然に防ぐ．
>
> **クラッシュ症候群で起こる致死的なポイント**
> - 低容量性ショック
> - 高カリウムやアシドーシスによる致死性不整脈
> - ミオグロビンによる急性腎不全

Ⅱ 通常の脱水補正などと何が違うの？

　低容量性ショックに対しては，通常の脱水補正と同じく細胞外液製剤の大量投与が初期輸液の要となる．加えて致死的合併症に対する治療を行うことがポイントとなる．高カリウム血症に対する治療として，①グルコン酸カルシウム（カルチコール®），②炭酸水素ナトリウム（メイロン84®），③グルコース-インスリン（G-I）療法，④イオン交換樹脂注腸（カリメート®）などを併用する．

> **処方例1**　圧迫解除前
> **生理的食塩水もしくはヴィーンF® 1,000 mL を急速投与**
> その後**カルチコール® 1 A（10 mL）を緩徐静注**，**メイロン84® 3 A（60 mL：1 mEq/kg）を静注**，**50％ブドウ糖液 40 mL にヒューマリン® R 10 単位を静注**
> 引き続き**ヴィーンF®を 1,500 mL/時で継続**

Ⅲ 医療機関で続ける輸液

　医療機関内では血管内容量，血清カリウム値をモニターしながら引き続き細胞外液製剤を投与する．カリウムが含まれる輸液は投与してはならない．ミオグロビンは尿をアルカリ化することにより排泄を促進して急性尿細管障害を防ぐことができるため，尿のpHが6.5以上となるようにモニターしながらメイロン®の投与を行う．尿量の目標は最低でも 2 mL/時/kg として輸液を行う．大量輸液に伴って壊死組織に急速に浮腫が生じ，圧が高まることによりコンパートメント症候群が生じることがある．浮腫を減じるためにマンニトールを投与してもよい．以上の治療で尿量が確保できないときは血液浄化療法を行う必要がある．

> **Memo　コンパートメント症候群の管理**
> 筋膜切開をして圧を開放するとするテキストもあるが，切開部からの大量の滲出液に対する管理や感染の管理が難しく，創感染の合併は患肢の切断という結果になることもあるので，適応を慎重に考える．

> **処方例2**　病院内
> ヴィーンF® 500 mL/時で輸液を継続し，血清カリウム値をモニターしてカルチコール®，メイロン®，G-I療法，カリメート®注腸
> メイロン® 250 mL を静注し，尿の pH をモニターして適宜追加
> 輸液 1,000 mL に対してマンニトールを 50 mL 投与

Ⅳ　輸液を止めるタイミング

　電解質異常が補正されて正常範囲が維持でき，尿中ミオグロビンが陰性化し，腎機能が正常化すれば，緊急輸液から通常輸液にシフトできる．

文献

1) 日本外傷学会外傷初期診療ガイドライン改訂第3版編集委員会編：外傷初期診療ガイドライン 第3版. pp.188-200, へるす出版, 2008.
2) 日本救急医学会専門医認定委員会編：救急診療指針改訂 第4版. p.503, へるす出版, 2011.
3) Centers for Disease Control and Prevention : Emergency Preparedness and Response. Mass Casualties ; Blast Injuries ; Fact Sheets for Professionals. Crush Injuries & Crush Syndrome. 2009. (http://www.bt.cdc.gov/masscasualties/blastinjury-crush.asp)

〈山畑佳篤〉

1 救急で使う輸液
（5）熱傷の輸液

Essence!

① 熱傷の病態を理解する．
② 熱傷面積を計算し，速やかに輸液を開始する．
③ 患者の状態に合わせて，輸液量を調節する．

この項では熱傷の初期輸液について記述する．

I 輸液が必要となる熱傷の程度と開始時期は？

輸液が必要となるのは，成人では熱傷総体表面積（total body surface area：TBSA）が15％以上，小児では10％以上である．開始時期に関して，**受傷後2時間以内が推奨されている**．開始時期の遅れは敗血症，急性腎不全など種々の合併症発生や予後の悪化につながる．

II 輸液の種類（組成）は？

一般に，ほぼ等張の電解質液を使用し，必要に応じてアルブミン，新鮮凍結血漿（FFP）などのコロイド輸液，高張乳酸食塩水（HLS）などを併用する．熱傷に対する輸液は受傷24時間以内とそれ以降とでは質・量ともに異なる．熱傷では受傷直後から循環動態に影響を及ぼす大きな体液変動が発生する．熱傷創から体液が失われるとともに，毛細血管の透過性亢進により創周辺のみならず創意外の非熱傷部にも浮腫が形成される．熱傷部の体液分布の変動は有効循環血液量の減少による熱傷ショックをきたすため，早期に**機能的細胞外液の補充を目的とした等張電解質輸液（乳酸リンゲル液など）を使用する**．

❶ コロイド

血管の透過性が最も亢進するのは受傷8時間以内であり，この時期にはコロイドを使用しない．この時期にコロイドを使用すると，コロイドの多くが血管外に漏出するため，浮腫

のさらなる増強，循環動態の悪化をきたす．

　では，コロイドはいつから投与すべきかが問題になる．コロイド使用に関しては24時間まで全く使用しないものと，受傷8～12時間以後に使用を開始するものとがある．わが国では24時間までコロイドを使用しないParkland[1]法を使用する施設が圧倒的に多いが，Parkland法を基本として8～12時間以後にコロイドを併用する施設もある．現在，初期のコロイド投与に関しては明確な結論がないのが現状である．しかし，適切なコロイドの併用は膠質浸透圧の維持，総輸液量の減少，非機能的体液量の減少による腹腔内圧の上昇抑制などの効果がある．特に，広範囲熱傷で大量輸液が必要な症例では，早期に著明な低アルブミン血症と浮腫をきたすため，初期のコロイドは有効と考える．また，広範囲熱傷では，受傷後24時間以降に血液成分の著明な減少をきたすため，血漿製剤の補充が必要となる．

❷ 高張乳酸食塩水（HLS）

　HLS輸液は高張乳酸食塩水を用いることによる初期輸液量の減少，浮腫の軽減を図る目的で使用される．Na濃度300 mEq/Lから開始し，尿量に応じて徐々に濃度を下げる方法である．広範囲・重症熱傷には有効であるが，経験が必要であり，治療法を誤ると高ナトリウム血症，急性腎不全合併率の上昇など危険な合併症が発生する．

❸ ハプトグロビン

　広範囲熱傷では溶血によるヘモグロビン血症，ヘモグロビン尿を認める．ヘモグロビンは腎障害の原因となるため，中和目的でハプトグロビンを投与する．なお，**ハプトグロビン製剤の使用は本邦のみの販売**である．

> **point**
> ・基本輸液は，細胞外液補充液（乳酸リンゲル液など）を使用する．
> ・症例に応じて，コロイド製剤やHLSを使用する．

Ⅲ 初期輸液の量は？

❶ まず熱傷面積を算定

　初期輸液の量を決定するためには，まず熱傷面積を算定して輸液量を決定する．簡便な熱傷面積の算定には9の法則[2]であり，より正確なのはLund-Browderの式[3]である．小児では各部位の体表面積比率が成人とは異なるため，5の法則（Blocker）[4]などを用いる（図1）．それと同時に深達度の評価〔Ⅰ度：表皮の熱傷で発赤のみ．浅達性Ⅱ度（SDB）：水疱形成があり，底の真皮が赤い．深達性Ⅱ度（DDB）：水疱形成があり，底の真皮は白い．Ⅲ度：真皮以下の深層，皮下組織の脂肪層に及ぶ〕も行う．

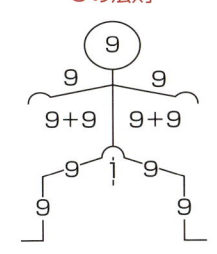

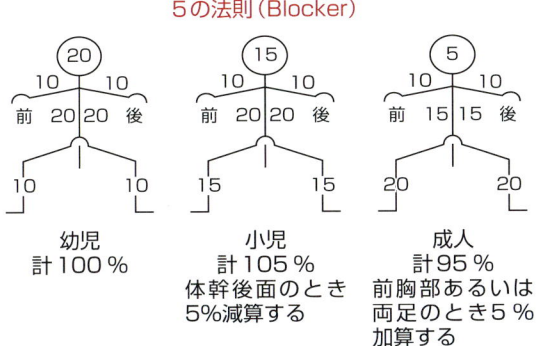

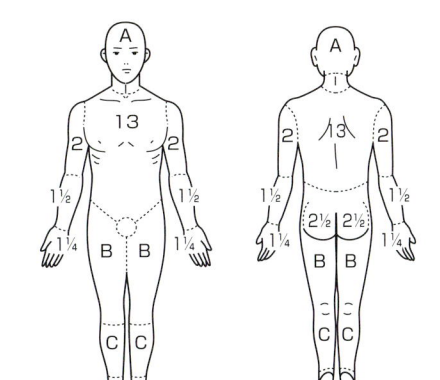

図1 熱傷面積の推定

(Wallance AB, et al.: The exposure treatment of burns. Lancet 260: 501, 1951. Lund CC, Browder NC: The estimation of area of burns. Lancet 260: 498, 1951. Blocker TG Jr: Local and general treatment of acute extensive burns. Lancet 260: 498, 1951 より引用)

2 輸液の公式

熱傷急性期の輸液公式には，①受傷後24時間以内はコロイド液を投与しない輸液公式と，②コロイドを投与する輸液公式がある．**一般に成人ではParklandの公式（Baxter公式）が広く使用されている**．表1に代表的な輸液の公式を示す．

3 ABLSコースにおける初期輸液

ABLS（Advanced Burn Life Support）は米国熱傷学会が定めた熱傷のプライマリケアであり，必要であれば熱傷専門施設に転送するまでの受傷24時間以内の適切な対処法を定めたものである[5]．

成人での受傷24時間以内の総輸液投与量はおよそ2〜4 mL/kg/% burnを目標とし，乳酸リンゲル液などの等張電解質液を投与する．最初の8時間に総投与量の1/2量，後半16時間に残りの1/2量を投与する．しかし，実際の投与量は尿量，血圧，中心静脈圧などを指標として適時調節する．

24時間の投与量
- 成　人：2〜4 mL×体重（kg）×熱傷面積（％）
- 小　児：3〜4 mL×体重（kg）×熱傷面積（％）

表1 一般的な初期輸液の方法（初期24時間の輸液）

	名称	電解質	コロイド	水（5％ブドウ糖）
電解質輸液	Parkland	乳酸リンゲル 4 mL/kg/%burn	なし	なし
	Modified Brooke	乳酸リンゲル 2 mL/kg/%burn（小児は3 mL/kg/% burn）	なし	なし
	HLS（Monafo）*	Na 250 mEq/L の輸液で尿量 30 mL/時を維持	なし	なし
コロイド輸液	Evans	生理食塩水 1 mL/kg/%burn	血漿 1 mL/kg/%burn	2,000 mL
	Brooke	生理食塩水 1.5 mL/kg/%burn	血漿 0.5 mL/kg/%burn	2,000 mL
小児の輸液	Cincinnati	最初の8時間：50 mEq NaHCO$_3$ 加乳酸リンゲル 次の8時間：乳酸リンゲル 最期の8時間：5％アルブミン加乳酸リンゲル 4 mL/kg/%burn＋1,500 mL/m^{2}TBSA（維持量）		なし
	Galveston	5％アルブミン加乳酸リンゲル 5,000 mL/m^{2}TBSA＋2,000 mL/m^{2}TBSA		なし

*HLS輸液はMonafoらの電解質組成が代表的であるが，報告により組成が異なる場合がある．
%burn：熱傷面積（％）

（日本熱傷学会学術委員会編：初期輸液．熱傷診療ガイドライン．p.35，日本熱傷学会，2009より引用改変）

- 乳幼児：基本輸液＋5％ブドウ糖加乳酸リンゲル液（維持輸液）

    維持輸液量：体重10 kgまで；100 mL/kg/24時
    　　　　　10〜20 kg；1,000 mL（上記）＋50 mL/kg/24時
    　　　　　20〜30 kg；1,500 mL（上記の1,000＋50×10）＋20 mL/kg/24時

❹ 実際の投与量の計算例

例1 55歳の男性，体重60 kg，熱傷面積50％（Ⅲ度35％，DDB 15％）に対する輸液量を算出．

4 mL×60（kg）×50（熱傷面積）＝12,000 mL
- 受傷後初期8時間：1/2である6,000 mLを750 mL/時で投与する．
- 後半16時間：6,000 mLを375 mL/時で投与する．

例2 5歳の男児，体重20 kg，熱傷面積50％（Ⅲ度15％，DDB 35％）に対する輸液量の算出．

基本輸液量（乳酸リンゲル液）3 mL×20（kg）×50（熱傷面積）＝3,000 mL
維持輸液分（5％ブドウ糖加乳酸リンゲル液）：100 mL×10＋50 mL×10（mL）＝1,500 mL
- 受傷後初期8時間
    基本輸液：1/2である1,500 mLを投与するため1,500 mL÷8時間＝188 mL/時
    維持輸液：1,500 mL÷24時間＝63 mL/時

- 後半 16 時間：1,500 mL÷16 時間＝94 mL/時
  維持輸液：1,500 mL÷24 時間＝63 mL/時

> **point** まず，正確な熱傷面積を算定し，輸液の公式に当てはめる．ただし，必ずしも絶対的なものではない．

Ⅳ 初期輸液中の管理

投与速度の最も重要な指標は尿量である．成人では 0.5 mL/kg/時，小児で 1.0 mL/kg/時以上を目標とする．ただし，時間尿量は多ければよいというものではない．その他，収縮期血圧や脈拍が有用である．**中心静脈圧や肺動脈楔入圧も参考となるが，広範囲熱傷では正常値を維持しようとすると過剰輸液となるため注意が必要である**．高齢者では治療域が狭いため，過剰輸液は早期のうっ血状態をきたす．よって，血液ガス測定など呼吸状態の管理が必要である．

気道熱傷合併例では，計算された輸液量より 10〜30 %多く投与しなければならないことを念頭に置いておく．

ヘモグロビン尿やミオグロビン尿が出現したときは腎障害を考慮し，肉眼的尿所見の消失まで，尿量が 1.0 mL/kg/時以上になるまで輸液量を増やす．

Ⅴ 熱傷の輸液で覚えておきたいこと

① 複数の輸液公式を用いるよりは，1 つの公式に精通するほうがよい．
② 輸液公式によって導かれる投与量は，あくまで目標であって，種々の要因により変わる．したがって，患者のバイタルサインを参考にした臨機応変の治療を行う．
③ 外傷の合併，電撃症，気道熱傷の合併治療開始までの遅延・受傷前に脱水，深達性熱傷面積の多いものなどは，公式による投与量より多くなることを念頭に置いておく．

Ⅵ 輸液を止めるタイミング

軽症の場合，経口摂取ができ尿量が保てれば，輸液を徐々に減らし中止をしてもよい．重症の場合，創部の滲出液が多いため，たとえ経口摂取が可能でも，尿量が不十分であれば輸液投与は必要である．

文献

1) Baxter CR, et al.：Early management of thermal burns. Postgraduate

Medicine 55 (1) : 131-139, 1974.
2) Wallance AB, et al. : The exposure treatment of burns. Lancet 260 : 501-504, 1951.
3) Lund CC, Browder NC : The estimation of area of burns. Lancet 260 : 498-501, 1951.
4) Blocker TG Jr : Local and general treatment of acute extensive burns. Lancet 260 : 498-501, 1951.
5) American Burn Association : Advanced Burn Life Support Course Providers Manual. American Burn Association, Chicago, 2005.
6) 日本熱傷学会学術委員会編：初期輸液．熱傷診療ガイドライン．p.35，日本熱傷学会，2009．

（平川昭彦）

MEMO

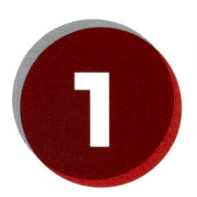

Ⅳ 診療科・疾患別の輸液〜輸液開始の判断→具体的な処方例→止めるタイミングは？〜

1 救急で使う輸液
（6）敗血症性ショックの輸液

Essence!

①敗血症，重症敗血症，敗血症性ショックでは細胞外液製剤による輸液負荷が最も重要である．
②治療開始時，血行動態安定時，refilling 時のどのときも，循環血液量を正しく保つように輸液量を考える．
③特に refilling の時期では積極的に dry side で管理する．

Ⅰ　はじめに〜敗血症に輸液は必要？〜

定義は後述するが，敗血症，重症敗血症，敗血症性ショックでは輸液療法は治療として非常に重要な位置を占める．また血行動態が不安定であるため，水分の経口摂取や経静脈以外の輸液投与（皮下注，筋肉注射など）は推奨されない．

特に循環血液量：血管内ボリュームを維持するための血管内に残る輸液製剤を中心にした輸液療法が必要となる．

Ⅱ　敗血症の定義

敗血症は感染症による全身の炎症反応によって生じる一連の症候群をさすが，特にICUへの入室患者では死亡率は高率であり，救命のためには早期の診断と適切な治療として，①感染への適切な抗菌薬および必要なら感染源コントロール，②輸液を中心とした循環・呼吸管理が必要になる．

診断するためには，まず「敗血症とは何か」について定義を確認する．"ACCP/SCCM Consensus Conference 1992"[1]では，全身性炎症反応症候群（systemic inflammatory response syndrome：SIRS）および敗血症（sepsis）は以下のように定義されている．

①体温＞38℃または＜36℃
②呼吸数＞20/分または $PaCO_2$ ＜32 mmHg

- ③心拍数＞90/分
- ④白血球数＞12,000/mm³ または＜4,000/mm³，幼弱好中球（桿状核球）＞10%
- SIRS (systemic inflammatory response syndrome) 全身性炎症反応症候群は上記4つのうち2項目以上該当する場合
- 敗血症 (sepsis)：SIRSの2項目該当＋感染症あり・疑い
- 重症敗血症 (severe sepsis)：敗血症＋多臓器障害＋循環不全
    - 循環不全（尿量低下，乳酸アシドーシス，意識レベル低下）
- 敗血症性ショック (septic shock)：重症敗血症＋難治性低血圧
    - 難治性低血圧〔十分な輸液に反応しない低血圧（血圧 90 mmHg 未満，平時より40 mmHg 以上低下）〕

　ここで重要なポイントは，SIRSと診断するための項目4つのうち3つがバイタルサインということである．そのためSIRSを疑ったときには，バイタルサインのチェックおよび採血での末梢血白血球数の確認を迅速に行い，SIRSの判定基準を満たすかどうかを判断する．
　SIRSの状態が感染症（疑い）で起こっている場合を敗血症と定義し，その重症度によって，①敗血症 (sepsis)，②重症敗血症 (severe sepsis)，③敗血症性ショック (septic shock) と分かれる．当然，重症度が高くなればなるほど死亡率・合併症率が高くなる．

Ⅲ 敗血症での治療戦略の概要

　敗血症のガイドラインとして，2008年の"Surviving Sepsis Campaign (SSCG 2008)"[2]があり，前述したとおり，救命のためには早期の診断と適切な治療である．①感染への適切な抗菌薬および必要なら感染源コントロール，②輸液を中心とした循環・呼吸管理が必要になる．ここではSSCG 2008に従って敗血症での治療戦略の概要を述べる．

❶ 早期目標指向型治療（EGDT）

　2001年にRiversらにより，早期目標志向型治療（early goal directed therapy：EGDT）に従った循環管理をICU入室までの6時間以内に達成することで28日死亡率が低下したことが示され（EGDT群 30.5%，従来の治療群 46.5%）[3]，SSCG 2008でも採用されている．

❷ 抗菌薬治療

　敗血症性ショック，重症敗血症では，できるだけ早期に，可能ならば1時間以内に抗菌薬の経静脈的投与を行う．このときの抗菌薬は，予想される細菌もしくは真菌などの起因微生物に対し感受性があり，感染が疑われる臓器への移行性がよい幅広いスペクトラムの薬剤を選択することが大切である．
　特に異物感染（カテーテル関連血流感染，人工弁心内膜炎），膿瘍形成，壊死性筋膜炎，閉塞起点を伴う尿路感染症や腹腔内敗血症では，適切なタイミングでの外科的ドレナージ・デブリドマンが，抗菌薬投与と同様にとても重要になる．

表1　EDGTでの目標

中心静脈圧（CVP）>8〜12 mmHg	輸液負荷　※人工呼吸管理中ならば 12〜15 mmHg monitoring：中心静脈ライン，Swan-Ganz カテーテル
平均動脈圧（MAP）>65 mmHg	血管収縮薬（ドパミン，ノルアドレナリン） monitoring：動脈圧ライン
中心静脈酸素分圧（ScvO$_2$）ないし混合静脈血酸素分圧（SvO$_2$）>70%	強心薬（ドブタミン，ミルリノン） monitoring：中心静脈ライン，Swan-Ganz カテーテル
尿量>0.5 mL/kg/時	

❸ ステロイド治療

SSCG 2004 以降に報告された CORTICUS study の結果を踏まえ，SSCG 2008 では推奨が弱くなった．そのため，適切な輸液管理と血管収縮薬投与にもかかわらず低血圧が遷延する成人の敗血症性ショックでは，ヒドロコルチゾンの静脈内投与を考慮すること，および投与量は 300 mg/日以下とすべきとされている．

❹ 急性呼吸促迫症候群（ARDS）治療

敗血症では，多臓器障害の1つとして急性呼吸促迫症候群（acute respiratory distress syndrome：ARDS）が 25〜40% に合併し，死亡率が 80〜90% 以上と高率となる．

人工呼吸器管理において，1回換気量が 12 mL/kg と 6 mL/kg 群を比較したところ，6 mL/kg と low tidal にした群が死亡率，呼吸器離脱までの期間も低かったことが報告されたため，現時点では人工呼吸器管理を行う場合は，低1回換気法（lower tidal ventilation）とし，呼吸回数を増やすことで対応することが推奨されている．

Ⅳ 敗血症での輸液管理〜早期目標指向型治療（EGDT）に従う〜

敗血症での循環管理として，Rivers らの行った EGDT が採用されており，これは敗血症の診断後，6時間以内に次の血行動態の目標達成を目指す（表1，図1）．

まず循環管理で大切なのは，輸液負荷である．膠質液（アルブミン製剤），晶質液（生理食塩水，細胞外液）を負荷し，中心静脈圧（CVP）>8〜12 mmHg（人工呼吸管理中ならば>12〜15 mmHg）を目標にする．

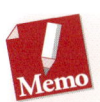

> **Memo　SAFE study**
>
> SSCG 2008 では膠質液と晶晶液はどちらを使用してもよいことになっているが，2004 年に発表された SAFE study では，ICU 患者では輸液蘇生が必要な場合，アルブミン投与群と生理食塩水投与群で 28 日死亡率に差がなかったことが示されている[4]．その

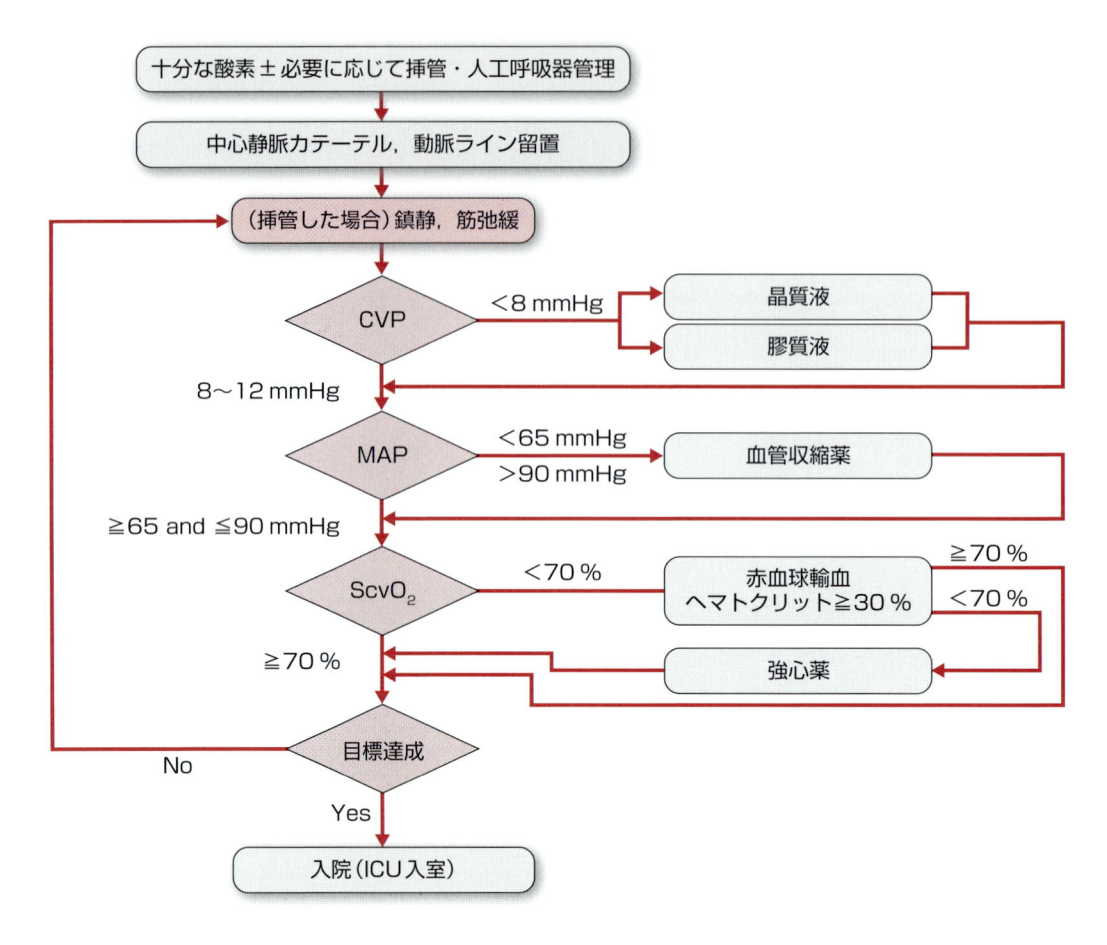

図1　早期目標指向型治療（EGDT）のアルゴリズム
(Rivers E, et al.：Early goal-directed therapy in the treatment of severe sepsis and septic shock. N Engl J Med 345：1368, 2001 より引用和訳)

> ため筆者は価格としても安価であり，同等の効果が期待できる細胞外液製剤の乳酸リンゲル液ないし生理食塩水を使用することを勧める．

このCVPが達成されても平均動脈圧（MAP）が65以下の場合，血管収縮薬としてドパミン，ノルアドレナリンを考慮する．その投与量は以下のとおりである．

> ドパミン　5〜20 μg/kg/分
> ノルアドレナリン　0.2〜1.3 μg/kg/分

ドパミン，ノルアドレナリンに反応しない場合には，追加でバソプレシンを0.01〜0.04単位/分で投与するオプションもある．

> バソプレシン（ピトレシン®）20単位/1 mL5Aを生理食塩水45 mLで希釈して0.5〜1.5 mL/時

そのうえで，CVP，MAPおよび貧血の指標であるヘマトクリット（＞30％）が正常化しても，中心静脈血酸素飽和度（$ScvO_2$）が70％以下の場合，強心薬としてドブタミン，ミルリノン投与を考慮する．その投与量は以下のとおりである．

> ドブタミン　2.5γ（μg/kg/分）で開始し，2.5γずつ調整

強心薬を使ううえでの注意点は，心筋酸素消費量が増えないよう頻脈（＞100回/分）にしないことがポイントである．

V 輸液チャレンジの目安と循環血液量の評価〜前負荷の評価〜

前負荷が十分得られるまでの輸液チャレンジは，細胞外液製剤である乳酸リンゲル液ないしは生理食塩水500 mLを30分程度で負荷することで行う．

このときSSCG 2008では前負荷の指標としてCVPが記載されているが，実際の現場では残念ながら信頼性が低い．そのため，血管内ボリュームとしての前負荷を考える場合，CVP以外の指標も含め輸液チャレンジの前後での変化を追いかけるほうが妥当と考える．

そのため，心エコーでの下大静脈径（IVC）や肺経由動脈熱希釈法（PiCCO）でのGEDBV，ITBVやフロートラックセンサーでの心拍出量変数（SVV）など血管内ボリュームの変化および，輸液負荷前後でのSvO_2，$ScvO_2$，乳酸値の変化などをフォローし総合的な判断が必要である．

VI 敗血症性ショックの輸液のまとめ

ベースに細胞外液製剤を置き，そこに適宜細胞外液製剤500 mLを30分程度で負荷していく．心・腎機能に予備力が少ない場合は，細胞外液製剤250 mLを30分程度で負荷していく．負荷後に$ScvO_2$，SvO_2，乳酸値などの変化および上記IVC，CVP，GEDBV，ITBV，SVVなどの数値の変化をフォローする．

心肺機能が正常な患者であれば，敗血症性ショック，重症敗血症では6〜12時間で5〜7L程度の輸液は当然のように行われており，自験例ではケースによって15〜20L程度が12時間で投与されることもあった．

ポイントは昇圧薬に頼って見ための血圧だけを追いかけることではなく，循環血液量が過不足ない状態を維持することが重要である．

> **処方例1**　ラクテック® 100 mL/時をベースとして，適宜，ラクテック® 500 mL　30分（心肺機能低下ケースでは，ラクテック® 250 mL　30分）を繰り返す
>
> **処方例2**　生理食塩水 100 mL/時をベースとして，適宜，生理食塩水 500 mL　30分（心肺機能低下ケースでは，生理食塩水 250 mL　30分）を繰り返す

Ⅶ 輸液を止めるタイミング

　EGDTに従い輸液負荷を行い，血行動態が安定したことを確認し（バイタルサイン，SvO_2 など総合的に判断），輸液負荷を終了しベースの細胞外液製剤（ないしは維持液）投与のみの時期をはさみ，その後refilling（血管外から血管内へ体液が移動すること）の時期がきたときには積極的にdryになるようにもっていく．このときに利尿薬（フロセミド，アセタゾラミド），場合によっては血液浄化療法などが必要になるかもしれない．このdryにもっていくときに，経腸栄養が可能ならば経腸栄養のみでもかまわない．経腸栄養開始時期が遅れる場合は，1日必要な維持液への変更となる．

　このdryになるタイミングが実感できるようになるには，相当数の敗血症およびARDS合併の敗血症ケースを経験しなければ実践は難しいかもしれない．

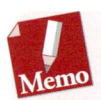

> **Memo　FACTT（Fluid and Catheter Treatment Trial）study**[5]
>
> ALI/ARDSケースで水分管理を厳密dry sideに管理した群のほうが死亡率こそ変わらなかったが，人工呼吸器装着期間の短縮が認められた．現在，ALI/ARDSケースでは輸液管理を循環が維持できる限りdry sideで管理することがスタンダードになりつつある．

文献

1) ACCP-SCCM Consensus Conference：Definitions of sepsis and multiple organ failure and guidelines for the use of innovative therapies in sepsis. Crit Care Med 20：864-874, 1992.
2) Dellinger RP, et al.：Surviving Sepsis Campaign；International guidelines for management of severe sepsis and septic shock 2008. Crit Care Med 36：296, 2008.
3) Rivers E, et al.：Early goal-directed therapy in the treatment of severe sepsis and septic shock. N Engl J Med 345：1368, 2001.
4) Finfer S, et al.：A comparison of albumin and saline for fluid resuscitation in the intensive care unit. N Engl J Med 350：2247, 2004.
5) Wiedemann HP, et al.：Comparison of two fluid-management strategies in acute lung injury. N Engl J Med 354：2564, 2006.

〈大野博司〉

Ⅳ 診療科・疾患別の輸液〜輸液開始の判断→具体的な処方例→止めるタイミングは？〜

1 救急で使う輸液
（7）ALI/ARDS の輸液

Essence!

① ALI/ARDS の輸液はタイミングが重要である．
② ALI/ARDS 発症前後のショック状態では輸液による血行動態安定化を行う．
③ 血行動態が安定した後には輸液量を最小限とし，利尿薬などを併用して毛細管静水圧を低く保つ．

この項では急性肺障害（acute lung injury：ALI），急性呼吸窮迫症候群（acute respiratory distress syndrome：ARDS）の治療における輸液について現在の考え方を説明する．

Ⅰ はじめに〜ALI/ARDS に輸液は必要？〜

ALI/ARDS は先行する基礎疾患（表1）をもち，急性に発症した低酸素血症で，胸部 X 線写真上では両側性の肺浸潤影を認め，かつ心原性の肺水腫が否定できるものとされ，酸素化の程度により ALI（$PaO_2/F_IO_2≦300$ mmHg）と ARDS（$PaO_2/F_IO_2≦200$ mmHg）に分類される（PaO_2；動脈血酸素分圧，F_IO_2；吸気酸素分画）．ALI/ARDS は肺保護的人工呼吸管理を中心に注意深い治療が必要であるが，今なお死亡率の高い症候群である．

後述するように ALI/ARDS のみに注目した場合，輸液は最小限とするべきである．しかし，ALI/ARDS の原因疾患としては肺炎，敗血症，誤嚥，外傷・高度熱傷が多くを占める（表1）が，ALI/ARDS 発症時にはすでにこの原因疾患の治療のために輸液を行っていることが多い．

> **point** ALI/ARDS は重篤な原因疾患に引き続き発症する．

❶ ALI/ARDS における肺水腫形成の病態生理

ALI/ARDS の急性期において，血管内皮細胞障害によって血管透過性が亢進し，蛋白質に

表1　ALI/ARDSの原因疾患

頻度	直接損傷	間接損傷
多い	肺炎 胃内容物の吸引（誤嚥）	敗血症 ショックを伴う外傷や高度の熱傷で大量輸液を行ったもの
少ない	脂肪塞栓 吸入傷害（有毒ガスなど） 再灌流肺水腫 溺水 放射線肺障害 肺挫傷	心肺バイパス術 薬物中毒 急性膵炎 自己免疫性疾患 輸血関連急性肺障害

（日本呼吸器学会：ALI/ARDS 診療のためのガイドライン第2版. 2010 より）

富んだ血漿成分が肺組織間質へ移動する．また，Ⅰ型・Ⅱ型肺胞上皮細胞の障害も伴っていることから，組織間質へ移動した水は肺胞腔内へと移動し，肺水腫を形成する（非心原性肺水腫）．ARDSの病態と輸液管理の理解には，毛細管壁における水の移動を理論化したStarlingの式が役に立つ．

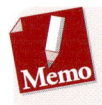

> **Memo　Starlingの式**
>
> $$Jv = Kf([P_c - P_i] - \sigma [\pi_c - \pi_i])$$
>
> Jv：単位時間当たりに毛細管壁を中から外に向かって移動した水の量．
> Kf：毛細管濾過係数．毛細管壁面積と水の通過のしやすさ（コンダクタンス）の積で形成される．
> σ：反射係数．蛋白が毛細管壁によって反射（通れない）される程度を示す．0～1の値をとる．ゼロは蛋白が自由に移動できる状態，1は全く移動できない状態．
> Pc：毛細管内静水圧．
> Pi：組織間質静水圧．
> πc：毛細管内膠質浸透圧＝血漿膠質浸透圧．
> πi：組織間質膠質浸透圧．

　ALI/ARDSでは内皮障害によってKfが増大，σが低下する．また，蛋白に富んだ血漿成分が毛細管から組織間質へ移動する（滲出する）ことによりPiが上昇し，πcとπiの差が小さくなる．この結果，わずかな毛細管内静水圧の上昇であっても多くの水が間質へ移動し肺水腫を形成する．

　σは低下しているが，ゼロになっているわけではない．低蛋白血症を伴う敗血症患者ではALI/ARDSの発症リスク，体重増加，死亡率が増大する[1]ことから，（因果関係は解明されていないが）低蛋白血症ではπcが低下することにより，πcとπiの差がさらに小さくなり肺水腫が悪化すると考えられる．

　以上より，ALI/ARDSにおける肺水腫の軽減には**毛細管内静水圧を上昇させないこと，低蛋白血症がある場合はその補正**が有効であることが示唆される．

> **point** ALI/ARDSの肺水腫は血管透過性亢進による非心原性肺水腫である．

❷ 輸液法の考え方～入れた水を引く～

　ALI/ARDS患者においては，その原因疾患によってショックや臓器血流低下が併存していることがしばしばあり，実際にALI/ARDSの死因は敗血症や肺以外の臓器不全が多い．そのため，輸液管理法については，liberal fluid management（血管内容量を確保し臓器血流を維持するために制限を設けずに輸液を行う）とconservative fluid management（水分投与を制限しoutputを促進する）のどちらがよいかが議論されてきた．2006年に発表されたFluid and Catheter Treatment Trial（FACTT）によって，conservative fluid managementを行うとliberal fluid managementと比較して肺以外の臓器不全を増加させることなく，酸素化能を改善し，人工呼吸管理やICU在室の日数を減少したことが明らかとなり[2]，**ショック離脱後のALI/ARDSにおいてconservative fluid managementが推奨される**ようになった．

　一方，前項にあるように敗血症，敗血症性ショックにおいては，病院受診後6時間はearly goal-directed therapyによる大量輸液が推奨される（→p.181「6．敗血症性ショックの輸液」を参照）．上記を踏まえると，ALI/ARDSの輸液療法においてはタイミングが重要であり，時期に応じて輸液を変化させることが必要なことがわかる．すなわち，ALI/ARDS発症前後の**血行動態不安定期はearly goal directed therapyによって，しっかり輸液を行って血行動態を早期に安定させる**．それから1～2日間で，血行動態安定と基礎疾患・併存症の治療により血管外組織（肺に限らない）へ移動していた水が血管内に戻ってきて静水圧が上がってくる（そのままでは肺水腫が悪化する）ので，輸液量を減らし，利尿薬などを使用して水を引く．3～4日間で水が引けた後はプラスマイナスゼロの水分バランスを目標とする．

　FACTT studyは血行動態安定後7日間の輸液法について検討したものであるが，その後もconservative fluid managementの考え方で必要最小限の輸液を行うのがよいだろう．

　利尿薬の使用や肺保護的人工呼吸管理による$PaCO_2$上昇などにより電解質異常をきたしやすいため，**電解質バランスに注意が必要**である．

> **point**
> ・ALI/ARDSの輸液はタイミングが重要である．
> ・ショックの際にはためらわずにliberal fluid managementを行う．
> ・血行動態が安定したらconservative fluid managementを行う．
> ・電解質バランスに注意する．

❸ 輸液法の実際

　FACTT studyの結果を踏まえたプロトコールが作成されている（**表2**）．この治療プロト

表2　輸液療法の実際

CVP (mmHg)	PAOP (mmHg)	ショックを離脱（MAP≧60 mmHg でかつ昇圧薬が不要な状態）して 12 時間以降	
		平均尿量＜0.5 mL/kg/時	平均尿量≧0.5 mL/kg/時
＞8	＞12	フロセミドを使用 1 時間後に再評価	フロセミドを使用 4 時間後に再評価
4〜8	8〜12	急速輸液を施行 1 時間後に再評価	
＜4	＜8		介入を行わない 4 時間後に再評価

CVP：central venous pressure（中心静脈圧），PAOP：pulmonary artery occlusion pressure（肺動脈楔入圧），MAP：mean artery pressure（平均動脈圧）．
CVP 値は呼気終末に気道内圧の補正を行わずに測定される．
フロセミドの使用法：20 mg の 1 回投与，3 mg/時の点滴投与，もしくは前回有効だった投与量のいずれかで投与する．乏尿の解除，血管内圧の低下が達成されなければ，投与量を倍にする（1 回投与量は最大 160 mg，持続投与の場合最大 24 mg/時．1 日投与総量 620 mg まで）．心不全を伴う場合，ドブタミンによる治療を考慮する．透析が必要，クレアチニン＞2 mg/dL に伴った乏尿，クレアチニン＜2 mg/dL であっても腎不全が疑われる場合，利尿薬の使用は控える．
急速輸液の方法：細胞外液製剤 15 mL/kg（繰り上げて 250 mL の倍数になる量にする），濃厚赤血球輸血 1 単位（日本では 2 単位相当），25％アルブミン 100 mL のいずれかを選択する．
（Calfee CS, Matthay MA：Nonventilatory treatments for acute lung injury and ARDS. Chest 131：916, 2007 より引用改変）

コールは日本向けの最適化は行われておらず，また現在のところ日本において同様のプロトコールは作成されていない．現在はこのプロトコールを参考に，個々の患者の状態と病院の体制などを勘案して治療にあたることがよいだろう．

　治療にあたっては central venous pressure（CVP）を使用することが推奨される．conservative fluid management における目標 CVP 値は 4 mmHg である．PAOP は肺動脈カテーテル（Swan-Ganz カテーテル）を用いて測定されるが，肺動脈カテーテルの使用の有無で予後，臓器不全の頻度，水分バランスに差はなく，**不整脈の頻度が増加することからルーチンでの使用は推奨されていない**[3]．心機能低下時や，治療にあたる者が肺動脈カテーテルを参考にしたほうが治療しやすいときに使用してもよいとされる．

　ALI/ARDS においては，カテコラミンによる心機能のサポート，電解質補正，血糖補正，抗菌薬，栄養，鎮静薬投与などが必要となることが多いが，その際に使用する水分量もできるだけ少なくするように心がける．利尿効果を目的とした低容量カテコラミンの使用は推奨されていない．

Ⅱ　使用する輸液について

　細胞外液製剤とコロイド製剤のどちらを使用するほうがよいかについては結論が出ていない．細胞外液製剤は投与したうちの 1/4 しか血管内にとどまらず，3/4 が間質に流出する．その一方，コロイド製剤は血管内にとどまる割合は大きいが，静水圧が上がり肺水腫を悪化してしまう危険性がある．輸液の選択と輸液速度には注意を払うべきである．

　Martin らは低蛋白血症（＜6.0 g/dL）があるときにはフロセミドとアルブミンを併用したほうが，尿量増加，血行動態の安定化，酸素化の改善が得られることを報告してい

る[4]．このstudyにおいては，25％アルブミン100 mLを30分間以上かけて点滴後フロセミドを使用することを8時間ごとに3日間施行するプロトコールを採用していた．日本においては25％アルブミン50 mLをフロセミドと併用して1日2回，3日間使用することが現実的であると考えられる．

デキストランは肺毛細管の穴をふさぐことによりKfを低下させ，σを上昇させ肺水腫を軽減するとされるが，敗血症患者において腎不全の頻度が増加する[5]ことから，使用しないほうがよい．

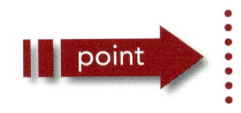

> **point** 低蛋白血症があるときにはアルブミンとフロセミドを併用する．

処方例1 ラインの閉塞を防ぐ最小限の輸液
生理食塩水もしくはソリタ-T1®または5％ブドウ糖　10〜20 mL/時

処方例2 循環血液量低下に伴う尿量低下時
生理食塩水またはリンゲル液 500 mL　1〜2時間で点滴

処方例3 循環血液量が十分で尿量低下時
ラシックス®　10〜20 mg　静注

いずれも早期からの経腸栄養を考慮する

III　ALI/ARDSの輸液のまとめ

　ALI/ARDSの輸液は時期によって輸液法を調整することが重要．ALI/ARDS発症前後のショック時にはearly goal-targeted therapyによってためらわずに輸液を行う．
　ショックを離脱したら輸液を最小限とし，利尿薬を使用して肺水腫の軽減を図る．
　低蛋白血症があるときにはアルブミンと利尿薬を併用して毛細管静水圧を低く保つ．
　電解質異常が起こりやすいので，こまめに確認して補正を行う．

IV　輸液を止めるタイミング

　人工呼吸器から離脱するまでは鎮静薬投与などのため，最小限の輸液が必要だろう．また，人工呼吸管理が長期間にわたることが多いため，人工呼吸管理離脱後も速やかに経口摂取が可能となるわけではない．経口摂取が可能，もしくは経腸栄養による水分・栄養の吸収が可能となれば輸液は不要となる．

Ⅴ ALI/ARDSの栄養について

ガイドラインにおいては，①可及的早期（24〜48時間以内）から開始，②腸管が使用できるのであれば経腸栄養を優先して選択，経腸栄養に際しては誤嚥の危険性を減じるための工夫を行う，④高血糖に配慮する，などを考慮することが推奨されている．

SCCMとASPENのガイドライン[6]において，抗炎症性脂肪酸であるエイコサペンタエン酸，γ-リノレン酸と抗酸化物質を含む経腸栄養剤（オキシーバ®）の使用が推奨されている．

ICU入室患者において，ICU入室後48時間以内に経管栄養を開始した場合，8日後まで待つ場合と比較してICU退室や退院までの期間が遅延し，感染などの合併症が増加したことが示された[7]．ALI/ARDSについて特異的に検討されたものではないが，早期からの中心静脈カテーテルからの高カロリー輸液は行わないほうがよいと思われる．

文献

1) Mangialardi RJ, et al.：Hypoproteinemia predicts acute respiratory distress syndrome development, weight gain, and death in patients with sepsis. Ibuprofen in Sepsis Study Group. Crit Care Med 28(9)：3137-3145, 2000.
2) Wiedemann HP, et al.：Comparison of two fluid-management strategies in acute lung injury. N Engl J Med 354(24)：2564-2575, 2006.
3) Wheeler AP, et al.：Pulmonary-artery versus central venous catheter to guide treatment of acute lung injury. N Engl J Med 354(21)：2213-2224, 2006.
4) Martin GS, et al.：A randomized, controlled trial of furosemide with or without albumin in hypoproteinemic patients with acute lung injury. Crit Care Med 33(8)：1681-1687, 2005.
5) Brunkhorst FM, et al.：Intensive insulin therapy and pentastarch resuscitation in severe sepsis. N Engl J Med 358(2)：125-139, 2008.
6) McClave SA, et al.：Guidelines for the Provision and Assessment of Nutrition Support Therapy in the Adult Critically ill Patient；Society of Critical Care Medicine(SCCM) and American Society of Parenteral and enteral Nutrition(ASPEN). JPEN J Parenteral Enteral Nutr 33(3) 277-316. 2009.
7) Casaer MP, et al.：Early versus late parenteral nutrition in critically ill adults. N Engl J Med 365(6)：506-517, 2011.

（黄瀬大輔）

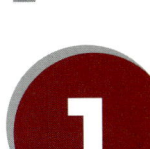

1 救急で使う輸液
(8) アナフィラキシーショックの輸液

Essence!

①治療の基本は速やかなアドレナリン投与と大量輸液である．
②アドレナリン 0.01 mg/kg を大腿中央外側へ筋注する．
③二相性反応を考慮した経過観察をする．

I アナフィラキシーと診断したら速やかに輸液を

アナフィラキシーでは血管透過性の亢進，末梢血管の拡張をきたし体内の水分移動が生じて，血液分布異常性ショックに陥る．加えて，発症から数分以内に血管内水分の最大 35％が血管外に移動するため，循環血液減少性ショックも合併する．診断が確定する前でもショックを認知したら直ちに，血管内脱水是正のための**急速輸液を開始**する．

II アナフィラキシーとは

1 アナフィラキシーとショック

アナフィラキシーとは全身性アレルギー反応であり，突然に発症する呼吸・循環系の危機的状態である．急性かつ全身性の生命に関わる病態を呈し，ショック状態に至るものをアナフィラキシーショックとよぶ．

アナフィラキシー反応は，狭義には IgE を介した I 型アレルギー反応であり，肥満細胞や好塩基球から放出されたヒスタミン，ロイコトリエンなどのケミカルメディエーターによって，急速かつ急激な全身反応を起こす．これらは，数秒〜30 分以内に起こるのがほとんどであるため，即時型反応とよばれる．

2 原因物質（アレルゲン）と症状発現時期

アナフィラキシーを起こしやすい代表的アレルゲンとしては，虫刺症（ハチ，クラゲ，ハムスターなど），薬物（造影剤，抗菌薬，解熱鎮痛薬，抗がん薬など），食物（牛乳，卵，小

表1 アナフィラキシーの診断基準

診断基準1	1) 急性発症の皮膚・粘膜症状 　　（蕁麻疹, 掻痒, 発赤, 口唇・舌・口蓋垂の浮腫） 2) 1)に加えて①, ②のどれか1つ以上の症状 　　①呼吸器症状（呼吸苦, 喘鳴, ストライダー, 酸素化障害） 　　②血圧低下または, それに伴う臓器症状（失神, 虚脱, 失禁など）
診断基準2	抗原と思われるものに曝露した後に数分～数時間で以下の2つ以上を認める 1) 皮膚・粘膜症状 2) 呼吸器症状 3) 血圧低下またはその随伴症状 4) 消化器症状
診断基準3	既知の抗原に曝露した後に数分～数時間で血圧低下が生じたもの 1) 成人：収縮期血圧 90 mmHg 以下 or 普段の30％以上の低下 2) 小児：収縮期血圧の低下 or 30％以上の収縮期血圧の低下 3) 乳児：70 mmHg 以下, 1～10歳：70 mmHg +（2×年齢）以下, 11～17歳：90 mmHg 以下

(Sampson HA, et al.: Second symposium on the definition and management of anaphylaxis ; summary report-second National Institute of Allergy and Infectious Disease/Food Allergy and Anaphylaxis Network symposium. Ann Emerg Med 47：374, 2006 より引用)

麦, 魚介類など）などがある. ハチによるアナフィラキシーショックでは, 年間数十例の死亡例が報告されている.

　症状発現までのおおよその時間は, 虫刺症では刺されてから数分～15分で発症する. 薬物は静注, 筋注, 皮下注, 経口の順で症状発現が速い. 食物では摂取後30分～1時間に発症する. またアレルゲン曝露から最初の心停止までの時間も原因ごとに異なり, 薬物で5分, 虫刺症で10～15分, 食物で25～35分とされている[1].

Ⅲ 初期評価

❶ アナフィラキシーの診断

　アナフィラキシーはさまざまな症状を呈し, 診断が遅れることがある. そのためSampsonらが提示した臨床診断基準を**表1**に示す[2]. この診断基準ではアレルゲン曝露, 皮膚症状, 呼吸器症状, 血圧低下が重要である.

Ⅳ 1st-line therapy

❶ 蘇生

　アナフィラキシーによる生命の危機は, 気道および循環不全によるものである. バイタルサインが危機的状態に陥った患者に対して直ちに施すべき治療は, 救急蘇生におけるA（airway；気道確保）, B（breathing；呼吸）, C（circulation；循環）アプローチと何ら変わりはな

い．そしてアナフィラキシーにおけるDは，原因物質（アレルゲン）の除去（decontamination）である．

● ABCの確立

A：airway（気道確保）

喉頭浮腫や上気道閉塞は急速に進行する．このため，上気道狭窄がある場合には**早期の気管挿管を考慮**する．喉咽頭の浮腫により挿管困難な場合は，輪状甲状靱帯切開を必要とすることがある．

B：breathing（呼吸）

呼吸器症状がある場合や循環動態が不安定な場合は，リザーバーマスク下での**10～15 L/分の高濃度酸素投与**を行う．十分な酸素投与がなされていれば，万が一，気道閉塞に陥っても多少の時間的猶予が確保できる．喘鳴などの気管支攣縮を疑う所見があればサルブタモールなどのβ_2刺激薬の吸入を行う．

> **point** 気管支攣縮を疑う場合は，サルブタモール（ベネトリン®）吸入液0.3～0.5 mLを生理食塩水2 mLに溶解しネブライザー吸入を行う．

C：circulation（循環）

血圧低下があれば下肢を挙上して**Trendelenburg体位**とし，成人なら1～2 L，小児なら20 mL/kgの細胞外液（乳酸リンゲル液，酢酸リンゲル液など）を全開で投与する．高齢者や心疾患，腎疾患がある患者では慎重に輸液を行う．

❷ 急速大量輸液

前述したように，アナフィラキシーでは血液分布異常性ショックに加えて，循環血液減少性ショックも合併する．このため，急速輸液が必要となる．**輸液路は重症外傷における急速大量輸液と同じと考えて，末梢静脈路は14～18 Gの太い留置針で2本確保**する．静脈穿刺が困難な場合は代替路として骨髄内輸液を考慮する．これは小児外傷例で用いられる方法であるが，2005年，米国心臓学会（AHA）の『心肺蘇生法ガイドライン』では成人への使用も推奨されており[3]，輸血や各種薬剤の投与などが可能である．

輸液に関しては，前述したように細胞外液製剤（晶質液）を選択する．血圧，中心静脈圧，尿量などの変化を観察しながら，**成人では最初の5分間で5～10 mL/kg**を投与する．血圧の改善がみられないときには代用血漿（膠質液）を投与する．血圧低下が持続するようであれば，さらに25～50 mL/kgを輸液する．**安定するまで通常1～2 L程度必要**であるが，心停止に対しては4～8 Lに及ぶこともまれではない．小児では1時間で10～20 mL/kgを投与し，必要に応じて30 mL/kgまで増量する．

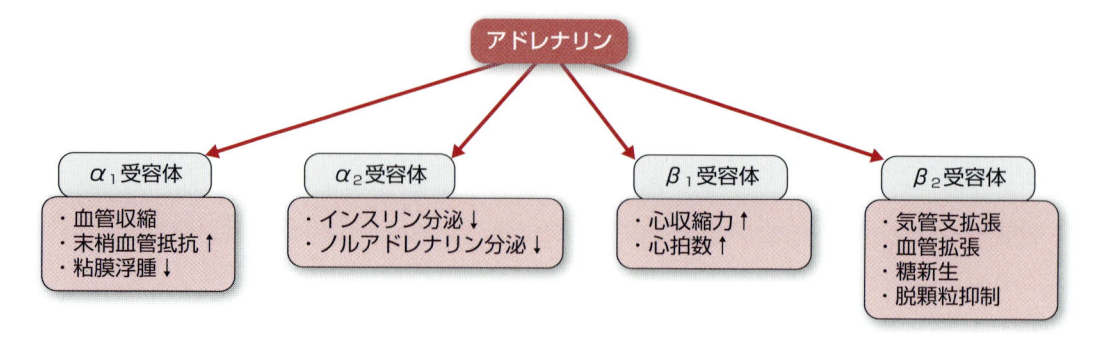

```
                    アドレナリン
         ┌──────┬──────┼──────┬──────┐
       α₁受容体   α₂受容体   β₁受容体   β₂受容体
      ・血管収縮  ・インスリン分泌↓ ・心収縮力↑ ・気管支拡張
      ・末梢血管  ・ノルアドレナリン ・心拍数↑  ・血管拡張
       抵抗↑     分泌↓              ・糖新生
      ・粘膜浮腫↓                    ・脱顆粒抑制
```

図1　アドレナリンの効果

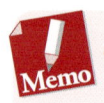

> **Memo　体温低下を防止するために加温した輸液を投与**
>
> 急速大量輸液を行うと体温低下をきたす可能性がある．このため，急速輸液に際しては加温急速大量輸液が可能な Level 1 システムなどを用いると有用である．

❸ 薬物治療

1）アドレナリン（図1）

アナフィラキシー治療の基本はアドレナリンの投与である．アドレナリンは気管支攣縮，粘膜の浮腫，低血圧に対する効果以上に，adenylate cyclase の活性化により cAMP を増加させ，肥満細胞からの脱顆粒を抑制する効果が最も期待される．現在，世界各国におけるアナフィラキシーのガイドラインの多くがアドレナリン治療を第一選択として推奨している．

ショック状態では皮下組織の血液循環は低下しており，薬剤吸収は遅延する．アドレナリン最高血中濃度は皮下注で34±14分，筋注で8±2分と報告されており，**筋注が推奨**される．また筋注する部位は血流の豊富な大きな筋肉がよく，上腕ではなく**大腿中央外側または臀部**が推奨されている[4]．**成人ではアドレナリン0.01 mg/kg**（最大投与量0.5 mg）の筋注を実施し，必要に応じて5～15分ごとに追加投与する．**小児では0.01 mg/kg**のアドレナリンを大腿外側へ筋注する．

難治性ショックなどの重症例では，アドレナリンの静注を考慮する．アナフィラキシーにおけるアドレナリン静注に関しての確立した投与法はないが，1回0.1 mg の投与を実施する．具体的にはアドレナリン1 mg/mL を生理食塩水9 mL で希釈し，1 mL ずつ投与を行う．静注の場合は心室細動や心室頻拍などの不整脈や高血圧などを誘発する危険性があるため，モニタリング下に投与する必要がある．

心停止時には，高用量アドレナリン静注を考慮する．投与量としては，1～3 mg 静注，3～5 mg 静注，その後4～10 μg/分で持続静注する．

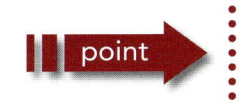

> **point** アドレナリンはすべての症状に効果があり，根本治療になる．

Memo　アドレナリンの経静脈投与に注意

アドレナリンの経静脈投与は致死性不整脈を誘発する恐れがあるため，可能な限り投与経験者による投与実施が望まれる[1]．

V　2nd-line therapy

1　薬物治療

1）グルカゴン

患者がβ遮断薬を内服している場合は，アドレナリンに反応しにくいことがある．そのような場合はグルカゴンの静注を行う．グルカゴンはβ受容体と関係なく気管支平滑筋を弛緩させるとともに，昇圧作用も有している．短時間作用のためグルカゴン 1〜5 mg（小児では 20〜30 μg/kg，最大投与量 1 mg）を 5 分以上かけて静注し，続けて 5〜15 μg/分の持続静注を試みる．副作用としては嘔吐や高血糖がみられることがある．

2）抗ヒスタミン薬（H_1 受容体拮抗薬，H_2 受容体拮抗薬）

アドレナリンに比べ作用が遅く，呼吸・循環への効果が少ないため 2nd-line の薬剤と位置づけられており，原則的に単剤ではなくアドレナリンと併用する．抗ヒスタミン薬は蕁麻疹や血管性浮腫などの皮膚症状の改善には有用であり，皮膚症状のみであれば抗ヒスタミン薬だけの処方でもかまわない．

処方例
①H_1 受容体拮抗薬
・ジフェンヒドラミン（レスミン®）25〜50 mg（小児 1〜2 mg/kg）　静注・筋注
・塩酸プロメタジン（ヒベルナ®）12.5〜25 mg　皮下注・筋注
上記薬剤投与を 6 時間ごとに繰り返す．
②H_2 受容体拮抗薬
H_1 受容体拮抗薬との相乗効果が期待できる．H_1 受容体拮抗薬単独よりも H_2 受容体拮抗薬併用により，皮膚症状の改善にとって効果的であるとの報告がなされている[5]．
・シメチジン（タガメット®）300 mg（小児 5〜10 mg/kg）　静注

> ・ラニチジン（ザンタック®）50 mg（小児 2〜4 mg/kg，最大 50 mg）静注

3）ステロイド

　よく使用されているステロイドであるが，**効果発現は投与後 4〜8 時間と遅く，急性期の治療には不向き**であり，またステロイドの有効性を実証するエビデンスはない．しかしながら症状がいったん消失してからの 1〜72 時間（多くは 8 時間以内）に再発する二相性反応や，5〜32 時間に及ぶ症状遷延を示す症例に対して，症状出現を抑制することが期待される．経過を予測することは不可能であり，アナフィラキシーに対しては**基本的にステロイドを早期に投与することが勧められる**．

> 処方例
> ・メチルプレドニゾロン（ソル・メドロール®）1〜2 mg/kg を 6 時間ごとに点滴静注
> 　　　または
> ・ハイドロコルチゾン（ソル・コーテフ®）100〜200 mg を 6 時間ごとに点滴静注
> ただし，アスピリン喘息の症例ではコハク酸エステル型ステロイド投与によって喘息症状を誘発したり悪化させることがある．このような症例に対しては**リン酸エステル型ステロイド（リンデロン®，デキサメサゾン® 6〜10 mg）を点滴静注で用いる**．

VI 継続治療の判断（輸液を止めるタイミング）

❶ 帰宅？ それとも入院？

　すべての患者に対し，経過観察するかどうかを考えなければならない．アナフィラキシーショックにはいったん症状が回復しても再度同じような症状を起こす**「二相性反応」が存在**する．二相性反応はアナフィラキシー全体の約 20 %に起こるとされており，特に初期症状が重篤な患者に多い．また，二相性反応は原因物質に曝露されてから 72 時間以内（多くは 8 時間以内）に起こることが多いとされている．よって，アナフィラキシーを発症した多くの症例で 8 時間の経過観察をすべきであり，中等症以上の症状を呈した場合は少なくとも 24 時間の観察入院を行うのが望ましい．その間は不測の事態に備えて持続点滴を継続する．
　その後の経過も予測ができないため，患者の状態と帰宅後の再受診に要する距離と時間を考慮して対応を決める．**点滴の中止は退院時**とし，入院中は静脈路を確保しておくべきである．帰宅時には，抗ヒスタミン薬とステロイド（プレドニゾロン 30〜40 mg/日）を 3 日分処方することが勧められている[1]．

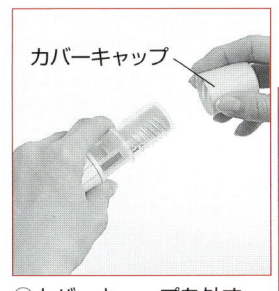

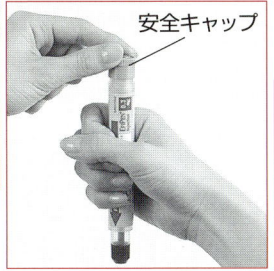

①カバーキャップを外す
②安全キャップを取る
③手で握る
④大腿外側に押しつける

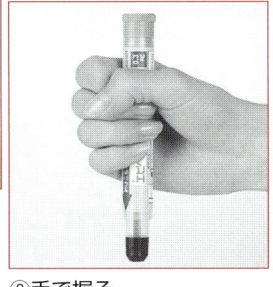

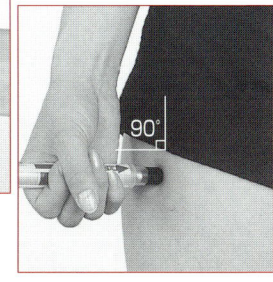

図2　エピペン®の使用方法（p. x カラー口絵参照）
（マイラン製薬ホームページ http://www.epipen.jp/download/2009_manual.pdf より引用）

> **point**　たとえ劇的に症状が改善したとしても二相性反応の発現に注意して経過観察を実施する．多くの症例で 8 時間の経過観察はすべきであり，中等症以上の症状を呈した場合は少なくとも 24 時間の観察入院を行う．

VII　緊急避難処置

❶ アドレナリンの自己注射

　アナフィラキシーは**早期のアドレナリン投与が予後を著明に改善する**．本邦でも，抗原曝露の現場でアドレナリンを投与する簡便な手法として，自己注射キット製剤であるエピペン®（マイラン製薬）が 2003 年に承認された．当初は成人のハチ毒によるアナフィラキシーのみの適応であったが，現在は食物や薬剤によるアナフィラキシーにも適応が拡大され，小児用キットも承認された．本人が使用できない場合は代理使用として家族をはじめ，2008 年には学校教職員，2009 年には救急救命士に認められる勧告が出された．

❷ エピペン®とは？

　内容液 2 mL 中，成人用は 2 mg，小児用は 1 mg のアドレナリンが含有されており，キャップを外して大腿外側に押しつけると，針がバネで飛び出して 0.3 mg または 0.15 mg 分が注入される構造となっている．緊急時には衣服の上からの注射も可能で，事前の消毒な

どは必要ないとされている（図2）．しかし誤って針を指に刺してしまい，指の虚血をきたす症例が報告されており注意が必要である．

処方医は登録制となっており，マイラン製薬が開催している講習会に参加し，登録完了後に処方可能となる〔エピペンホームページ http://www.epipen.jp/index.html（マイラン製薬株式会社）〕．

> **処方例**　エピペン®
> ・成人用（体重 30 kg 以上）　アドレナリン 0.3 mg
> ・小児用（体重 15 kg 以上 30 kg 未満）　アドレナリン 0.15 mg
> 緊急時でもエピペン®の向きを確認して筋注すること

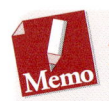

Memo　アドレナリンの早期自己注射

アナフィラキシーは短時間で重篤な症状をきたす．したがって抗原曝露の現場から医療機関へ搬送される間にも，致死的な症状を呈してしまう可能性がある．実際に死亡の半数は60分以内に起こっている．このような状況を回避するために，重症化する前に現場で自己注射するのがアドレナリン自己注射の目的である．

文献

1) Working Group of the Resuscitation Council (UK)：Emergency treatment of anaphylactic reactions-Guidelines for healthcare providers. Resuscitation 77：157-169, 2008.
2) Sampson HA, et al.：Second symposium on the definition and management of anaphylaxis；summary report-second National Institute of Allergy and Infectious Disease/Food Allergy and Anaphylaxis Network symposium. Ann Emerg Med 47：373-380, 2006.
3) ECC Committee, Subcommittees and Task Forces of the American Heart Association：2005 American Heart Association Guidelines for cardiopulmonary Resuscitation and Emergency Cardiovascular Care, Part 7.2；Management of cardiac arrest. Circulation 112：Ⅳ-58, 2005.
4) Simons FE, et al.：First-aid treatment of anaphylaxis to food；focus on epinephrine. J Allergy Clin Immunol 113：837-844, 2004.
5) Sampson HA, et al.：Second Symposium on the definition and management of anaphylaxis；summary report-Second National Institute of Allergy and Infectious Disease/Food Allergy and Anaphylaxis Network symposium. J Allergy Clin Immunol 117：391-397, 2006.

（石倉宏恭・大田大樹）

1 救急で使う輸液
（9）熱中症の輸液

Essence!

① まず熱中症の重症度評価をする．
② 熱中症に対する初期輸液は急速輸液に加えて，急速冷却を目的とする．
③ 熱射病と判断したら多臓器不全発症の予防輸液へスライドする．

I はじめに～輸液が必要な熱中症は？～

1 熱中症の概念と重症度

熱中症とは「高温多湿環境に長時間曝露されることで生じる身体障害」の総称である．熱中症の重症度はこれまで熱失神，熱痙攣，熱疲労，熱射病の4つに分類されていたが，最近はⅠ～Ⅲ度に分ける新分類が一般的となっている（表1）．

2 輸液が必要な熱中症は

熱中症患者に**輸液が必要かどうかの評価は熱中症の重症度を判定したうえで決定**する．Ⅰ度の熱失神では，意識回復後に経口摂取が可能であれば水分摂取（水分と塩分の補給）のみの対応で十分である．一方，Ⅱ度以上の熱中症は輸液を必要とする．重症度により患者の病態は異なるが，初期治療や初期輸液に関して大きな違いはない．

II 熱中症の初期評価～ABCアプローチ～

熱中症の緊急処置では通常の救急処置に準じて，A：airway（気道確保），B：breathing（呼吸），C：circulation（循環）の安定化を図る．

1 病院搬入時の評価

病院搬入時に確認すべき事項としては，①高温，多湿環境へ曝露していた時間，②意識レベルと中枢神経障害の程度（痙攣，昏迷，昏睡），③深部体温（41℃以上か否か），④皮膚の

表1 熱中症の重症度分類と病態

	I度		II度	III度
	熱失神	熱痙攣	熱疲労	熱射病
病態	皮膚血管拡張→血圧低下→脳血流低下	脱水/脱塩	脱水/皮膚血管拡張 筋肉内への血流増加 循環血流量減少	視床下部体温中枢障害 組織障害→多臓器不全
体温	正常	軽度↑	〜40℃未満	40℃以上
中枢神経	一過性意識消失	意識障害無し 頭痛, 眩暈	軽度意識障害, 精神症状	高度意識障害 昏睡
皮膚	蒼白	蒼白	蒼白	紅潮, 乾燥
発汗	冷汗	著明	著明	なし
筋痙攣	なし	有痛性痙攣 被腹筋/腹直筋など	有痛性痙攣	なし

(宮国泰彦ほか：急性期疾患の治療を目的とした輸液 熱中症, 低体温症の輸液. 綜合臨牀 58：855, 2009 より引用一部改変)

性状(乾湿の程度), ⑤バイタルサイン(特に低血圧, 頻脈の評価)などを実施する.

❷ 病院搬入後の検査

急速輸液を実施可能とするため, 2本以上の静脈路を確保する. 静脈路の確保と同時に, 採血も実施する. また, 重症度評価の1つである尿量や尿の性状を観察するために膀胱留置カテーテルを挿入する. 膀胱温の測定が可能なカテーテルであれば, 膀胱温の経時的な測定を実施する. 血液検査は臓器障害や凝固異常の程度を的確に判断するため, 経時的な計測が必要である.

1) 血液検査項目

血算(可能であれば血液像), 電解質(Na, K, Cl, Ca, P, Mg), 血糖, BUN, Cr, CPK, 肝胆道系酵素(AST, ALT, ALP, γ-GTP,), 血液凝固線溶系(PT, APTT, Fbg, FDP, D-dimer), ミオグロビン, 動脈血液ガス.

2) モニタリング項目

体温, 心電図, 心拍数, 動脈圧, 尿量, 中心静脈圧, 意識レベル.

III 熱中症の初期治療〜急速輸液と急速冷却〜

❶ 初期輸液

熱中症の初期治療における**輸液療法の目的は, 脱水・脱塩ならびに循環血液減少性ショッ**

クの補正である．輸液は冷却した乳酸リンゲル液，酢酸リンゲル液，もしくは生理食塩水を急速静注（最初の 15 分間で 500 mL を点滴静注）する．輸液に反応が乏しく，血圧の改善を認めない場合はドブタミン 5〜20 μg/kg/分，イソプロテレノール 0.1〜1.0 μg/kg/分の投与を行う．

> **Memo　熱中症時の薬物による体温調節は控えるべき**
> ・ドパミンは α 作動薬であり，末梢血管収縮作用があるため積極的に用いるべきではない．
> ・熱中症の高体温はうつ熱により体温が上昇している状態であり，発熱ではない．このため，視床下部の体温調節機能に作用して体温を下げる解熱薬（アスピリンなど）やNSAIDs（カルプロフェン®など）の効果は期待できず，かえって禁忌である．

❷ 急速冷却

輸液とともに最優先で実施しなければならない処置である．冷却方法は，①体表冷却法，②体腔冷却法，③血液冷却法に大別される．

①はクーリングマット（あらかじめベッド上に敷いておく），アイスパック（腋窩，頸部，鼠径部に当てる），ファン（うちわ，扇風機）による送風（汗の蒸発を促進），15 ℃の冷水もしくはアルコールの噴霧により急速に身体表面を冷却し，速やかに深部体温を 39 ℃以下に下げる．深部体温が 38.5 ℃まで低下したらクーリングをいったん中止する．

②に関してはまず冷却した輸液の投与を実施する．それ以外に，冷水による胃洗浄や膀胱洗浄による冷却法もあるが，胃洗浄の際には誤嚥防止を目的に気管挿管を行うことが望ましい．

③の血液冷却法は持続血液濾過透析（continuous hemo-dia-filtration：CHDF）や経皮的心肺補助装置（percutaneous cardio-pulmonary support：PCPS）の使用により血液を冷却する方法である．これらの方法は血液冷却以外に，CHDF であれば臓器障害としての腎機能障害や肝機能障害に対する支持療法となり，また PCPS は循環の安定化と血液の酸素化にとって非常に有用である．ただし，これらを実施する場合は救命救急センターなどの十分な資機材とマンパワーが確保できる施設でなければ難しい[1]．

> **Advice　効率のよい冷却法**
> 当施設では CHDF 用の血液回路を用いて返血管を氷冷水に浸し，効率のよい血液冷却法を実践している．

Ⅳ 熱中症の病型と輸液

熱中症の病型，病態，重症度を理解しながら輸液を実施する．

❶ 熱痙攣（いわゆる"こむら返り"）

高温多湿環境下での多量の発汗後に，水分だけを補給することでNa欠乏性脱水（低張性脱水）の状態となる．筋肉の電解質異常によって腹壁，大腿などの筋肉の有痛性痙攣が起こる．病態の中心は末梢循環不全であり，意識障害はなく，体温は正常〜軽度上昇（38℃以下）にとどまる．

1）経口摂取が可能な場合

食塩水（20〜30 mEq/L）や市販のスポーツドリンクを500 mL以上経口摂取すれば回復することが多い．

2）経口摂取が不可能な場合

生理食塩水を150〜200 mL/時のペースで500〜1,000 mL点滴静注する．

❷ 熱疲労

熱疲労には脱水による熱疲労と，脱塩による熱疲労の2つがある．口渇，全身倦怠感，脱力，めまい，頭痛，悪心・嘔吐などが生じ，重症化すると過敏，不安，混迷などの精神症状が認められるようになる．深部体温は37〜40℃であり，**重篤化したものが熱射病に進展するといわれているため，早急な対応が必要**とされる．熱疲労はスポーツマンや高齢者もしくは熱疲労の誘因となる薬剤（利尿薬，緩下剤，鎮静薬，強心薬など）を服用している患者に多く発症する[1]．

1）脱塩（低張性脱水）の場合

乳酸リンゲル液，酢酸リンゲル液，もしくは生理食塩水による輸液を実施する．

2）脱水（高張性脱水）の場合

生理食塩水を2倍希釈したhalf salineや，1号液の低張液による輸液を実施する．脱水の程度は超音波検査による下大静脈径や中心静脈圧などの臨床所見を参考とし，**輸液投与量は250 mL/時の速度で開始**する．その後は時間尿量0.5〜1.0 mL/kg/時を目標に適宜調節する．

❸ 熱射病

熱疲労からの一連の病態の進行が熱中症であり，通常深部体温は40℃以上となる．熱く乾燥した皮膚と意識障害が特徴であり，中枢神経症状が急激に悪化していく場合もある．通

常，中枢神経障害が後遺症として残存することは少ないが，小脳失調，構音障害，嚥下機能障害が残存したとの報告もある[2]．

熱射病に対する初期輸液の標準的な投与方法は定まってない現状にある．しかし，冷却した生理食塩水（もしくは乳酸リンゲル液，酢酸リンゲル液）を用いて，まず急速輸液（15分間で 1,500〜2,000 mL）を開始する．その後はバイタルサインの安定化と時間尿量 0.5〜1.0 mL/kg/時の確保を目標にして投与量を調節する．

> **Advice　脱水の評価と輸液の目安**
>
> 輸液量の目安としては何よりバイタルサインの正常化に最大限努力する．
> 身体所見，特に舌や皮膚の乾燥に意識障害を伴う場合は，体重の 5％以上の水欠乏があると考えてよい．

> **Memo　熱射病の分類**
>
> 熱射病は高い環境温度に曝露されて発症する古典的熱射病と，激しい運動の際にみられる労作性熱射病の 2 つに分類されている．

V 熱中症に合併する全身症状

熱射病の際に多臓器障害の発生をいかに防止するかで，退院後の患者 ADL は大きく左右される．

❶ 熱中症による臓器障害発生の機序

熱中症の際に体温が上昇すると組織代謝が亢進し，それに伴って組織の酸素消費量も亢進する．その際，酸素供給量が酸素必要量に比べて不足すると，組織の細胞障害が発生する．一般に**体温が 42 ℃以上になるとこのような状況となり，臓器障害が発生**する．障害を受ける臓器は，肝臓，腎臓，心臓，胃腸管，全身血管，脳，筋肉など，全身の臓器や組織に及ぶ（表2）．

❷ 横紋筋融解症と急性腎不全

筋肉のダメージはしばしば横紋筋融解症を合併する．横紋筋融解症を発症した後に大量輸液を継続すると，水分の多くが障害された筋肉内へと移行する．筋肉内への大量の水分移行により，血管内は極端な脱水状態となる．加えて，障害された筋肉からはカリウム，ミオグ

表2 熱射病に伴う多臓器不全

臓器	組織障害	病態・症状
中枢神経	神経細胞死，脳浮腫，脳出血	認知症，構音障害，小脳失調，高次機能障害
循環器	心筋障害	頻脈，低血圧，不整脈
呼吸器	肺水腫	呼吸不全
肝	小葉中心性肝壊死，胆汁うっ滞	肝酵素上昇，肝不全
血液	白血球の核変形	Ht上昇，血小板減少，凝固異常，DIC
胃腸管	虚血壊死	下血，粘膜上皮剝離，嘔吐，下痢
腎臓	糸球体障害，尿細管壊死	急性腎不全，高カリウム血症，代謝性アシドーシス，尿毒症

（三宅康史，有賀 徹：熱中症の病態と対策．綜合臨牀 55：1973，2006 より引用一部改変）

ロビン，リン酸，尿酸，CPK などの腎毒性物質が血中に流出し，急性腎不全の発症に拍車をかける．

したがって，十分な前負荷と尿量維持を目標に輸液を実施し，血管内脱水の防止に努める．また，腎不全防止のために CHDF によるミオグロビン除去を考慮する（CHDF の回路から血液を体外へ出すことにより血液冷却も可能となる）．

❸ 脳蘇生と頭蓋内圧上昇

不安定な循環動態は低酸素脳症の原因となる．加えて，低ナトリウム血症は脳浮腫からの頭蓋内圧亢進をきたす．そのため ICU 入室時に頭部 CT 検査を実施して，脳浮腫の評価を行う必要がある．脳浮腫を認めた場合は，高浸透圧利尿薬（マンニトールを 0.25～1 g/kg/回，1 日 2～3 回）を用いて対処する．また過換気療法も脳浮腫軽減に対して有効である．

入院経過中は意識障害（高次機能障害），小脳失調症状，パーキンソン症状の発現を見逃さないよう注意して観察する．

❹ 心不全・肺水腫

熱中症の際は体温上昇に伴う末梢血管の拡張によって，循環血液減少性ショックや血液分布異常性ショックの状態となる．このため急速輸液ならびに腎不全予防を目的とした大量輸液を行わなければならない．胸部 X 線写真は，肺水腫の発生の有無や経時的な循環動態の評価に簡便かつ有用な検査である．輸液量の調節は尿量や，Swan-Gantz カテーテル留置による心拍出量をモニタリングしながら実施する．その他に，過剰輸液およびそれが原因で起こる心不全の有無を評価するには心エコーによる観察が有用である．少なくとも中心静脈ラインを確保し，中心静脈圧（CVP）の経時的なモニタリングは実施するべきである．

> **point** モニタリングが必要な項目
> ・胸部X線写真
> ・心拍出量（Swan-Ganzカテーテルの留置）
> ・心エコー
> ・中心静脈圧（中心静脈カテーテルの留置）

❺ 播種性血管内凝固症候群（DIC）

　熱中症の際は血管内脱水によって血液は濃縮し，血栓傾向の状態となる．加えて高体温による血管内皮細胞傷害や単球・マクロファージの活性化によって組織因子の発現や炎症性サイトカイン（IL-1，TNF-αなど）の放出が生じ，血液凝固亢進状態からDICへと進展する．さらに，好中球の活性化，活性酸素や蛋白分解酵素の放出などが相まって，臓器障害が生じる[3]．熱射病ではしばしば血液破壊像もみられる．

> **処方例**　DICの治療
> ・AT-Ⅲ濃縮製剤の投与：1日1回 1,500単位を点滴静注　3〜5日間
> ・トロンボモジュリン製剤：1日1回 380 U/kgを点滴静注　6日間
> ・血小板：血小板数＞3個/mm^{3}を目標に適宜投与
> ・新鮮凍結血漿：PT（％）＞60％を目標に適宜投与
> 血小板，新鮮凍結血漿に関しては出血傾向の有無を確認しつつ安易な投与は避ける．

❻ 肝障害

　肝障害の主な原因は高体温による肝細胞自体の傷害に起因する．その他の原因としては，高体温と運動によって肝細胞の酸素消費量が増加する一方で，肝血液灌流量の低下あるいは高サイトカイン血症による血管内皮細胞傷害による肝臓への酸素供給量の減少が酸素供給量の不足を招き，この結果，肝障害が発生する．肝障害の基本的な治療は熱中症の治療を継続していくことであるが，それ以外にも肝庇護，肝細胞増殖を目的とした薬物治療がある．

> **処方例**
> ・肝庇護剤（強力ネオミノファーゲンシー®）　40〜100 mL/日　静注
> ・分岐鎖アミノ酸（ヘパアクト®）　1回1包（4.50 g）　1日3回　経口
> ・グルカゴン-インスリン療法：10％ブドウ糖液（500 mL）＋インスリン10単位　点滴静注

> **Memo 熱中症と急性意識障害の鑑別**
>
> 熱中症の病態は「全身性炎症反応を伴う高体温で，脳症を主とする臓器不全症候群に陥るもの」とされる．同様の病態を呈しうる疾病としては敗血症性ショック，甲状腺クリーゼ，褐色細胞腫，脳血管障害，脳炎，髄膜炎，覚醒剤，悪性症候群など多岐にわたる．熱中症が強く疑われる場合でも，一般的な急性意識障害の鑑別診断を怠らないことが重要である．
> ・意識障害の鑑別は，初期治療と同時に開始する．
> ・特に高齢者では既往歴，内服歴（利尿薬，強心薬など）のあることが多く，高血糖による糖尿病性ケトアシドーシス，高浸透圧性非ケトアシドーシスとの鑑別が必要となってくる．

VI 輸液を止めるタイミング

ICU 入室後，輸液量の調節は尿量と尿性状を目安に行う．横紋筋融解症によるミオグロビン尿が検出されなくなるまでは，循環動態をモニタリングしつつ，尿量 0.5 mL/kg/時を最低目標に輸液負荷を継続する．**利尿が確保でき，利尿期に入り，経口摂取が可能になれば輸液は終了**してよい．

> **Memo 熱中症の予防法**
>
> 熱中症は致死的疾患であるが，予防可能な疾患でもある．
> 予防法としては 1 日 1〜4 時間の高温多湿環境への曝露を 2 週間程度行うことで，高温多湿環境に対する適応力は格段に向上するといわれている．また，日中 1 日 2 時間程度クーラーの利いた環境に入れば熱中症を起こしにくくなる．これらの予防法を日常から心がけるようにする．

文献

1) 萱島道徳ほか：アフェレシス　熱射病による急性肝不全に対して施行した血漿交換療法 Plasma exchange（PE）について．ICU と CCU 32：S225-S228, 2008.
2) 中村俊介ほか：重症熱中症による中枢神経障害．日本神経救急学会雑誌 21：89-93, 2009.
3) 鎌田裕之ほか：DIC と急性腎不全を合併した重症熱中症の 1 救命例．臨牀と研究 85：773-776, 2008.
4) 宮国泰彦ほか：急性期疾患の治療を目的とした輸液　熱中症，低体温症の輸液．綜合臨牀 58：855-858, 2009.
5) 三宅康史，有賀　徹：熱中症の病態と対策．綜合臨牀 55：1970-1975, 2006.

（石倉宏恭・入江悠平）

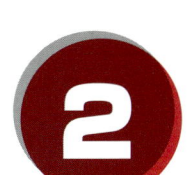

Ⅳ 診療科・疾患別の輸液〜輸液開始の判断→具体的な処方例→止めるタイミングは？〜

2 麻酔科で使う輸液

Essence!

①麻酔中は，基本的に細胞外液製剤を使用する．
②細胞外液製剤としては，乳酸リンゲル液でも酢酸リンゲル液でも重炭酸リンゲル液のどれでもよい．
③手術中の輸液量は，手術部位や術式，出血量などによって変化しうるため，常に正解といえる量はなく，むしろ術中のバイタルサインをよく観察して「だいたい適切」となる量を投与することが重要である．
④出血に対しては，膠質液や血液製剤が必要となりうる．近年，ヘモグロビン濃度やヘマトクリット値のみでは輸血開始の基準として不十分と考えられている．

麻酔科で使う輸液，すなわち術前と術中に使用する輸液について概説する．

Ⅰ 輸液が必要かどうか？

❶ 術前の場合

予定手術の場合，麻酔導入時の誤嚥予防のため，手術当日は絶飲食となることが多い．このため，手術開始まで時間があるような場合には，脱水予防に，維持輸液を投与することもある．しかし，近年のASA（米国麻酔学会）ガイドラインでは，術前2〜3時間前までのclear water投与が勧められており[1]，特に問題のない症例であれば，必ずしも術前輸液は必要としない．

❷ 術中の場合

手術中は経口摂取が不可能であるため，輸液が当然必要となる．きわめて短時間で終了する小児のレーザー手術などでは，輸液をしないこともあるが，それらはあくまでまれなケースである．

II 具体的にどのような輸液をするか？

　筆者は卒後14年目の麻酔科医である．つねづね痛感していることは，「臨床で本当に必要なポイントとなる知識はごくわずかである」ということである．知識量だけであれば，指導医よりも国家試験を受けたばかりの研修医のほうが多いかもしれない．しかし，その知識は，残念ながら実地にはそのままでは役にたたず，実際に経験してみて，取捨選択をして，初めて有用となるのである．したがって，ここでは学問的な正しさはさておき，筆者が卒後10余年を経て考えるところの"本当に必要なポイント"に重点を置いて解説したい．どのような場合にも例外があるため，「○△□である」と断言することは学問的には常に危険を伴うが，実地での有用性を優先することとする．

　脱線したが，では術中の輸液で「本当に必要なポイントは何か？」というと，「**どの製剤を，どのくらいの量，輸液すればよいか？**」ということになるのではないだろうか．

❶ どの製剤を？

　まず結論から書いてしまうと「**リンゲル液であれば何でもよい**」のである．手術中の体液喪失には，後述するようにいろいろなものがあるが，中でも細胞外液が大半であるため，これに合わせた組成を有する輸液，すなわちリンゲル液を投与する．

　市販のリンゲル液には，そのpHを生体に近づけるため緩衝剤が必ず入っているが，それが乳酸や酢酸，重炭酸で，これらが各製剤の特色となっている（乳酸リンゲル：ソルラクト®，ラクテック®，酢酸リンゲル液：ヴィーンF®，フィジオ®140，重炭酸リンゲル：ビカーボン®）．製薬会社の宣伝を読むと，さも重大な違いがあるように感じるが，実際にはこれらの緩衝剤の違いによる臨床的な差は確立されておらず，現実にはどれを使用しても大差がないと思われる．それは，ブドウ糖（最近ではフィジオ®140のように術中の低血糖を防止すると称して，1％ブドウ糖が含まれていることがある）や，マグネシウムの有無（フィジオ®140やビカーボン®にはマグネシウムが添加されている）についても同様である．

Memo 乳酸と酢酸による違い

　乳酸は生体内では肝臓で主に代謝されるのに対し，酢酸は筋肉などより多くの臓器で代謝される．したがって，重症の肝障害では，乳酸を投与するとこれが蓄積しうるのに対し，酢酸ではその危険性が低いという報告もある[2]．また1％ブドウ糖の付加により，術中の生体内の異化を抑制できたという報告もある[3]．しかし，これらの違いは，一般的な手術の輸液において使用される場合，臨床的に重要な違い（たとえば患者の回復や予後といったもの）を生じることが証明されているわけではなく，あくまでそのような場合もありうるという程度の認識にとどめるべきであろう．

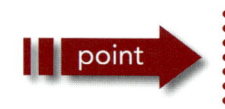

> **point** リンゲルであれば大差はない．

❷ どのくらいの量を輸液するか？

これは非常に重要な問題であるが，術式や出血量，患者の状態によって大きな影響を受けるため，断言することは難しいし，立派な教科書にも（立派な教科書であるため，ともいえるが），なかなかすぐに実地で役立つようには書かれていない．そこをあえて，簡単に書いてしまうと，

- 開　腹：10 mL/kg/時
- 開　胸：7 mL/kg/時
- 四　肢：5 mL/kg/時
- 頭頸部：5 mL/kg/時
- 開　頭：3 mL/kg/時

このくらいで投与すれば，指導医にも怒られなくてすむのではないかと考える．

通常の維持輸液であれば，量から電解質に至るまで必要量が決まってくるわけであるが，術中は非常にアバウトである．では，なぜそのように曖昧であるのかということを考えるために，術中の輸液の目的について考えてみよう．

1）術中輸液の目的

術中輸液の目的は，①術前欠乏量の補充，②術中の維持輸液，③麻酔薬による血管拡張に対する代償，④出血に対する補充，⑤再分布に対する補充である．では，具体的なケースで，これら①〜⑤がどのくらいになるかを計算してみる．

> **症 例**
>
> 体重 50 kg，70 歳，男性．前日 24 時から術当日朝 9 時まで絶食．
> 4 時間の胃切除術で，出血が 50 mL であったとする．

①術前欠乏量

絶食時間×維持量であるので，この場合，9 時間×90 mL/時＝810 mL（なぜ維持量が体重＋40＝90 mL/時になるかは成書参照）

②術中の維持輸液

90 mL/時×4 時間＝360 mL

③血管拡張の代償量

成書によると 5〜7 mL/kg とされている．この場合，6 mL/kg×50 kg として 300 mL

④出血に対する代償

これは後述するが，出血 1 mL 当たり細胞外液 3 mL で補充する．50 mL×3＝150 mL

⑤再分布量

これが，いつも術中の輸液を理解困難にする原因なのであるが，いわゆる「サードスペー

ス」といわれているものである．手術に伴う組織損傷が起こると炎症反応が惹起され，血管透過性が亢進する．その結果，通常では分布しない組織間質，すなわちサードスペースに細胞外液が移行する．手術の内容（侵襲反応の大きさ）によって，その量は大きな影響を受けるが，大手術では4〜6 mL/kg/時，小手術では2 mL/kg/時とされている．この場合は，4 mL/kg/時として，4 mL/kg/時×50 kg×4時間＝800 mLである．

以上を合計すると，

①＋②＋③＋④＋⑤＝810＋360＋300＋150＋800＝2,420 mL/4時間

ということで，だいたい600 mL/時ということになる．

こう書いてくると，最初に書いた開腹10 mL/kg/時より多いということに気づかれるかもしれない．しかし⑤に至っては，実際に何mLがサードスペースにいったのか正確に計測する方法はなく，あくまで目安である．非常に上手な外科医であれば，侵襲ももっと少なくなるかもしれないし，その逆もまたありうるわけである．したがって，この術式であればどのくらい輸液するのが正しいのか，ということを正確に決定するのは，そもそも無理があると思われる．

> **処方例**　胃切除の場合
> フィジオ®140　600 mL/時

2）結局，輸液量はどのように評価すればよいか？

実際のケースで，上記のように細かく分けて輸液量を計算している麻酔科医はごくまれだと思われる．しかし，ある程度経験を積んだ麻酔科医であれば，そうと意識せずともだいたい適切な量を輸液しているはずである．

では，なぜそのようなことが可能かというと，血圧や脈拍，尿量をモニターすることにより，現在輸液量が不足しているのか，あるいは過剰であるのかを判断しているからである．すなわち，脈拍が上昇し，血圧が低下，そして尿が少なくなってくれば，輸液量は不足している可能性が高いし，逆に尿がよく出ていれば，おそらく輸液量は十分であろうと判断できる．経験を積んでくれば，これらの徴候をより早くつかむことができるため，すばやくフィードバックすることで，「だいたい適切」な輸液をすることが可能となるのである．

Ⅲ　出血に対してどのように輸液（輸血）を行うか？

前述したように，出血による循環血液量減少を補充するためにその3倍の細胞外液製剤を必要とする．これは，よく知られているように，血管内にとどまる細胞外液製剤は，その一部分（理論的には1/4，手術患者ではもう少し増えて1/3）でしかないためである．少量の出血であればこれでよいが，出血が増えてきた場合，すべて細胞外液製剤で補充しようとすると，いたずらに浮腫を助長することになり得策ではない．このような場合に選択肢となるのが，膠質液および輸血製剤である．

❶ 膠質液

膠質液中には分子量4万〜5万以上と大きいコロイドが含まれ，これが血管を透過できないため，通常の細胞外液（晶質液）より血管内にとどまりやすい性質を有する．したがって，晶質液よりも少ない量で，出血時の血管内容量保持をすることができる（と考えられている）．ただし，膠質液でも人工膠質液（ヘスパンダー®，サリンヘス®）は，多量に使用した場合，血小板の凝集抑制を起こすとの報告があり，添付文書でも1,000 mLまでの使用が推奨されている[4]．またアルブミン製剤（アルブミナー®）は，特定生物由来製剤であり，高価であることからも，基本的に術中はあまり積極的に適応となる場合は少ないと考えられる．

❷ 血液製剤

出血量が多くなってくれば，麻酔科医としては輸血の必要性を考慮せざるをえない．では，「どのような場合に輸血を行うか？」であるが，まず輸血の目的は，血管内容量を維持するというよりも，むしろ**末梢循環系へ十分な酸素を供給すること**にある．全身への酸素供給は，その大半がヘモグロビンによるものであるため，貧血によりヘモグロビンが減少すれば，運搬できる酸素の量が減少してしまう．では，この酸素供給量をどのようにモニターするかということが重要と思われるが，近年，中心静脈血酸素飽和度の連続測定が可能な中心静脈カテーテル（プリセップCVオキシメトリーカテーテル™）がEdwards Lifesciences社から発売され，比較的容易に評価できるようになった．

全身の酸素摂取率（O_2ER）（％）
＝動脈血酸素飽和度（SaO_2）－中心静脈血酸素飽和度（$ScvO_2$）

O_2ERが50％以上の場合は，輸血を開始するべき[5]と考えられている．

これまでは，ヘモグロビン濃度が7 g/dLくらいまで下がってきた場合に，輸血を開始するのが一般的であった（現在でも一般的であるかもしれない）．しかしヘモグロビン濃度やヘマトクリットは，血管内容量によって変化するため，血液中の赤血球容積を正確に反映するとはいえない．このようなことから，輸血の開始基準としてヘモグロビン値とヘマトクリット値を使用しない（というタテマエ）ことになっている．現実的にどのように対応するかは，その患者の背景や術式，あるいは施設においてどの程度血液製剤が早く供給されるかなどによっても影響されるが，厚生労働省の基準[4]によれば，以下のように記載されている．

「急性出血に対する適応（主として外科的適応）は，Hb値が10 g/dLを超える場合は輸血を必要とすることはないが，6 g/dL以下では輸血はほぼ必須とされている．通常はヘモグロビン値が7〜8 g/dL程度あれば十分な酸素の供給が可能であるが，冠動脈疾患などの心疾患あるいは肺機能障害や脳循環障害のある患者では，ヘモグロビン値を10 g/dL程度に維持することが推奨される」．

上記は赤血球製剤の場合である．循環血液量以上の大量出血（24時間以内に100％以上）時または，100 mL/分以上の急速輸血をするような事態（厚生労働省ガイドライン）[4]であれば，新鮮凍結血漿や血小板製剤の投与を考慮する．

> **処方例** 肝切除で 1,200 mL 出血した場合
> フィジオ®140　600 mL/時＋ヘスパンダー®　500 mL（急速出血時に 1 時間で）＋赤血球濃厚液 2 単位（ヘスパンダー®終了後に 1 時間で）

IV　輸液を止めるタイミング

　術中の輸液は基本的に手術室を出るまで続行する．手術室を出れば（たとえ覚醒していなかったとしても）通常の維持輸液を主体とした管理に戻る．

　以上，麻酔科で使用する輸液について概説した．できるだけ簡潔に書いたつもりであるが，それでも歯切れが悪くなった部分があるのは残念である．知識として，常に頭に置いておける量は限られているが，そのような知識の獲得の一助となれば幸いである．

文献

1) Practice guidelines for preoperative fasting and the use of pharmacologic agents to reduce the risk of pulmonary aspiration ; application to healthy patients undergoing elective procedures ; a report by the American Society of Anesthesiologist Task Force on Preoperative Fasting. Anesthesiology 90：896-905, 1999.
2) Nakayama M, et al.：Utility of acetated Ringer solution as intraoperative fluids during hepatectomy. Masui 44(12)：1654-1660, 1995.
3) Yokoyama T, et al.：Intraoperative infusion of acetated Ringer solution containing glucose and ionized magnesium reduces ketogenesis and maintains serum magnesium. Asia Pac J Clin Nutr 17(3)：525-529, 2008.
4) 「血液製剤の使用指針」（改定版）平成 17 年 9 月（平成 19 年 7 月一部改正）厚生労働省医薬食品局血液対策課
5) Levy PS, et al.：Oxygen extraction ratio ; a valid indicator of transfusion need in limited coronary vascular reserve? J Trauma 32(6)：769-773, 1992.

（田中具治）

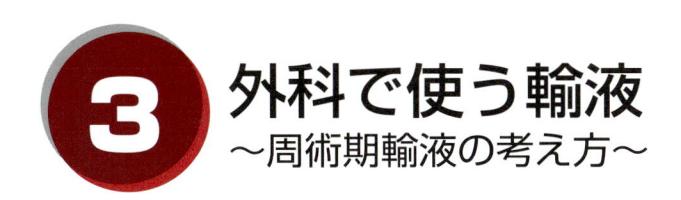

Ⅳ 診療科・疾患別の輸液〜輸液開始の判断→具体的な処方例→止めるタイミングは？〜

3 外科で使う輸液
～周術期輸液の考え方～

Essence!

①周術期の輸液＝維持輸液＋追加の輸液（不足分）
②循環血液量を正しく保つように輸液量を考える．
③サードスペースへの水の出入りに注意する．

Ⅰ　はじめに〜術後で輸液が必要となるのは？〜

❶ 小さな手術の場合

　鼠径ヘルニアの手術などの小さな手術の場合は，手術が終わればすぐに経口摂取ができるようになるので，術後の輸液は必要ない．ただし，小手術でもすぐに経口摂取ができないような場合では，経口摂取ができるようになるまでの間は水分の不足が進み脱水となるので，それを補う量の輸液が必要になる．つまり，絶飲食の間の維持輸液が必要ということになる．

❷ 大きな手術の場合

　では，大きな手術のときも維持輸液だけでよいのだろうか？
　実は大きな手術のときでも考え方の基本は同じで，**循環血液量をいかに正しく保つか**ということを考えて輸液をすればよいのである．ただし，大きな手術のときは，出血，ドレーンなどからの排液，サードスペースへの体液の移動など，非日常的な水分の出入りも考える必要があるので，これらをしっかり理解して**「循環血液量を保つ」輸液を行おう**．

Ⅱ　通常の維持輸液と何が違うの？

　基本の輸液である維持液（3号液）2,000 mL/日（例：ソリタ®-T3号　80 mL/時）だけで周術期の患者を診ようと思うと，まず輸液が足りなくなる（＝循環血液量が少なくなる）．なぜなら，手術に特有の，循環血液量が足りなくなる病態があるからである．それは，①**出**

血，②ドレーンなどからの排液，③サードスペースへの体液の移動，の3つである．周術期の輸液を考えるときには，この3つの病態によって循環血液量が減ることをしっかり理解したうえで，「循環血液量が正しく保たれる」ように輸液を行う必要がある．

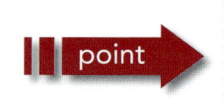

> **point**
> ・周術期の輸液：維持輸液＋追加の輸液（不足分）
> ・周術期に注意するポイント
> ①出血
> ②ドレーンなどからの排液
> ③サードスペースへの体液の移動

❶ 出血について

　量の多少はあるが手術に出血はつきものである．出血すると，その分の循環血液量が減ってしまうので，不足した分を輸液で補う必要が出てくる．手術中に麻酔科の医師によってかなりの部分が補正されていると思われるので，術後には残りの量の補正を考える．

　使う輸液製剤としては，不足している循環血液量を補正するわけだから，血管内にとどまりやすいと思われる人工膠質液（HESなど→p.90 第Ⅱ章「5．輸液製剤の種類」参照）や細胞外液製剤が適当だが，術後には急いで補正をしなければならない状態は少ないと思われるので，細胞外液製剤（ヴィーンF®など）を使うのがよいだろう．生理学的には，輸液された細胞外液製剤は血漿および細胞外液に1：3で分布するが（→p.2 第Ⅰ章「輸液で覚えるべきこと」参照），生体ではもう少し有効に血管内にとどまるようである（図1）．実際に必要な量の目安は，出血量1に対して細胞外液製剤2～3程度と考えればよいだろう．

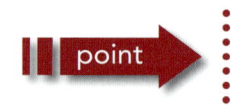

> **point**
> 出血量の2～3倍程度の細胞外液製剤を追加する．

❷ ドレーンなどからの排液

　術後には，ドレーンやトロッカー，経鼻胃管などが留置されることが少なくない．また，術式によってはPTCD（経皮経肝胆管ドレナージ）チューブや膵管チューブから消化液が体外にドレナージされていることもあるだろう．これらの排液も量が多くなると無視できなくなり，輸液を追加して補正しなくてはならない．主な体液の電解質組成を表1に示すが，これらは簡単には細胞外液製剤に等しいと考えてよいだろう．したがっていろいろな排液がある場合には，細胞外液製剤を用いて排液と同じ量を追加で輸液すればよいことになる．

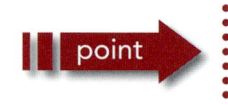

> **point**
> 排液と同じ量を細胞外液製剤で追加する．

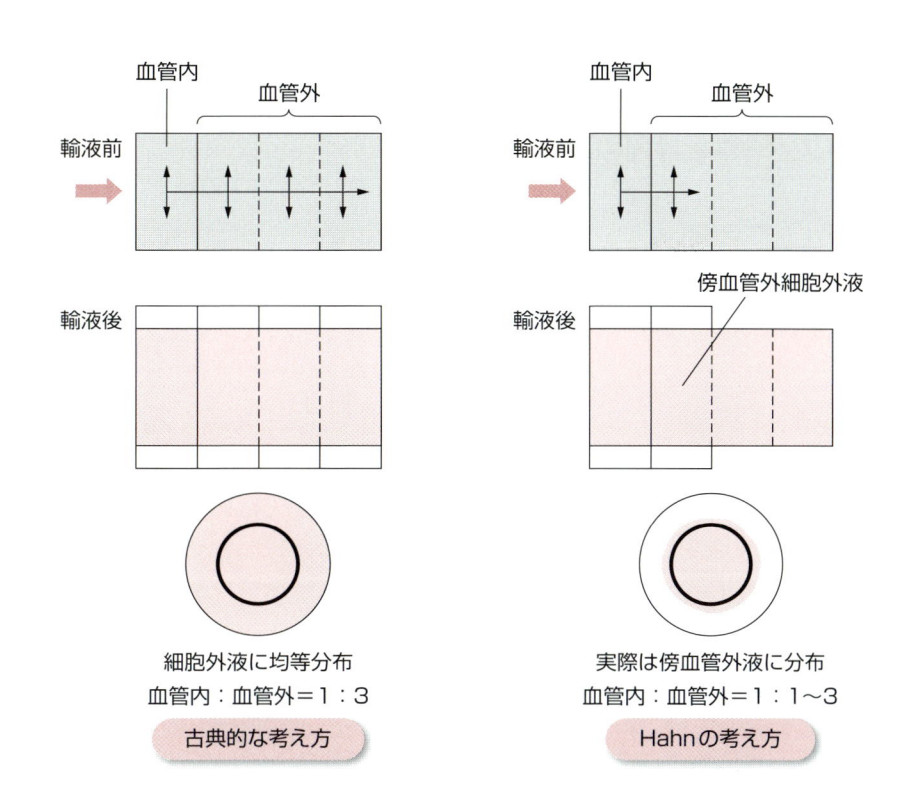

図1 細胞外液製剤の体内での分布
(丸山一男：周術期輸液の考え方. p.39, 南江堂, 2005 より引用)

表1 主な体液の電解質組成

	Na (mEq/L)	K (mEq/L)	Cl (mEq/L)	HCO_3 (mEq/L)	量 (mL)
唾液	30	20	31	15	1,500
胃液（強酸）	20 (20〜30)	10〜 (5〜40)	120 (80〜150)	0	1,000〜9,000
胃液（弱酸）	80 (70〜140)	15 (5〜40)	90 (40〜120)	5〜25	1,000〜2,500
膵液	140 (115〜180)	5 (3〜8)	75 (55〜95)	80 (60〜110)	500〜1,000
胆汁	140 (130〜160)	5 (3〜12)	100 (90〜120)	35 (30〜40)	300〜1,000
小腸液	110 (80〜150)	5 (2〜8)	105 (60〜125)	30 (20〜40)	1,000〜3,000
大腸液	80 (40〜135)	8 (5〜30)	45 (20〜90)	30 (20〜40)	1,000〜3,000
下痢	120 (20〜160)	25 (10〜40)	90 (30〜120)	45 (30〜50)	500〜17,000
汗	50	5	50	0	0〜3,000

(Doherty G. Humphreys M：Fluid & Electrolyte Management. In：Current surgical diagnosis & treatment. Doherty G eds., p.132, McGraw-Hill, New York, 2006. 内田俊也：水電解質異常. 日本腎臓学会誌 44：24, 2002 より引用改変)

❸ サードスペースへの体液の移動

1) サードスペースとは何のこと？

　簡単なたとえとして，捻挫したときのことを思い出してみよう．捻挫をしたところは徐々に腫れてくるが，これは捻挫というイベントが生じたために，局所でサイトカインが出て血管の透過性が亢進し，血漿成分が漏れ出して局所にたまった結果（＝炎症が起こっている），腫れているわけである．そして 2〜3 日経って，捻挫が治ってくると腫れも引いてくる．

　同じことが手術をしたときにも起こる．腹部の手術であれば，お腹の中で切ったり，剥離したり，あるいは手で握ったり，引っ張ったりした部分に炎症が起こって，周囲がむくんでくる．大きな手術になると，浮腫の範囲も広くなるので，かなりの血漿成分が漏れ出ていることになる．この漏れ出た水分は，侵襲の影響が治まるまでは血管内に戻りにくい状態となっていて，通常の細胞外液としては機能しない状態が続く[1]．このため，細胞内液とも細胞外液とも違う第 3 の分画（サードスペース）に水分が移動したという意味で，**サードスペースへの体液の移動**とよんでいる．

> **Memo　サードスペースのコントロールが術後輸液最大のポイント**
>
> 　このサードスペースの概念は，最近は科学的に存在を証明・説明することは困難という説も出てきているが[2]，1961 年に Shires らにより報告されて以来，実際の臨床の場では確かにこの水分の移動が実感され，これをいかにコントロールするかが術後輸液の最大のポイントとなっている[3]．

2) 輸液はどのように行えばよいのだろうか？

　サードスペースに体液が移動する時期は，輸液をしても血管外に漏れていく割合も大きく，循環血液量は減少し，尿量も低下する．また，ある程度浮腫が生じるのもやむをえない．しかし，浮腫があるから輸液を減らせばよいのかというとそうではない．輸液の基本は，循環血液量を保つことなので，血管内が脱水にならないようにサードスペースに漏れていく量を細胞外液製剤で補う必要がある．

　一方，2〜3 日経って侵襲の影響がなくなると，血管の透過性が元に戻り，サードスペースに移動していた水分が一気に血管内に戻ってきて，循環血液量が急激に増加，尿量も増える時期がくる．これを利尿期あるいは refilling という（図 2）．心・肺の予備力の少ない患者はこの時期に不整脈や心不全，呼吸不全などの合併症を招きやすいので注意が必要である．血管内容量がオーバーしている状態なので，維持液（2,000 mL/日）の量を減らしたり，心不全・呼吸不全の徴候があれば，利尿薬を用いて強制的に循環血漿量を減らすことも，時には必要になる．

> **point**　サードスペースへの移動分を細胞外液補充液で補い，血管内容量を保つ．利尿期，refilling のときには血管内容量が溢れないようにする．

| 通常状態 | ストレス期 | 利尿期 |

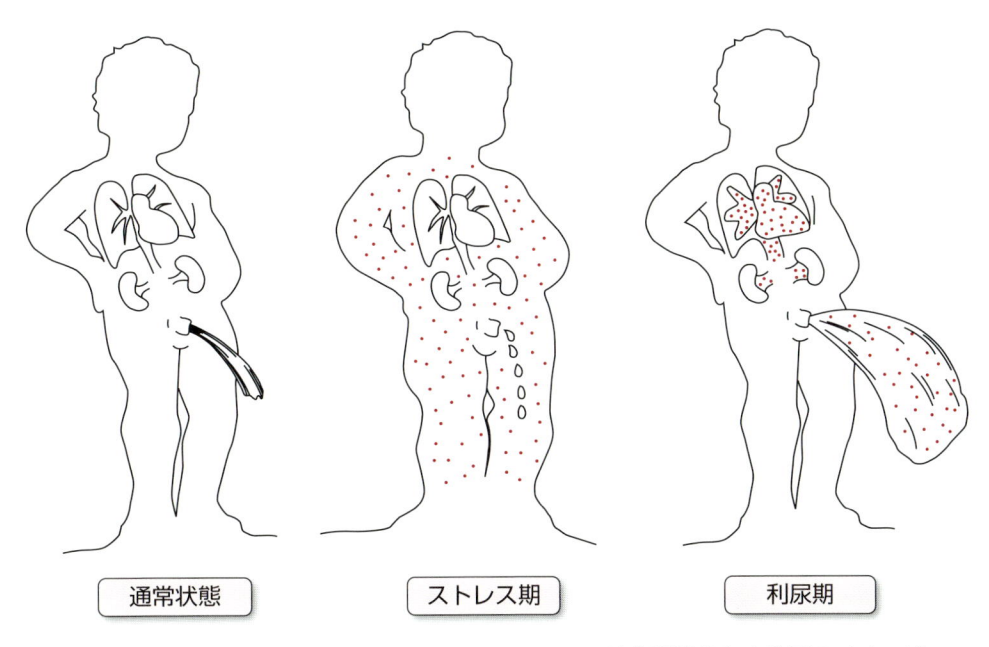

・は非機能的な水分子のイメージ

図2　ストレス期から利尿期のイメージ
（畑　啓昭：腹部外科の輸液．腎と透析 63（増刊）：335，2007 より引用）

III　追加する輸液量の目安は？

前述のように進んでいくと，術後の輸液量は次のようになる．

術後の輸液＝維持液（2,000 mL/日）＋①出血量の 2～3 倍＋②排液と同じ量＋③サードスペースへの移動分

術後の輸液では，維持液 2,000 mL/日に加えて，前述の①出血×2～3 の細胞外液製剤（術中の補正の残り分），②ドレーンからの排液量と同じ量の細胞外液製剤，③サードスペースへの移動分を補うための細胞外液製剤が必要である．①，②の量はある程度計算が可能だが，③のサードスペースへの移動量は，手術の侵襲の大きさや手術時間，患者の体質によって大きく異なるため，残念ながら計算できるような目安はない．

術後の輸液は循環血液量を保つことが基本なので，循環血液量が保てるようになるまでに要した輸液の量がサードスペースへ移動した量と同じであると考えることになる．

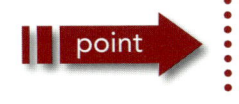

> **point**　サードスペースへの移動分は，循環血液量が保てるようになるまでに要した輸液の量と同じと考える．

Ⅳ 循環血液量の過不足は？〜尿所見で判断しよう〜

　第Ⅱ章「2．脱水と血管内容量の評価」（→p.30）にもあるように，循環血液量が足りているかどうかを判断するには，尿の所見を考えるのが最も簡便でよいだろう．術後はカテコラミンやストレスホルモンの影響でNaが貯留し尿量も少なくなる傾向にあるが，それでも尿所見は循環血液量を評価するにはよい指標となる．心・腎機能に問題のない患者であれば，600 mL/日の尿量（100 mL/4時≒0.5 mL/kg/時）を最低限の目安とし，尿量がこれに満たない場合には循環血液量が不足しているために尿量も少なく濃くなっていると考えて，細胞外液製剤を輸液する．逆に，尿量が100 mL/4時間≒0.5 mL/kg/時以上十分に出ていて希釈されているようなら，循環血液量は足りているので追加の輸液はいらない状態であると考える．術直後のストレス期には尿は濃縮し比重も高くなり，一転して利尿期に入ると希釈尿が多量に出てくることなど，術後の全身状態・循環血液量の変化は，尿量・色・比重を観察することで容易に知ることができるので，バイタルサイン，創部，ドレーンと並んで尿の所見は術後に必ず確認すべきものの1つである．

> **point**
> ・尿量で循環血液量を推測する．目安は0.5 mL/kg/時あるかどうか．
> ・尿量が少なく，濃縮していれば，循環血液量は不足している．
> ・尿量が多く，希釈されていれば，循環血液量は足りている．

術後の輸液のまとめ
　術後の輸液＝維持液（2,000 mL/日）＋①出血量の2〜3倍＋②排液と同じ量＋③サードスペースへの移動分＝尿量が保たれるまでに要した量

Ⅴ 心・腎機能に予備力が少ない場合

　心臓や腎臓の機能に余裕のない場合は，循環血液量を評価するのに尿の所見を参考にはできない．循環血液量が少ないから尿が出ていないのか，心不全のために尿が出ていないのか，あるいは腎機能が悪いために尿が出ていないのかがわからないからである．**手術時の輸液の基本は，循環血液量を保つこと**であるから，このような場合は，別の方法で循環血液量が多いか少ないかを判断し，適当な量になるまで輸液を行うことになる．第Ⅱ章「2．脱水と血管内容量の評価」にもあるが，口渇感，口腔内や腋窩の湿潤度，内頸や外頸静脈の張り，CVP値，エコーでのIVC径，心胸郭比などの所見を参考に循環血液量を評価するが，絶対的なものはないため総合的に判断する必要がある（→p.30）．

> **point**
> 尿以外の検査・身体所見で循環血液量を評価し，血管内のボリュームが適当な量になるように輸液を行う．

VI 手術前後の水分バランス

尿量，身体所見，検査所見のすべてを評価しても，血管内容量が多いか少ないかがわからないときには，手術前後の水分バランスを考えることも役に立つ．

手術前後の水分バランスを，①術前，②術中，③術後の3つに分けて，本来必要な水分量と，実際に投与された水分量を比較することで考えよう．

①術前に必要な水分

①絶飲食の時間分の維持液（80 mL/時×絶食時間）が必要になる（最近は麻酔直前まで水分の摂取が可能なことも多い）．

②術前に強力な下剤使用時は，下痢によって不足する水分〔例：クエン酸Mg下剤（マグコロール®）は高張性の下剤であり，700 mL程度の水を身体から引いて等張となる〕．

③下痢や嘔吐あるいは経鼻胃管チューブやイレウスチューブからの排液がある場合は，その排液分．

②術中に必要な水分

術野からの蒸散やサードスペースへの移動分などから，開腹手術では出血や尿量分以外に，6〜10 mL/kg/時の輸液が必要とされている（→p.209 第Ⅳ章「2. 麻酔科で使う輸液」参照）．

③術後に必要な水分

前述の①②③に相当する輸液が必要となる．

これらから計算すると，周術期に必要な水分は以下のようになる．

> 周術期に必要な水分＝術前（絶飲食分＋下剤分＋排液分）
> 　　　　　　　　　＋術中（出血・尿量分＋6〜10 mL/kg/時）
> 　　　　　　　　　＋術後（維持液＋①出血＋②排液＋③サードスペース分）

この式から必要な水分量を計算し，実際の投与量と比較すると，輸液量が多めで経過しているのか，少なめで経過しているのかの判断の参考になる．

VII 周術期の輸液のまとめ

維持液2,000 mL/日（80 mL/時）をベースとし，①出血，②排液，③サードスペースへの移動による循環血液量の不足分を補うため，細胞外液製剤を追加する．追加する量は，尿量を指標とし，0.5 mL/kg/時が確保できるまでの量と考える．

> **処方例1**　ソリタ®-T3 80 mL/時＋ヴィーンF®（尿量が100 mL/4時間以下で500 mL 1本を負荷100〜250 mL/時）
> 　　　　　　①〜③の量が多いとき
> **処方例2**　ソリタ®-T3 80 mL/時＋ヴィーンF® 40〜100 mL/時

心・腎機能に予備力が少ない場合は，尿量が循環血液量の評価に利用できないため，身体所見，検査所見，周術期の水分バランスなどを総合的に判断し，**循環血液量を保つことが目標と考えて，輸液量を調整**する．

VIII 輸液を止めるタイミング

最初にも述べたが，経口摂取ができない間は輸液が必要になる．術後で経口摂取量が十分でない間は，不足分を補充しよう（ソリタ®-T3 500〜1,000 mL を日中にフリーで輸液）．反対に，経口摂取ができるようになれば，輸液は不要になるので終了してかまわない．

IX 手術時の栄養について

術後は，
①手術の影響から腸管の運動が回復しているかどうか
②吻合部など手術した部位に影響がないかどうか
を確認し，早期より経口摂取を始めれば，栄養輸液が必要になることは多くない．第III章「1. 栄養輸液はどんなときに必要？」にもあるが，ASPEN（米国静脈経腸栄養学会）などのガイドライン[4]では，「7日から14日間以上にわたり経口摂取が不十分と予測される患者」には栄養介入が必要とされており，栄養改善・感染予防の点からも，経口＞経腸＞経静脈の順に栄養を行うことが勧められている（→p.124）．したがって，あらかじめ術後に1週間以上絶食が続くことが予想される場合には，術中に腸瘻などを作成し，術翌日から経腸栄養を行う方法を考えるとよいだろう．予期しない合併症が起こり経口・経腸栄養が困難な場合には，中心静脈栄養（TPN）を考えることが必要になる．

文献

1) 多田羅恒雄：水を分析する1；生体の水移動. LiSA 7(9)：894-907, 2000.
2) Brandstrup B, et al.：Hemorrhage and operation cause a contraction of the extracellular space needing replacement--evidence and implications? A systematic review. Surgery 139(3)：419-432, 2006.
3) Shires T, et al.：Acute change in extracellular fluids associated with major surgical procedures. Ann Surg 154：803-810, 1961.
4) ASPEN Board of Directors and the Clinical Guidelines Task Force：Guidelines for the use of parenteral and enteral nutrition in adult and pediatric patients. JPEN J Parenter Enteral Nutr 26：1SA-138SA, 2002.

（畑　啓昭）

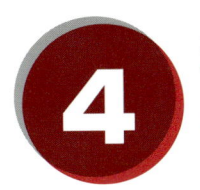

4 消化器科で使う輸液
(1) 下痢・嘔吐のときの輸液

Essence!

① 経口摂取ができない場合に輸液を考慮する．
② 輸液の目的は，脱水の改善と電解質（特に血清K値）の補正である．
③ 脱水の種類（volume depletion か dehydration）によって輸液の内容は異なる．

I　はじめに〜下痢・嘔吐の病態〜

1　下痢

　健常成人は，飲水と食事で1日に約2〜3Lの水分を摂取している．さらに，唾液，胃液，膵液，胆汁など，1日に約8Lの水分が消化液として分泌され，十二指腸に入る．そのほとんどが小腸や大腸で再吸収され，尿としても約1,000〜1,500 mLが排泄されるので，糞便中に排泄される水分は約100 mLにすぎない．ところが，何らかの原因で下痢が起こると消化液は多量に失われ，摂取量を上回る水分喪失があれば脱水となる．
　下痢はその原因から，浸透圧性下痢と分泌性下痢に分けられ，一般に急性下痢症は腸管感染症による分泌性下痢が多い．表1に示すように，消化液にはさまざまな電解質が含まれているため，ひとたび下痢が起こると，消化液に含まれるNa，K，HCO_3などの電解質も喪失する．このとき，細胞外液のClの上昇がみられることから，高クロル性代謝性アシドーシスが生じる．

2　嘔吐

　嘔吐とは，胃内容物の強制的な排出のことで，主に胃液が喪失する（腸閉塞では胆汁，膵液も失われる．嘔気が強く，経口的な水分摂取が不十分だと脱水となる．胃液の嘔吐では，NaよりもClの喪失が多く，H^+も失われるため，低クロル性代謝性アルカローシスとなる．また，嘔吐が持続すると，低カリウム血症をきたすこともある．

表1 主な体液の電解質組成（mEq/L）

	量(L)	Na	K	Cl	HCO_3
唾液	1.5	30	20	31	15
胃液	2.5	50	10	110(H^+ 90)	0
胆汁	0.5	140	5	105	40
膵液	0.7	140	5	60	90
小腸液	1.5	120	5	110	35
大腸液	1.0〜1.5	130	10	95	20
汗	0〜3.0	50	5	50	0

（内田俊也：水電解質異常．日腎会誌 44(1)：24, 2002より引用）

表2 体液量の不足状態の分類

			主要症状	血清Na	細胞外液量	細胞内液量
volume depletion	高張液の欠乏	低張性脱水	循環動態の変化（血圧低下・頻脈など）	↓	↓	→ or ↑
	等張液の欠乏	等張性脱水		→ or ↓	↓	→
dehydration	低張液の欠乏	高張性脱水	口渇	↑	(↓)	↓

（小原まみ子：嘔吐，下痢などによる脱水の是正法．綜合臨牀 58：835, 2009より引用）

II 輸液は必要？

　最も大切なのは，輸液が必要かどうかを判断することである．脱水があっても，できる限り「腸」を用いることが大原則であり，経口摂取が可能な場合は輸液を必要としない．下痢や嘔吐のときに輸液が必要となるのは，①脱水がありかつ十分な飲水ができない場合，または，②著明な電解質異常がある場合である．一方，高齢者や小児では重度の脱水になりやすく，ショックや意識障害を伴うこともまれではないため，輸液が必要となることが多い．

❶ 脱水の評価

　では，脱水の程度はどのように評価すればよいのだろうか．喪失した体液量を正確に評価することは，実際には非常に難しい．もし，発症前後の体重変化がわかれば，体液量の喪失を推測することができるかもしれない．だが，現実には体重変化が不明という場合が多く，はじめに病歴と身体所見から脱水の程度を推測することになる．

　一般にいう脱水には，主に細胞外液が欠乏する場合（volume depletion）と，主に細胞内液が欠乏する場合（dehydration）がある（表2）．脱水の評価で最も重要なことは，緊急度の評価である．循環動態の変化をきたすような緊急の病態は，細胞外液の欠乏（volume depletion）が主である場合に多い．

　緊急度の評価のため，まずバイタルサインのチェックを急ぎたい．血圧低下，心拍数の増

加，起立性低血圧，capillary refill time（爪床圧迫解除後の血色回復までの時間：正常5秒未満）を確認する．これらに異常があれば，循環動態に影響を与えるほどの細胞外液欠乏をきたしている可能性が高く，酸素投与，心電図モニターの装着とともに，輸液のための静脈ライン確保を何よりも優先する．病歴では，立ちくらみや動悸がないかの確認が大切で，下痢や嘔吐の量，回数，持続時間も参考にする．身体所見としては，粘膜や皮膚の乾燥，皮膚ツルゴールの低下，腋窩の発汗低下を確認する．その他，細胞外液の欠乏では尿量が減少し，検査所見では血清 BUN/Cr 比の上昇，尿浸透圧上昇，FENa＜1％，下大静脈径の減少などがみられる．中心静脈圧の低下もわかれば参考になる．

一方，主に細胞内液が減少する脱水（dehydration）では，自由水が欠乏するため，循環動態に影響を与えることは少ない．臨床所見としては口渇感が強いのが特徴である．飲水ができなければ，血中 Ht 値や血清浸透圧，血清 Na 値が上昇する．

❷ 電解質異常の評価

消化液の喪失に伴う電解質異常で特に重要なのは，低カリウム血症である．下痢や嘔吐の持続により起こる高度の低カリウム血症は，重篤な不整脈をきたしうるので注意が必要だ．

また，下痢や嘔吐では，血清 Na 濃度にも注意する．抗利尿ホルモンの分泌が亢進し，低ナトリウム血症をきたす場合がある．一方，主に細胞内液が欠乏する脱水があり，飲水ができなければ，高ナトリウム血症となり意識障害をきたすこともある．

III どんな輸液がよいの？

❶ 脱水に対する輸液

下痢・嘔吐時の輸液の基本方針は，まず脱水の程度を評価し，喪失した体液の成分を推定したうえで，それと同じ成分を輸液することである．大きく言えば，主として細胞外液の欠乏（volume depletion）なのか，主として細胞内液の欠乏（dehydration）なのかによって，輸液の内容も異なる．

まず，循環動態が破綻しショックをきたしているような場合は，緊急事態である．細胞外液の欠乏を補正することを何よりも優先する．酸素投与，心電図モニターを装着するとともに，直ちに太い輸液路を確保して生理食塩水を全開で投与（例：500 mL を 30 分間で投与）し，循環動態の安定化を図る．輸液に対するバイタルサインや尿量などの反応をみながら，輸液速度を調節していく（例：500 mL→250 mL→120 mL→80 mL/時）．急速輸液の際には，高齢者や心疾患の既往のある患者では，輸液過剰による心不全に十分注意したい．

経口摂取は困難だが循環動態が安定している場合には，主に維持輸液を用いる．維持輸液の投与量は，下痢・嘔吐の量や頻度も考慮して，1日に必要な水分量から推定する．

> 1日に必要な推定水分量
> ＝尿量＋不感蒸泄量（約 900 mL）－代謝水（200 mL）＋消化液の喪失量

表3 喪失体液量の推定式

- 血漿減少量(L) = 0.07 × 健常時体重(kg) × $\left(1 - \dfrac{\text{健常時 Ht}}{\text{脱水時 Ht}}\right)$
- 血漿減少量(L) = 0.07 × 健常時体重(kg) × $\left(1 - \dfrac{\text{健常時 TP}}{\text{脱水時 TP}}\right)$
- 水分欠乏量(L) = 健常時体重(kg) × 0.6 × $\left(1 - \dfrac{140}{\text{脱水時 Na 濃度}}\right)$
- Na 欠乏量(mEq) = 現在の体重(kg) × 0.6 × (140 − 脱水時 Na 濃度)

(田代晃子, 須藤 博:嘔吐, 下痢による脱水. 綜合臨牀 54(10):2601, 2005 より引用)

　また, 血中 Ht 値や血清総蛋白(TP), 血清 Na 濃度が変化している場合には, **表3**に示す推定式を用いることによって, 喪失したおおよその体液量を計算することが可能である.

❷ 電解質の補正のための輸液

　下痢・嘔吐で低カリウム血症を伴うときには, 輸液にカリウム製剤を加えて補正する. この場合, 輸液濃度と投与速度に上限があるので注意しよう. 末梢静脈路からは, 原則として, 輸液濃度を 40 mEq/L 以下, 投与速度を 20 mEq/時以下とする.

　また, 下痢で代謝性アシドーシスがみられるときには, 輸液製剤として乳酸リンゲル液を用いるか, 生理食塩水に $NaHCO_3$ を加えたものを使う. 一方, 嘔吐で代謝性アルカローシスがみられるときには, 生理食塩水を主体に投与する. 飲水が強く制限され, 高ナトリウム血症を伴う場合には, 細胞内液(自由水)の欠乏を補正するため, 5％ブドウ糖液などの維持輸液を投与する. この場合は, **表3**に示した水分欠乏量の推定式が役に立つ. 大いに活用しよう.

Ⅳ 下痢・嘔吐時の輸液の処方例

> **処方例** 頻回の下痢により脱水がみられる場合
> 乳酸リンゲル液(ポタコール R®) 500 mL　250 mL/時で点滴静注
> →尿量が確保できたら, ソリタ®-T3　80 mL/時で点滴静注
>
> **処方例** 持続する嘔吐により低カリウム血症がみられる場合
> 生理食塩水 500 mL + KCL® 20 mEq

Ⅴ 輸液を止めるタイミング

　下痢や嘔吐で輸液を止めるタイミングは, 輸液を開始した理由がなくなったとき, すなわち, ①経口での水分摂取が十分可能となったとき, または②電解質が補正されたときである. 病態が改善するにつれて循環動態が安定し, 尿量が増加し, 減少していた体重が回復し

てくる.たとえ,下痢や嘔吐の症状が完全に治まっていなくても,経口での水分や電解質の補充が可能と判断したら,できるだけ早期に輸液を終了したい.

文献

1) Rose BD, Post TW : Clinical Physiology of Acid-Base and Electrolyte Disorders, 5th ed. McGraw-Hill, New York, 2001.
2) 内田俊也:水電解質異常. 日腎会誌 44(1):18-28, 2002.
3) 田代晃子,須藤 博:嘔吐,下痢による脱水. 綜合臨牀 54(10):2599-2604, 2005.
4) 小原まみ子:嘔吐,下痢などによる脱水の是正法. 綜合臨牀 58:834-837, 2009.

(金井伸行)

MEMO

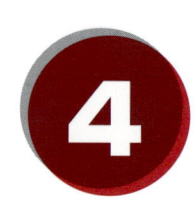

4 消化器科で使う輸液
（2）腸閉塞のときの輸液

Essence!

①腸閉塞の基本病態は脱水である．
②循環血液量を正しく保つように輸液をする．
③輸液終了のタイミングである腸閉塞解除の瞬間を見逃さない．

I 輸液を始めるべきタイミングは？

1 腸閉塞では輸液が必要か？

まず，腸閉塞の基本病態が脱水であることを十分記憶にとどめておいてほしい．
消化管内には1日約8Lもの水分の出入りがあるといわれるが，腸閉塞のときにはその生理機能が破綻し，水分の再吸収が滞り，血管内脱水に至る．それを補正して十分な循環血液量を保つために，輸液が必要となる．経鼻胃管やイレウス管が留置されている場合にも基本的な考え方は変わらない．

2 輸液を開始する前に

だが腸閉塞の診療で最も重要なのは，輸液ではなく，緊急手術が必要な腸閉塞か，保存的加療が可能な腸閉塞かの区別をすることである．身体所見，血液検査，画像所見などを総合的に判断して，血流障害を伴う絞扼性腸閉塞を見逃さないようにしたい．絞扼性腸閉塞を除外して，初めて輸液による加療を考えていくことになる．以下，主として保存的加療が可能な腸閉塞を念頭に置いて解説を進めていく．

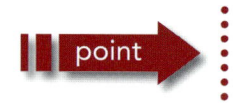

> **point** 腸閉塞の最も重要な病態は脱水である．

> **Memo　腸閉塞＝イレウス？**
>
> 日本では腸閉塞とイレウスは同義語として用いられる．しかし，欧米では腸閉塞（intestinal obstruction）は機械的な腸管閉塞をさすのに対して，イレウス（ileus）は機能的な腸管閉塞をさし，区別される．

II　どんな輸液を，どんな量で用いるか

輸液の流れは次のようになる．
①腸閉塞診断時に存在する脱水の補正
②絶飲食時の維持輸液
③維持輸液施行中の不足分の補正

実際にはこれらを同時並行して行っていくことが多いが，ここではわかりやすくするために①→②＋③という流れで説明する．

①前述のとおり，腸閉塞を発症すると脱水が進むので，まずは診断時の脱水を補正する必要がある．循環血液量の不足を補正するため，できるだけ血管内にとどまりやすい細胞外液製剤を使用するのがよい．脱水量を正確に測ることは困難であるが，一般的には循環血液量の充足とともに尿量が確保される（0.5 mL/kg/時）ので，それを目安にする．多くの場合 500～1,500 mL の不足と思われ，おおむねその程度をまず細胞外液製剤で負荷する．

②次に，腸管安静を保つ必要性から絶飲食とするので，維持輸液が必要になる．輸液量は 2,000 mL/日（80 mL/時）が 1 つの目安だろう．

③しかし，多くの症例でこれだけでは輸液量が足りない．腸管内がいわゆるサードスペースとなり，腸閉塞診断時の脱水補正後にも体液が腸管内に移行して血管内脱水になるためである．経鼻胃管やイレウス管が留置されている場合は，それらが体外にドレナージされていることになる．そのため，やはり尿量を目安として，細胞外液製剤による輸液の追加が必要になる．尿量を定期的に測定して，0.5 mL/kg/時以下であれば細胞外液製剤 500 mL（1 本）を追加する，といった指示になる．

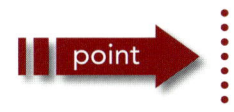

> **point**　尿量を目安に，維持輸液＋細胞外液製剤で循環血液量を維持する．

> **Advice　腹痛時の痛み止めは？**
>
> 腸閉塞のときの痛みは，いわゆる蠕動痛であることが多い．そのため，腸管運動を抑制するスコポラミン（ブスコパン®）の使用が効果的である．ブスコパン®で疼痛が軽快しないような場合はペンタゾシン（ソセゴン®，ペンタジン®）などを使用するが，そ

> れでも軽快しない強い持続痛が存在する場合は絞扼性の腸閉塞の可能性を考慮する必要がある．

III 実際の処方例

ここまでの説明を基に，実際の処方例をみてみよう．

> **処方例**　①酢酸リンゲル液（ヴィーンF®）500〜1,500 mL を診断時にフリーで点滴
> ＋
> ②ソリタ®-T3 を 80 mL/時で持続点滴開始
> ＋
> ③ヴィーンF®（尿量が 150 mL/6 時以下で 500 mL を 100〜250 mL/時で負荷）

経鼻胃管やイレウス管からの排液が多いときも，一般には，尿量が維持されている限りは特に追加の輸液は必要ない．

IV 輸液を止めるタイミング

輸液終了のタイミングは，腸閉塞が解除されたときである．

腸閉塞の解除は，尿量の増加，排便（通常は軟便〜水様便）の開始，経鼻胃管などからの排液の減少などの臨床所見で総合的に判断される．

そのような臨床所見が得られたときには，経鼻胃管などが留置されている場合はそれらを抜去し，飲水・流動食などから徐々に開始して，食事摂取量の増加に合わせて輸液量を漸減・中止する（ソリタ®-T3 500〜1,000 mL/日を日中フリー）．

通常，保存的治療開始から 1 週間以内に腸閉塞の解除に至らないときには，手術による腸閉塞の解除を考慮する必要がある．

point　腸閉塞解除の臨床所見
・尿量増加
・排便（軟便〜水様便）の開始
・経鼻胃管・イレウス管からの排液量減少

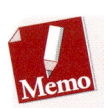

> **Memo　経鼻胃管（short tube）vs イレウス管（long tube）**
>
> 文献的には short tube と long tube のイレウス解除率には差がない[1]，とされている．近年，long tube のイレウス解除率が高いという論文[2]も出始めているが，コンセンサスを得るには至っていない．

文献

1) Fleshner PR, et al.：A prospective, randomized trial of short versus long tubes in adhesive small-bowel obstruction. Am J Surg 170(4)：366-370, 1995.
2) Gowen GF：Long tube decompression is successful in 90% of patients with adhesive small bowel obstruction. Am J Surg 185(6)：512-515, 2003.

（奥知慶久）

MEMO

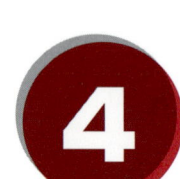

4 消化器科で使う輸液
（3）炎症性腸疾患のときの輸液

Essence!

①クローン病では，経腸栄養や静脈栄養の栄養療法そのものに寛解導入効果があり，病勢が重篤な場合や高度の合併症を有する場合には静脈栄養を行う．
②重症や劇症の潰瘍性大腸炎では，腸管安静の目的で静脈栄養を行う．
③クローン病では，寛解維持療法としての経腸栄養に移行するが，潰瘍性大腸炎では病状が落ち着いたら食事を開始する．

I　はじめに～輸液が必要な炎症性腸疾患は？～

　炎症性腸疾患には，クローン病と潰瘍性大腸炎がある．これらの疾患では，腹痛や下痢，発熱による食事摂取量の減少と代謝亢進が生じ，さらに腸病変による消化吸収障害や蛋白漏出が合併する．その結果，蛋白-エネルギー栄養障害（protein-energy malnutrition：PEM）を特徴とする慢性的な栄養障害を生じる．したがって，①腹痛や下痢などの腹部症状により経口摂取が不能な場合や，②経口摂取のみでは十分な栄養が補給できない場合には，経腸栄養や栄養輸液が必要である．

II　クローン病における栄養輸液の適応は？

　クローン病では，経腸栄養や完全静脈栄養法（total parenteral nutrition：TPN）などの栄養療法に，寛解導入・維持効果が認められる．したがって，メサラジン（ペンタサ®）やステロイド剤，免疫抑制薬などの薬物療法と，経腸栄養やTPNなどの栄養療法を単独，または組み合わせて行う．

　平成22年度の治療指針改訂では，重症度に応じた治療法が，薬物療法と栄養療法に分けてまとめられている（表1）[1]．経腸栄養とTPNの効果は同等とされており，TPNの適応となるのは，著しい栄養低下，頻回の下痢，広範な小腸病変の病勢が重篤な場合，さらには腸管の高度狭窄，瘻孔，膿瘍形成，大量出血，高度の肛門病変などの合併症を有する場合である．経腸栄養の施行が困難な場合や，効果不十分な場合もTPNの適応である．

表1 平成22年度 潰瘍性大腸炎内科治療指針

寛解導入療法

		軽症	中等症	重症	劇症
左側大腸炎型・全大腸炎型		経口剤：5-ASA製剤 注腸剤：5-ASA注腸，ステロイド注腸 ※中等症で炎症反応が強い場合や上記で改善ない場合はプレドニゾロン経口投与 ※さらに改善なければ重症またはステロイド抵抗例への治療を行う		・プレドニゾロン経口あるいは点滴静注 ※状態に応じ以下の薬剤を併用 経口剤：5-ASA製剤 注腸剤：5-ASA注腸 ※改善なければ劇症またはステロイド抵抗例の治療を行う ※状態により手術適応の検討	・緊急手術の適応を検討 ※外科医と連携のもと，状況が許せば以下の治療を試みてもよい． ・強力静注療法 ・血球成分除去療法 ・シクロスポリン持続静注療法* ※上記で改善なければ手術
直腸炎		経口剤：5-ASA製剤 坐　剤：5-ASA坐剤，ステロイド坐剤 注腸剤：5-ASA注腸，ステロイド注腸　※安易なステロイド全身投与は避ける			
難治例		ステロイド依存例		ステロイド抵抗例	
		免疫調節薬：アザチオプリン・6-MP* ※（上記で改善しない場合）： 血球成分除去療法・タクロリムス経口・インフリキシマブ点滴静注を考慮してもよい		中等症：血球成分除去療法・タクロリムス経口・インフリキシマブ点滴静注 重　症：血球成分除去療法・タクロリムス経口・インフリキシマブ点滴静注・シクロスポリン持続静注療法* ※アザチオプリン・6-MP*の併用を考慮する ※改善がなければ手術を考慮	

寛解維持療法

非難治例	難治例
5-ASA経口製剤 5-ASA局所製剤	5-ASA製剤（経口・局所製剤） 免疫調節薬（アザチオプリン，6-MP*），インフリキシマブ点滴静注**

＊現在保険適応には含まれていない，＊＊インフリキシマブで寛解導入した場合
5-ASA経口製剤（ペンタサ®錠，サラゾピリン®錠，アサコール®錠）
5-ASA局所製剤（ペンタサ®注腸，サラゾピリン®坐剤）
ステロイド局所製剤（プレドネマ®注腸，ステロネマ®注腸，リンデロン®坐剤）
※（治療原則）内科治療への反応性や薬物による副作用あるいは合併症などに注意し，必要に応じて専門家の意見を聞き，外科治療のタイミングなどを誤らないようにする．薬用量や治療の使い分け，小児や外科治療など詳細は本文を参照のこと．

> **point**
> ・静脈栄養と経腸栄養の臨床的効果は同等である．
> ・病勢が重篤な場合や高度の合併症を有する場合にTPNの適応となる．

III 潰瘍性大腸炎における栄養輸液の適応は？

　潰瘍性大腸炎では，メサラジン（ペンタサ®）やサラゾスルファピリジン（サラゾピリン®）などの5-アミノサリチル酸製剤，ステロイド剤，免疫抑制薬による薬物治療が治療の主体であり，重症度分類と病変範囲に応じて治療方法を選択する（**表2**）[1]．クローン病とは異な

表2　平成22年度　クローン病　内科治療指針

活動期の治療（病状や受容性により，栄養療法・薬物療法・あるいは両者の組み合わせを行う）		
軽症〜中等症	中等症〜重症	重症（病勢が重篤，高度な合併症を有する場合）
薬物療法 ・5-ASA製剤 　ペンタサ®錠， 　サラゾピリン®錠（大腸病変） ※受容性があれば栄養療法（経腸栄養療法） ※効果不十分の場合は中等症〜重症に準じる	**薬物療法** ・経口ステロイド（プレドニゾロン） ・抗菌薬（メトロニダゾール*，シプロフロキサシン*など） ※ステロイド減量・離脱が困難な場合：アザチオプリン，6-MP* ※ステロイド・栄養療法が無効な場合：インフリキシマブ・アダリムマブ **栄養療法（経腸栄養療法）** ・成分栄養剤（エレンタール®） ・消化態栄養剤（ツインラインなど） **血球成分除去療法の併用** ・顆粒球吸着（アダカラム®） ※通常治療で効果不十分・不耐で大腸病変に起因する症状が残る症例に適応	外科治療の適応を検討した上で以下の内科治療を行う **薬物療法** ・ステロイド経口または静注 ・インフリキシマブ・アダリムマブ（通常治療抵抗例） **栄養療法** ・絶食の上，完全静脈栄養療法 ※合併症が改善すれば経腸栄養療法へ ※通過障害や膿瘍がない場合はインフリキシマブ・アダリムマブを併用してもよい

寛解維持療法	肛門病変の治療	狭窄の治療	術後の再発予防
薬物療法 ・5-ASA製剤 　ペンタサ®錠 　サラゾピリン錠®（大腸病変） ・アザチオプリン ・6-MP* ・インフリキシマブ・アダリムマブ（インフリキシマブ・アダリムマブにより寛解導入例） **在宅経腸栄養療法** ・エレンタール®，ツインライン®等 ※短腸症候群など，栄養管理困難例では在宅中心静脈栄養法を考慮する	まず外科治療の適応を検討する． 　ドレナージやシートン法など **内科的治療を行う場合** ・痔瘻・肛門周囲膿瘍：メトロニダゾール*，抗菌剤・抗生物質，インフリキシマブ ・裂肛，肛門潰瘍：腸管病変に準じた内科的治療 ・肛門狭窄：経肛門的拡張術	まず外科治療の適応を検討する． ・内科的治療により炎症を沈静化し，潰瘍が消失・縮小した時点で，内視鏡的バルーン拡張術	寛解維持療法に準ずる ・5-ASA製剤 　ペンタサ錠® 　サラゾピリン錠®（大腸病変） ・アザチオプリン ・6-MP* ・経腸栄養療法

＊：現在保険適応には含まれていない
※（治療原則）内科治療への反応性や薬物による副作用あるいは合併症などに注意し，必要に応じて専門家の意見を聞き，外科治療のタイミングなどを誤らないようにする．薬用量や治療の使い分け，小児や外科治療など詳細は本文を参照のこと．

り，栄養療法そのものに寛解導入効果や寛解維持効果は認められないが，重症や劇症など，経口摂取が不能な症例では，腸管安静のためにTPNを施行する．また中等症難治例も，静脈栄養の適応となる場合もある．

プレドゾロンニン強力静注療法は，重症潰瘍性大腸炎の基本的な治療法の1つである．絶食として静脈栄養を施行し，水溶性プレドニゾロン（プレドニン®）40〜80 mg（成人では1〜1.5 mg/kg）を静注する．

❶ プレドニゾロン強力静注療法

①経口摂取を禁じて，中心静脈栄養を行う．
②水溶性プレドニン® 40〜80 mg（成人では 1.0〜1.5 mg/kg/日）を 3〜4 回分注する．
③ペンタサ®またはサラゾピリン®のアミノサリチル酸製剤の経口投与．
④広域スペクトル抗菌薬を投与する．
⑤必要に応じて電解質補正，血漿蛋白製剤，輸血などを行う．

❷ 効果判定

治療開始から 7〜10 日までに判定する．
①臨床症状の改善度
　1）血便，発熱，腹痛の消失
　2）便回数，便性状の変化
②臨床検査成績の改善度

> **point**
> ・潰瘍性大腸炎には経腸栄養による寛解導入効果や寛解維持効果は認められない．
> ・下痢や血便の多い重症例などでは，腸管安静の目的で TPN を施行する．

Ⅳ 炎症性腸疾患では，どのように栄養輸液を施行するか？

❶ クローン病の場合

　クローン病では，必要エネルギー量を求めるのに間接熱量測定が有用である．活動期には，体重当たりの消費エネルギーが健常者より高値であり（図1）[2]，REE（resting energy expenditure）に活動係数の 1.2 か 1.3 を乗じて必要エネルギーとする．ただし，消化吸収障害や蛋白漏出も考慮する必要がある．

　Harris-Benedict 式（HB 式）から求めた BEE（basal energy expenditure）から算出する場合，活動係数とストレス係数として 1.1〜1.3 を乗じる．しかし実際には，慢性的な低栄養状態のクローン病の REE は BEE より低値の場合が多い[2]．このような場合，**急速に高エネルギーを投与すると refeeding syndrome や脂肪肝のリスクがあり，注意を要する**．筆者らが求めた REE×活動係数も 30 kcal/kg/日であり，治療指針でも理想体重当たり 30 kcal/kg/日以上のエネルギー投与が推奨されている．いずれの方法で算出しても，体重などのモニタリングが重要である．

　エネルギー/窒素比は 150〜200 kcal/g・N とし，総エネルギーの 12〜15％はアミノ酸で投与する．この際，分岐鎖アミノ酸（branched chain fatty acid：BCAA）を十分に含むアミノ酸製剤が望ましい．蛋白・アミノ酸投与量を算出するには尿中尿素窒素から窒素平衡からアミノ酸投与量を算出してもよいが，腸粘膜病変からの出血や蛋白漏出による蛋白質の喪失

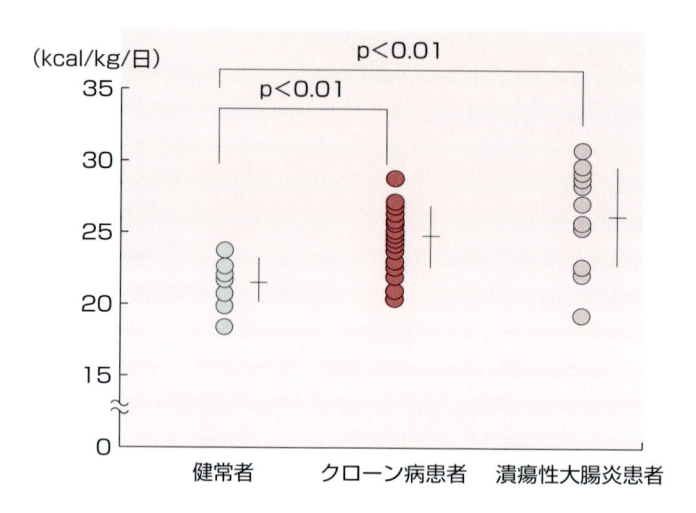

図1　炎症性腸疾患患者の安静時消費エネルギー

を考慮しなくてはならない．したがって，血清アルブミン値，プレアルブミンやトランスフェリン，レチノール結合蛋白などの rapid turnover protein（RTP）値も参照しながらアミノ酸投与量を設定するとよい．

　TPN 施行中は必ず脂肪乳剤を併用し，総エネルギーの 10〜30％程度を脂肪乳剤で補給する．また総合ビタミン剤，微量元素製剤も，TPN 開始時より投与する．ただし，市販の微量元素製剤にはセレンは含有されていないので，長期間 TPN を継続する場合にはセレン欠乏症に留意する．

❷ 潰瘍性大腸炎の場合

　必要エネルギーの算出方法は，クローン病と同様である．入院を要する活動期潰瘍性大腸炎患者の REE はクローン病患者の REE より高く，BEE とほぼ同等である[3]．HB 式から求めた BEE によって算出する場合，活動係数とストレス係数 1.1〜1.3 を乗じる．簡易式で求める場合，**体重当たり 30〜35 kcal/kg/日とし，2,000 kcal/日以上を維持量とする**ことが推奨される[3]．

　アミノ酸投与量は，腸粘膜病変からの出血や蛋白漏出による蛋白質の喪失を考慮して **1.5〜2.0 g/kg/日**とし，総エネルギーの 12〜15％はアミノ酸で投与する．その際，BCAA を十分に含む総合アミノ酸輸液製剤を選択するのが望ましい．血清アルブミンや RTP 値も参照しながらアミノ酸投与量を調整する．本症では，頻回の下痢，下血による電解質異常の補正に努め，低アルブミン血症に対しては適宜アルブミン製剤も用いて，中毒性巨大結腸症（toxic megacolon）の予防に努める．また，総エネルギーの 10〜30％は脂肪乳剤の経静脈投与で補充する．

　血便や下痢症状により腸管安静を要する場合も，1 週間程度の絶食であれば，末梢からの栄養輸液でよい．その場合も，アミノ酸や脂肪ならびにビタミンの投与は欠かさず行う．中等症でも全身症状が顕著な場合は，重症に準じた治療を選択する．

> **point**
> ・炎症性腸疾患では，必要エネルギー量の設定が重要である．
> ・下痢や出血を認める場合，1.5〜2.0 g/kg のアミノ酸が必要である．
> ・脂肪乳剤も必ず併用する．
> ・ビタミン，微量元素は栄養輸液開始時より必ず添加する．

処方例1 フルカリック®2号（2,006 mL）にエレメンミック®注キット 2 mLを添加し，80 mL/時で滴下する．これにイントラリポス® 250 mLを併用すると，2,068 kcal/日となる．

処方例2 フルカリック®2号（1,003 mL）＋フルカリック®3号（1,103 mL）にエレメンミック®注キット 2 mL を添加し，80 mL/時で滴下する．これにイントラリピッド® 100 mL を併用すると，2,003 kcal/日となる．

いずれも，約 2,000 kcal/日で，脂肪はエネルギー比で 10〜25％となる．

V 静脈栄養から経腸栄養，食事への移行の方法は？

❶ クローン病の場合

　クローン病では，経腸栄養による寛解導入効果，寛解維持効果があり，静脈栄養から経腸栄養へと移行するのが一般的である．病勢が落ち着いたら経腸栄養を開始する．下痢や腹痛などの症状の悪化がなければ，徐々に経腸栄養のエネルギーを増量し，静脈栄養のエネルギーを減量する．ただし，クローン病では消化吸収障害を有することが多いので，体重や血清アルブミン，RTP 値などを参照しながら静脈栄養のエネルギーを漸減する．

　成分栄養療法が活動期クローン病の primary therapy とされてきたが，近年の欧米のメタ解析では，成分栄養剤と他の経腸栄養剤との効果は同等とされている[4]．新しい治療指針改訂案でも，経腸栄養剤は成分栄養剤（エレンタール®）でも消化態栄養剤（ツインライン®）でもよいと記載されている．経鼻チューブを用いて十二指腸から空腸に投与することが推奨されているが，実際には経口投与でも胃内投与でも問題ない．

　成分栄養剤は溶解すると浸透圧が高くなる．したがって，0.5 kcal/mL の低濃度から開始し，注入ポンプなどを用いて徐々に濃度と投与速度を増やす．下痢などの症状に注意しながら，5〜7 日間程度で投与量を漸増し，理想体重 1 kg 当たり 30 kcal/日以上を維持量とする．経口で投与する場合には，フレーバーなどを用いて低濃度から少しずつ開始する．きわめて低脂肪であるため，経静脈的脂肪乳剤は必ず併用する．

　ツインラインを用いる場合は，経管的経腸栄養法となる．ツインラインには十分量の脂質が含有されており，脂肪乳剤を併用する必要はない．

　経口摂取を開始する場合は，低脂肪食を原則とする．当初は脂肪 10 g/日程度から開始し，寛解が維持できれば徐々に 30 g/日まで増加する．魚油の寛解維持効果については，欧

米のRCTで否定的な成績もみられるが[5]，本邦では，n-3系多価不飽和脂肪酸を含む魚類を十分に摂取するという栄養指導は広く行われている．腸管に狭窄を認める場合には不溶性食物繊維の摂取を控えめにするが，水溶性食物繊維は制限する必要はない．むしろ，プレバイオティクスとして腸内環境を是正し，短鎖脂肪酸を産生する効果が期待できる．抗原除去食（elimination diet）の考え方に従い，個々に病勢を悪化させるような食品の摂取は控えるように指導する．一方，鉄分のほか，亜鉛やセレンなどの微量元素は十分に摂取するように指導する．

1日の摂取エネルギーの半量以上に相当する成分栄養剤の投与が寛解維持に有用であることが確認されており[6]，静脈栄養から経腸栄養への移行過程で食事を開始する場合もある．この場合も，経腸栄養と併用する食事は低脂肪食とする．

❷ 潰瘍性大腸炎の場合

腹痛や下痢，粘血便が改善したら，徐々に食事を開始する．その際，動物性脂肪の摂取や乳酸品は下痢を助長しやすいので控えめにする．食物繊維を制限する必要はなく，むしろプレバイオティクスとしての有用性が確認されている．潰瘍性大腸炎では，栄養のバランスに注意するが，特別な食事制限は必要としない点がクローン病と異なる．

完全静脈栄養からのウィーニングや，軽症や中等症例に対して，腸管安静，補助療法としての経腸栄養が行われることもあるが，寛解維持療法としての意義はない．したがって，頻回の下痢，下血がみられる場合には経腸栄養は行うべきではない．また，成分栄養剤のような高浸透圧の製剤は下痢を助長することがあり，注意を要する．

Ⅵ 在宅静脈栄養の適応は？

クローン病では，小腸切除により短腸症候群をきたした場合や，高度の合併症にて在宅経腸栄養法の施行が困難な場合に，在宅静脈栄養（home parenteral nutrition：HPN）の適応となる．クローン病のHPNでは，微量栄養素，中でも亜鉛やセレンなどの微量元素欠乏に留意する必要がある．

文献

1) 難治性炎症性腸管障害に関する調査研究班（渡辺班）：潰瘍性大腸炎・クローン病診断基準・治療指針．平成22年度分担研究報告書 別冊．2011.
2) Sasaki M, et al.：Energy metabolism in Japanese patients with Crohn's disease. J Clin Biochem Nutr 46：68-72, 2010.
3) Sasaki M, et al.：Energy expenditure in Japanese patients with severe or moderate ulcerative colitis. J Clin Biochem Nutr 47：32-36, 2010.
4) Zachos M, et al.：Enteral nutritional therapy for induction of remission in Crohn'disease. Cochrane Database Syst Rev 24（1）：CD000542, 2007.

5) Feagan BG, et al.: Omega-3 free fatty acid for the maintenance of remission in Crohn's disease. JAMA 299(14): 1690-1697.
6) Takagi S, et al.: Effectiveness of an 'half elemental diet' as maintenance therapy for Crohn's disease. Aliment Pharmacol Ther 24: 1333-1340, 2006.

〈佐々木雅也〉

MEMO

4 消化器科で使う輸液
（4）肝硬変のときの輸液

Essence!

①肝硬変の輸液は，肝性脳症例や経口・経腸栄養で必要栄養量を満たせない場合に行う．
②肝性脳症の場合には，分岐鎖アミノ酸高含有の特殊組成アミノ酸輸液を投与する．
③投与アミノ酸量（蛋白質量）が適切か否か，血中アンモニア濃度をモニタリングする．

この項では，主に肝性脳症における輸液について概説する．

I どのようなときに輸液が必要か？

1 経口摂取が不可能な場合

投与経路は経腸栄養が原則であるが[1, 2]，肝硬変患者では**肝性脳症の昏睡度の進行した症例（昏睡Ⅲ度以上）**や**消化管出血などにより経口摂取が不可能な場合**に輸液療法が実施される[3]．

2 経口摂取が可能な場合

経口もしくは経腸栄養が可能であっても，食欲低下や軽度の肝性脳症（Ⅰ～Ⅱ度）のために必要栄養量を満たせない場合は，不足分を補うために経静脈栄養が必要となる[3]．

3 検査や治療前に絶食が必要な場合

肝硬変患者は，内視鏡検査や画像検査，治療のために一時的な絶食を必要とする機会が多い．肝硬変では機能肝細胞量の減少に伴い肝のグリコーゲン貯蔵量が低下していることから，検査や治療までの待機時間も含めて12時間以上の絶食を必要とする場合にも，**飢餓に類似した栄養代謝異常を回避するためにグルコースの経静脈投与（2～3 g/kg/日）が推奨さ**

れている[3]．

II 肝硬変の栄養代謝異常の特徴

　肝臓は栄養代謝の中心的臓器であることから，肝硬変では高頻度に栄養代謝異常を認める．実際，肝硬変患者の27〜87％に蛋白-エネルギー栄養障害（protein-energy malnutrition：PEM）が認められ，著しい低栄養状態にある患者は合併症や死亡率が高率であることが知られている[2]．ことに，肝性脳症や大量腹水を有する患者のQOLは著しく低下するほか，PEMのいっそうの悪化をきたすため，適切な栄養療法を行う必要がある．

❶ エネルギー消費量

　肝硬変患者では**安静時エネルギー消費量（resting energy expenditure：REE）が亢進**していることが明らかにされている．REEの亢進は重症度の進行に従い増加するとされており，ことに腹水や特発性細菌性腹膜炎，肝がん合併例，食道静脈瘤破裂などに伴う循環動態不安定例では顕著である．その機序として，肝硬変患者では呼吸・循環系がhyperdynamic stateにあることや，代謝亢進に関与するホルモンやサイトカイン，腹水の存在そのものの関与が考えられている．

❷ 基質利用

　肝硬変における早朝空腹時の基質利用は，健常者の3日間の絶食状態に相当する．すなわち，**呼吸商が有意に低下し，健常者に比べて内因性脂質の利用が上昇している**ことが特徴であり，その程度は肝の重症度を反映して予後とも関連する（図1）．基質利用の変化に関与する要因として，肝臓内のグリコーゲン貯蔵量の減少や耐糖能異常（インスリン抵抗性や糖利用の低下）が考えられている．

> **point**　肝硬変の栄養代謝異常
> ・蛋白-エネルギー栄養障害
> ・安静時エネルギー消費の亢進
> ・呼吸商の低下と内因性脂質利用の上昇

❸ 肝性脳症合併例の特徴

　肝性脳症は，指南力の低下や異常行動などの軽度のものから，刺激を加えても全く反応しない深昏睡まで広く包含される（表1）．肝硬変にみられる脳症は，門脈-大循環短絡（シャント）の要因が強いタイプ（慢性再発型）と肝細胞障害（解毒能の低下）の要因が強いタイプ（末期型）に分けられる．治療効果や予後は肝機能不全の程度に左右されることから，肝の重症度判定が重要である．また，腸管内で発生するアンモニアなどの中毒物質は食事蛋白に由来することが多いことから，門脈-大循環短絡を有する例では蛋白の過剰摂取により容易に脳

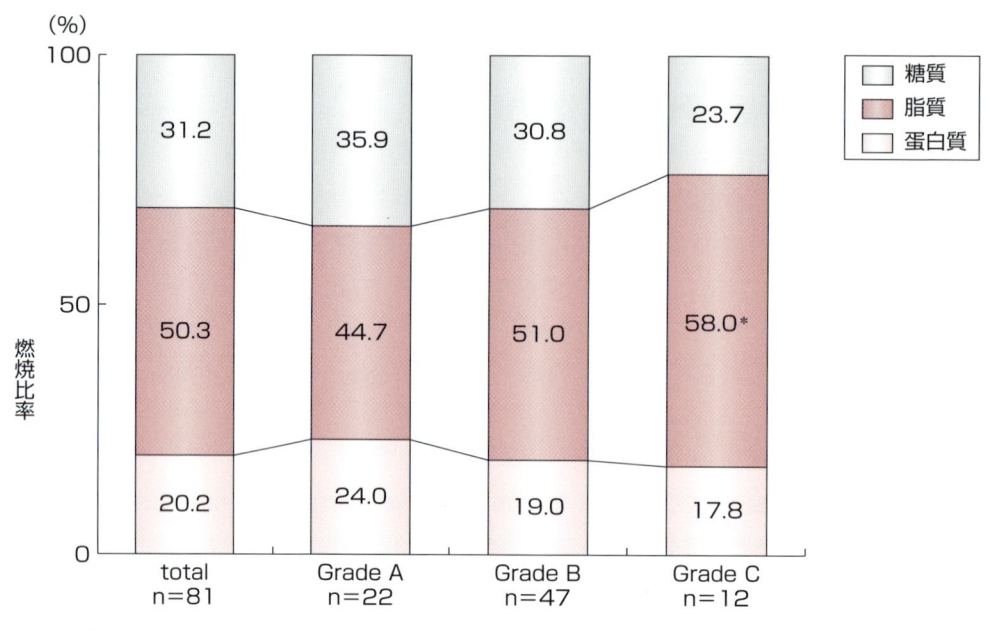

```
(%)
100 ┌────────────────────────────────┐
     │ 31.2   35.9   30.8   23.7      │ □ 糖質
                                       ■ 脂質
 50  │ 50.3   44.7   51.0   58.0*     │ □ 蛋白質

     │ 20.2   24.0   19.0   17.8      │
  0  └────────────────────────────────┘
       total  Grade A Grade B Grade C
       n=81   n=22    n=47    n=12
```

*p＜0.05, vs ChildA

図1 肝の重症度（Child-Pugh 分類）別の栄養素燃焼比率
（加藤章信ほか：栄養評価と治療 24：388, 2007 より引用改変）

症を発症する病態（**蛋白不耐症**）にある．治療の基本は，アンモニアを中心とした中毒物質の除去とアミノ酸をはじめとする代謝異常の是正であり，**薬物治療や輸液はあくまでも誘因除去や全身管理などの一般療法と並行して行うべき**である（表2）．

> **point** 　**肝性脳症の病態**
> ・肝の解毒能の低下（肝機能不全）
> ・門脈-大循環短絡（シャント）の存在
> ・蛋白不耐症

Ⅲ 肝性脳症治療のストラテジー

　治療に際しては，①肝の重症度評価，②誘因に対する対策（便通コントロールや消化管出血に対する止血など），③輸液・薬物療法を並行して行うことが治療効果を高めるうえできわめて重要である．また，肝硬変では腎機能障害や糖尿病を合併していることが多いため，**血中アンモニア濃度や電解質，血糖値のモニタリングを頻回に行う**．

❶ 誘因の除去

　代表的なものに蛋白質の過剰摂取，消化管出血，便秘，利尿薬の過剰投与などがある．便

表1 肝性脳症の昏睡度分類（第12回犬山シンポジウム，1982―部改変）

I	睡眠・覚醒リズムの逆転 多幸気分，時に抑うつ状態 だらしなく，気にとめない状態	retrospective にしか判定できない場合が多い （3-3-9度方式：1）
II	指南力（時，場所）障害，物をとり違える（confusion） 異常行動（例：お金をまく，化粧品をゴミ箱に捨てるなど） 時に傾眠状態（普通の呼びかけで開眼し，会話ができる） 無礼な言動があったりするが，医師の指示に従う態度をみせる	興奮状態がない 尿，便失禁がない 羽ばたき振戦あり （3-3-9度方式：2，3，10）
III	しばしば興奮状態，せん妄状態を伴い，反抗的態度をみせる 嗜眠状態（ほとんど眠っている） 外的刺激で開眼しうるが，医師の指示に従わない．または従えない（簡単な命令には応ずる）	羽ばたき振戦あり（患者の協力が得られる場合） 指南力は高度に障害 （3-3-9度方式：20，30）
IV	昏睡（完全な意識の消失） 痛み刺激に反応する	刺激に対して払いのける動作，顔をしかめるなどが見られる （3-3-9度方式：100，200）
V	深昏睡 痛み刺激にまったく反応しない	（3-3-9度方式：300）

表2 肝性脳症に対する一般療法

誘因対策	a）便通異常，特に便秘の改善：下剤，浣腸，合成二糖類 b）消化管出血対策：内視鏡的硬化療法，Sengstaken-Blakemore（S-B）チューブ，プロトンポンプ受容体拮抗薬またはヒスタミン H_2 受容体拮抗薬 c）電解質アンバランスの是正 d）感染症治療，抗菌薬投与
全身管理	a）水分，電解質の管理：心・肺・腎機能維持 b）栄養管理：食事蛋白の制限，肝不全用経腸栄養剤，経口 BCAA 顆粒，BCAA 輸液製剤 c）出血傾向，DIC 対策：成分輸血（凍結人血漿，血小板） 　ガベキサートメシル酸塩またはナファモスタットメシル酸塩 　アンチトロンビンIII製剤

DIC：播種性血管内凝固症候群

通コントロール対策として，軟便が1日2～3回あるように合成二糖類（ラクツロース®シロップ，ポルトラック®原末）の量を調節しながら，必要に応じて緩下剤も併用する．

❷ 栄養管理

　肝硬変では骨格筋におけるアンモニア処理や糖新生のエネルギー基質としての分岐鎖アミノ酸（branched chain amino acid：BCAA）の利用が亢進していることから血漿中の BCAA の低下と芳香族アミノ酸（aromatic amino acid：AAA）の上昇がみられ，フィッシャー比（BCAA/ チロシン＋フェニルアラニン）は低下している．BCAA の低下は AAA の脳内移行を促進して偽性神経伝達物質の増加をもたらすため，**BCAA の補充療法がアミノ酸インバランスの是正や肝性脳症の対策の中心的な位置を占める**．BCAA 製剤には輸液製剤と肝不全用経腸栄養剤，顆粒製剤があるが，脳症の程度や病期に応じて使い分けが必要である．

> **肝性脳症に対する治療のポイント**
> ・肝の重症度評価（Child-Pugh分類）
> ・誘因対策（便通コントロール，消化管出血対策）
> ・輸液（BCAA補充療法）と薬物療法（合成二糖類）
> ・血中アンモニア濃度や電解質，血糖値のモニタリング

Ⅳ 肝性脳症時の輸液

❶ 輸液の基本液と投与経路

経口摂取が困難な昏睡極期（昏睡Ⅲ度以上），もしくは消化管出血などにより経口摂取が不可能な例では一時的に絶食とし，通常はグルコースを中心とした**維持液（アミノ酸非含有）とBCAA輸液製剤を基本とした輸液により意識覚醒の程度をモニタリングする**．

以前は中心静脈カテーテルを挿入することが多く，欧州静脈経腸栄養学会（European society of parenteral and enteral nutrition：ESPEN）ガイドライン（1997）でもTPN管理が推奨されていたが[4]，循環動態が安定して比較的早期（1〜2週間以内）に経口摂取が見込まれる患者に対しては，ある程度のカロリー不足を承知のうえでPPNを選択することが多く，TPNの適応は，水分制限が必要な心・腎疾患合併例や長期の絶食を必要とする症例などに限定される．

❷ 肝不全用特殊組成アミノ酸輸液製剤

わが国ではアミノレバン®注とモリヘパミン®注の2剤が使用可能であり，BCAAを多く含有し，AAA（フェニルアラニン，チロシン）およびメチオニンが少ない組成となっている．BCAA輸液療法は，慢性再発型では速効性の意識覚醒効果を示すことが多いが，末期型での効果は一過性で，逆に**高アンモニア血症や脳症の悪化をきたす可能性もあることから過剰投与は避ける**．また，**投与後に低血糖をきたすことがあるため，ブドウ糖溶液を併用（もしくは混注）しながら血糖のモニタリングを行う**ことが必要である．

❸ 脂肪乳剤

欧米のガイドラインでは，非蛋白エネルギー源としての意義や耐糖能異常に対する有用性を根拠に推奨されているが[3]，本剤の是非についていまだに議論があるところである．非代償性肝硬変に対して長鎖脂肪酸からなる中性脂肪（long chain triglyceride：LCT）を中心とした外因性の脂肪乳剤を投与しても，アポ蛋白やカルニチンの欠乏により血中クリアランスが緩徐でエネルギー源としての利用効率は悪く，肝網内系機能が抑制されることから，わが国では脳症発症例に対して原則として脂肪乳剤は投与しないことが多い．ただし，代償性肝硬変や長期の絶食を必要とする症例では必須脂肪酸の補充を考慮した栄養管理計画を行う．

> **point** 肝性脳症時の輸液のまとめ
> ・グルコースを中心とした維持液と BCAA 輸液製剤を基本メニューとする.
> ・肝予備能が著明に低下している例では脳症の悪化をきたすため，過剰投与に注意する.
> ・脂肪乳剤の投与の是非については一定の見解が得られていない.

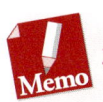

Memo 本邦と欧米とのアミノ酸輸液製剤と脂肪乳剤の使い方の差異

2009 年に ESPEN から公表された静脈栄養に関するガイドラインによれば，脳症Ⅲ～Ⅳ度の患者に対して BCAA 輸液製剤が推奨されているものの，Ⅱ度以下の例には標準組成のアミノ酸輸液が推奨され，非蛋白カロリー源として脂肪乳剤を積極的に使用することが明記されている[4]．投与熱量や栄養組成については個々の症例に応じた対応が必要であり，栄養療法に関する質の高い臨床研究の実施とわが国独自の栄養ガイドラインの作成が望まれる.

Ⅴ 輸液量の目安

　肝性脳症発症時の BCAA 輸液製剤の投与量は，**患者の窒素処理能力を考えて**通常 200～400 mL/日とし，1,000 mL/日を超えない量で点滴静注する.

　また，食道静脈瘤破裂などの消化管出血のために経口摂取が困難なときには，維持液（40～80 mL/時）をベースとし，BCAA 輸液製剤（例：アミノレバン®注 200～400 mL）を組み合わせた輸液メニューとする．消化管出血時には，細胞外液製剤（例：ヴィーン D®）をベースとし，新鮮凍結血漿や低張（4.4 %）アルブミン製剤を併用しながら循環血液量の維持に専念する.

> **処方例 1** 肝性脳症発症時
> ・アミノレバン®注（2.84 w/v%）　1 回 200～400 mL/1～2 回/日
> 　または
> ・モリヘパミン®注（2.76 w/v%）　1 回 200～400 mL/1～2 回/日
>
> **処方例 2** 消化管出血などで経口摂取が不可能なとき
> ・フィジオ® 354 40～80 mL/時 ＋ アミノレバン®注 200～400 mL/1～2 回/日

> **Advice 窒素およびナトリウム負荷に注意！**
> ①BCAA 輸液製剤は 100～250 mL/時の速度で緩徐に点滴静注する.

> ②浮腫・腹水を認め，著しい低アルブミン血症（血清アルブミン 2.5 g/dL 以下）を伴う例では，血清アルブミン値 3.0 g/dL を目標に高張（20 %，25 %）アルブミン製剤 50〜100 mL を 3 日間投与する．
> ③細胞外液製剤や新鮮凍結血漿，低張アルブミン製剤にはナトリウムが多く含まれており，漫然と投与を続けていると腹水や浮腫の増悪を招くため注意が必要である．

VI 輸液を止めるタイミング

脳症が覚醒して高アンモニア血症の是正が得られ，経口摂取が可能になった場合には，BCAA 輸液を終了してなるべく早期に肝不全用経腸栄養剤を併用した低蛋白食を中心とした食事を始める[2]．

VII 脳症覚醒後の栄養管理について

蛋白不耐症を考慮しながら食事療法を行うが，不必要な蛋白制限は窒素平衡を負に傾け，PEM をさらに助長するため，投与蛋白量を一律に定めることはせずに症例ごとに設定することを心がける．目安として，総エネルギーを 25〜35 kcal/kg 標準体重/日という範囲で食事を開始し，低蛋白食（0.5〜1.0 g/kg 標準体重/日）と肝不全用経腸栄養剤（アミノレバン EN®散またはヘパン ED®散 1〜2 包/日）を併用しながら体構成成分を維持するようにモニタリング・修正していくことがポイントである[5]．

文献

1) ASPEN Board of Directors and the Clinical Guidelines Task Force：Guidelines for the use of parenteral and enteral nutrition in adult and pediatric patients. JPEN J Parenteral Enteral Nutr 26：1SA-13SA, 2002.
2) Plauth M, et al.：ESPEN guidelines on enteral nutrition；liver disease. Clin Nutr 25(2)：285-294, 2006.
3) Plauth M, et al.：ESPEN guidelines on parenteral nutrition；hepatology. Clin Nutr 28(4)：436-444, 2009.
4) Plauth M, et al.：ESPEN guidelines for nutrition in liver disease and transplantation. Clin Nutr 16(2)：43-55, 1997.
5) 加藤章信ほか：ウイルス肝炎ガイドラインにおける栄養治療の位置づけと実際．栄養 - 評価と治療 26(2)：120-123, 2009.

（遠藤龍人・鈴木一幸）

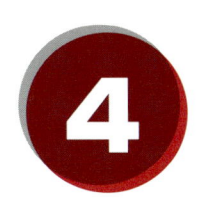

4 消化器科で使う輸液
（5）急性膵炎のときの輸液
〜急性膵炎の重症度と輸液管理〜

Essence!

①急性膵炎の重症度を的確に把握しよう．
②重症急性膵炎に対する大量輸液療法を理解しよう．
③敗血症の合併を常に念頭に置いた治療を行おう．

I はじめに〜急性膵炎に輸液は必要？〜

急性膵炎治療において輸液療法は必須である．急性膵炎の診断が下れば，まず必ず入院適応となるであろうし，多くのケースで絶食治療を行うこととなる．よって，急性膵炎に対して輸液療法は必須である．

II 急性膵炎の重症度とは？

誰が言ったかわからない…．「膵炎はおなかの熱傷！」．
急性膵炎の重症度はさまざまであるが，**初期治療の基本は適切な輸液管理**である．重症例では容易にショックをきたし，大量輸液が必要となる．その原因は，高サイトカイン血症によって引き起こされる全身性炎症反応症候群（SIRS）であり，血管透過性亢進による循環血漿量の喪失が特徴である．まずは，個々の患者の重症度を正確に把握することから始めよう．

急性膵炎の診断および重症度判定は，2008年に改定された『急性膵炎の診断基準・重症度判定基準』が用いられる[1]．判定基準（**表1**）によると，重症度判定は予後因子と造影CT所見の2項目から評価され，いずれかの基準を満たすと重症急性膵炎と診断される．また，急性膵炎の治療に関しては，日本腹部救急医学会を中心として『急性膵炎診療ガイドライン2010』が発刊されている．急性膵炎診療の全般についてエビデンスに基づいて記載されているので，ぜひ参照されたい．

表1　急性膵炎の重症度判定基準（厚生労働省難治性膵疾患に関する調査研究班，2008）

予後因子（予後因子は各1点とする）
① Base Excess≦−3 mEq/L，またはショック（収縮期血圧≦80 mmHg）
② PaO_2≦60 mmHg（room air），または呼吸不全（人工呼吸管理が必要）
③ BUN≧40 mg/dL（or Cr≧2 mg/dL），または乏尿（輸液後も1日尿量が400 mL以下）
④ LDH≧基準値上限の2倍
⑤ 血小板数≦10万/mm^3
⑥ 総Ca≦7.5 mg/dL
⑦ CRP≧15 mg/dL
⑧ SIRS診断基準*における陽性項目数≧3
⑨ 年齢≧70歳
＊：SIRS診断基準項目：(1) 体温>38℃または<36℃，(2) 脈拍>90回/分，(3) 呼吸数>20回/分または$PaCO_2$<32 torr，(4) 白血球数>12,000/mm^3か<4,000 mm^3または10％幼若球出現

造影CT Grade
① 炎症の膵外進展度

前腎傍腔	0点
結腸間膜根部	1点
腎下極以遠	2点

② 膵の造影不良域〔膵を便宜的に3つの区域（膵頭部，膵体部，膵尾部）に分け判定する〕

各区域に限局している場合，または膵の周辺のみの場合	0点
2つの区域にかかる場合	1点
2つの区域全体を占める，またはそれ以上の場合	2点

①＋② 合計スコア

1点以下	Grade 1
2点	Grade 2
3点以上	Grade 3

重症の判定　①予後因子が3点以上，または②造影CT Grade 2以上の場合は重症とする．

III　急性膵炎重症度別の輸液療法の考え方

❶ 軽症〜重症度判定を満たさない場合〜

　軽症急性膵炎の急性期治療として，膵外分泌刺激を回避するため絶食治療を行うことが多い．したがって，輸液療法として維持輸液量に加えて，腹部の炎症の程度に応じた細胞外液補充が必要となる．軽症例であっても，通常は維持輸液量の2倍以上の輸液（4,000 mL/日〜）を必要とすることが多い．

❷ 重症急性膵炎

　重症急性膵炎では，全身性に血管透過性が亢進し，血管内から血管外への体液のシフトが起こる．そのため，重症例では末梢循環不全（ショック）状態となるが，その本態は循環血漿量減少である．そのため，重症急性膵炎の治療は，何を置いても輸液に尽きる！　**輸液負**

荷を躊躇してショックを容認してはいけない．

輸液組成は細胞外液が適切である．重症例の急性期は大量の輸液（200〜1,000 mL/時，症例によってはそれ以上）が必要となる．もちろんこのペースで大量輸液を行えば体重は急激に増加する（＋10〜20 kg）が，気にしてはいけない．適切な呼吸，循環管理が行われ，全身状態が快方に向かえば，約3〜7病日あたりでrefilling期に移行する．この時期には体液シフトが血管外から血管内に移行するため，輸液量を維持輸液量まで徐々に減量する．症例によっては利尿を加えて急激なovervolumeにならないよう管理する必要がある．

適切な輸液量は，時々刻々と変化する．輸液量の指標としては，血圧，脈拍といったバイタルサイン，中心静脈圧や肺動脈カテーテル所見（肺動脈圧や肺動脈楔入圧），尿量，ヘマトクリットや超音波エコー所見（下大静脈径や拡張末期左室径）などが有用である．中でも，最も使用しやすい輸液指標は，時間尿量である．腎機能が保たれている症例で時間尿量が0.5 mL/kg以下となれば，血管内の脱水が示唆されるのでさらなる輸液の増量を考慮する．また，最近重要視されるようになったのは，混合静脈血酸素飽和度（SvO_2）や血中乳酸値などの酸素需給を反映する指標である．しかしながら，これらのパラメータは単一で判断するものではなく，総合的に判断するのが肝要である．

> **point**
> ・急性膵炎に伴うショックは，循環血漿量減少性ショックである．
> ・数種類の輸液指標を組み合わせて，的確な血管内容量評価をする．

症例

68歳，男性．アルコールによる重症急性膵炎．重症度判定基準を満たし，壊死性膵炎に対し膵動注療法を行った．図1に示すとおり，入院後24時間で14,000 mLの大量輸液により何とか循環が維持でき，血清乳酸値も低下傾向となるといったショック状態であった．その後，循環の安定化が得られ，第3病日にはrefillingによる多尿期へと移行した．体重は第3病日には＋20 kgを超えたが，その後の全身状態の改善によって利尿し，14病日付近には来院時の体重まで戻っている．

このように，重症急性膵炎の急性期治療においては，大量輸液療法を行い，適切な循環管理を行うことが予後を規定するといえる．

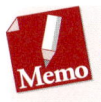

Memo 急性膵炎の栄養療法は？

かつては膵外分泌能の抑制のために，経静脈栄養を経験的に行うことが多かった．しかし近年，早期経腸栄養が経静脈栄養に比べ感染合併症を低下させ，入院期間の短縮や医療費の軽減につながるとの報告がなされている．『急性膵炎診療ガイドライン2010』[2]では，軽症例のみならず重症例においても早期からの経腸栄養投与が推奨されており，検討するべきである．また，欧州静脈経腸栄養学会の『NSTガイドライン』では，急性膵炎の経腸栄養は48時間以内に開始すべきとされ，その投与ルートは経空腸的に行うことが推奨されている[3]．

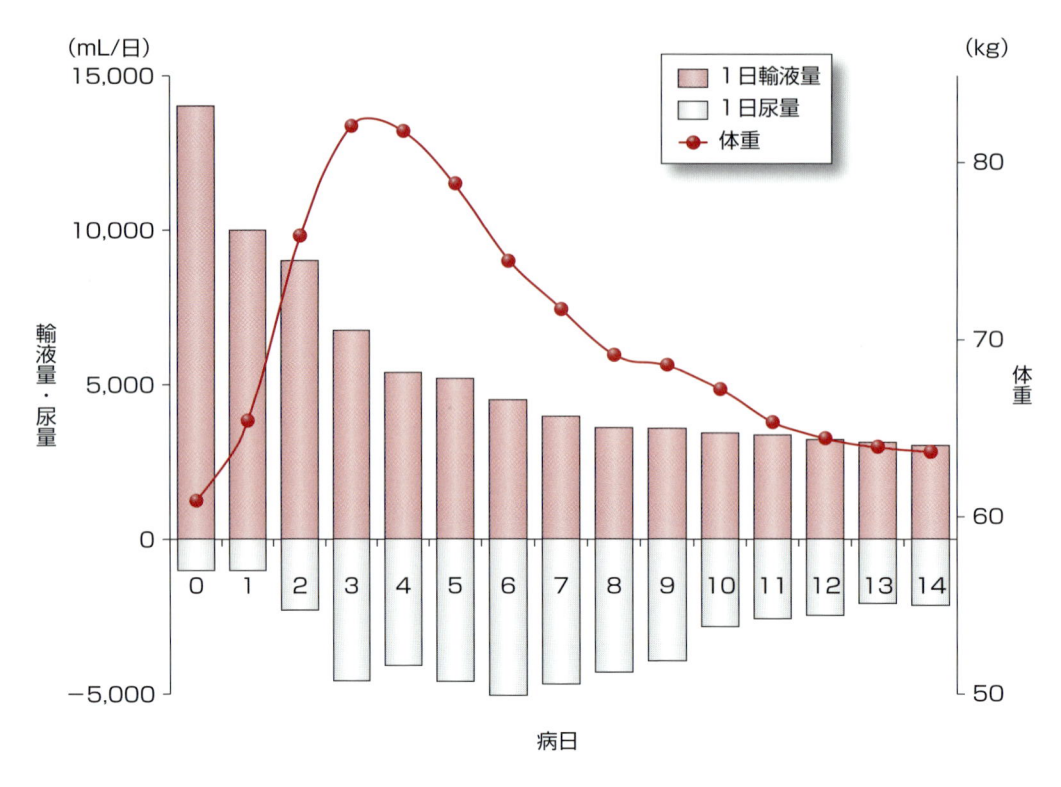

図1　重症膵炎急性期の輸液管理と体重の推移

Ⅳ　輸液療法を行ううえでの合併症について

　重症急性膵炎では，肺水腫を伴う急性呼吸不全が合併しやすい．高サイトカイン血症による肺血管透過性の亢進が原因と考えられている．重症急性膵炎では前述のように大量輸液が必要となり，輸液過剰となると肺水腫が増悪する．また，高齢者などではrefilling期にも肺水腫をきたしやすい．肺水腫に対しては，まずは陽圧呼吸管理を基本とし，1回換気量を制限し，PEEPを高く保つARDSに対する集中呼吸管理が必要である（→p.187 第Ⅳ章①「7. ALI/ARDSの輸液」参照）．

　もう一点重要なのは，重症急性膵炎では後腹膜腔の炎症が高度であるため，サードスペースとして後腹膜腔の浮腫が著明となることである．さらに大量輸液と炎症の影響で高度な腸管浮腫をきたす．その結果として腹腔内圧が上昇するが，その状態は近年 **abdominal compartment syndrome（ACS）** として注目されている．ACSの臨床像は，①腹腔内圧上昇による静脈還流不全によるショック，②腹腔内圧上昇から横隔膜挙上をきたし，換気不全からくる呼吸不全である．具体的には，正常な換気量が得られず，呼吸器のアラームが鳴り続ける．また，無尿となる，代謝性アシドーシスが進行するなどの臨床症状が現れる．ACSの治療としては，腹腔内圧を下げることを目的として，腹水のドレナージを行うが，さらに開腹減圧を要する症例がある．しかしながら，腹腔内感染を合併すると致死的となることが

多く，ACS を合併した重症急性膵炎の救命は困難であると言わざるをえない．

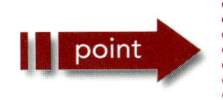

> **point**
> 急性膵炎時の大量輸液の注意点
> ①肺水腫
> ②腹部コンパートメント症候群

V 亜急性期の難敵〜敗血症〜

　急性膵炎では，急性期より SIRS を呈する．つまり，感染がなくても膵炎そのものの炎症によって，発熱・頻脈・頻呼吸などのバイタルサインの変化や，CRP 上昇，白血球数の上昇などの血液検査異常がみられる．急性膵炎の治療において，感染合併症をいかに予防し，感染が成立してしまった場合にはいかに早期に診断して治療開始できるかが重要となる．しかしながら臨床の現場において，膵炎自体の炎症と感染合併による炎症を鑑別することは，しばしば困難である．画像所見や炎症所見の推移などを注意深く観察する必要がある．

　重症急性膵炎の中でも急性期に膵壊死をきたした症例では，特に感染合併に関して注意を要する．発症 2 週間以降に，感染性膵壊死や感染性膵仮性嚢胞を形成する症例では，重症敗血症に陥ることも少なくない．このような症例では，早期からの感染巣コントロール（膿瘍ドレナージ or ネクロセクトミー）と適切な全身管理が必要となる．敗血症に陥った場合の治療戦略においても，ショックを速やかに離脱する輸液療法（early goal directed therapy）は重要な位置を占める[4]（→ p.181 第Ⅳ章①「6．敗血症性ショックの輸液」参照）．

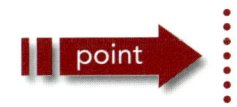

> **point**
> 発症 2 週以降は，敗血症の出現に常に注意する．

> **Memo 急性膵炎におけるプロカルシトニン（PCT）測定の有用性**
> 　急性膵炎では，急性期から炎症所見が強く，感染合併の評価が困難である．近年，非感染性の炎症反応と感染性の炎症反応の鑑別に PCT 値の測定が有用であることが報告されている．PCT 値の推移による感染合併の診断に関して今後の評価が期待できる[5]．

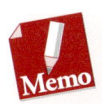

VI 輸液を止めるタイミング

　急性膵炎治療において輸液を必要としなくなるのは，さまざまな治療が功を奏し病勢のコントロールがほぼ終了した時点である．具体的には，経口摂取が十分となった時点と考えられるであろう．もちろん，その時点では感染性合併症や膵炎自体による発熱など，血管内容量が低下する病態がすべて解決している必要があるのはいうまでもない．

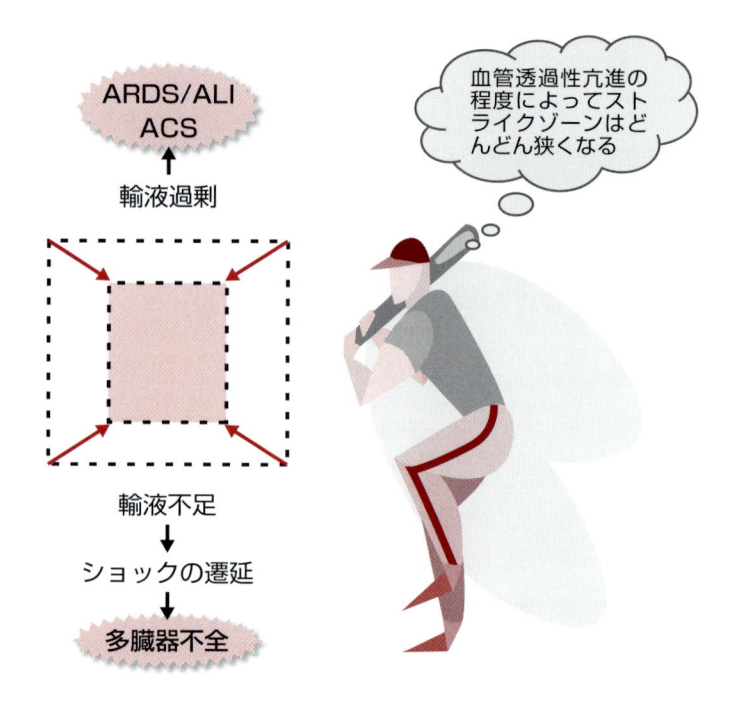

図2 重症急性膵炎における輸液管理のストライクゾーン
急性膵炎・敗血症などによって血管透過性亢進が著明な症例では，平常時と比較しより血管内容量の適正幅が狭まる．容易に輸液過剰からARDSやACSをきたし，逆に容易に輸液不足から多臓器不全を生じる．よって厳重なモニタリングによる，過不足のない輸液管理が必要となる．

文献

1) 武田和憲ほか：急性膵炎の診断基準・重症度判定基準最終改訂案．厚生労働科学研究補助金難治性疾患克服研究事業難治性膵疾患に関する調査研究，平成17年度総括・分担研究報告書．pp.27-34, 2006.
2) 急性膵炎診療ガイドライン2010改訂出版委員会編：急性膵炎診療ガイドライン2010 第3版．金原出版，2009.
3) McClave SA, et al.: Guidelines for the Provision and Assessment of Nutrition Support Therapy in the Adult Critically Ill Patient ; Society of Critical Care Medicine (SCCM) and American Society for Parenteral and Enteral Nutrition (ASPEN). JPEN J Parenter Enteral Nutr 33 (3) : 277-316, 2009.
4) Rivers E, et al.: Early goal-directed therapy in the treatment of severe sepsis and septic shock. N Engl J Med 345 (19) : 1368-1377, 2001.
5) Mofidi R, et al.: The value of procalcitonin at predicting the severity of acute pancreatitis and development of infected pancreatic necrosis : systematic review. Surgery 146 (1) : 72-81, 2009.

（山川一馬）

5 循環器科で使う輸液
（1）心不全のときの輸液

Essence!

①症例ごとに適切な輸液は異なる．また時間とともに変化する病態に合わせて輸液も常に見直す必要がある．
②電解質に注意を要する．特にカリウムは高値を保つほうがよい．
③輸液だけで改善しない場合には速やかに循環補助装置を使用することを考慮し，輸液療法のみに固執しない．

本項では急性心不全について述べる．

I 急性心不全を疑ったら速やかに輸液を

急性心不全においては多くの場合，利尿薬やカテコラミン，血管拡張薬などのさまざまの薬剤を投与する．また，それまでバイタルが安定していた患者の容体が急変することもしばしば経験することである．そのため急性心不全を疑われる患者が来院した場合には，速やかに静脈路を確保する必要がある．できれば20G以上の太い針での静脈路の確保が必要であり，場合によっては複数の静脈路を確保する．

II 初期輸液はどうする？

急性心不全ではレニン-アンジオテンシン-アルドステロン系の亢進，交感神経活性の亢進などがみられ，腎での水分とナトリウムの再吸収が増加し，水分とナトリウムが貯留傾向となるためナトリウム投与量を制限したほうがよい．ただし，ナトリウムが全く投与できないような症例はほとんどみられない．また急性心不全の場合には突然の血圧低下などバイタルが不安定となるケースがみられ，そのようなケースでは急速輸液が必要となり，その場合はナトリウムを含む生理食塩水などが必要である．そのため救急外来での最初の輸液は，まず生理食塩水や乳酸リンゲルなどで静脈路を確保し，患者の状態を把握した後に1号液や3号液に変更すればよい．

表1 急性心不全の症状・所見

うっ血症状，所見	左心不全	症状：呼吸困難，息切れ，頻呼吸，起座呼吸 所見：湿性ラ音，喘鳴，ピンク色泡沫状痰，Ⅲ音やⅣ音の聴取
	右心不全	症状：右季肋部痛，食思不振，腹満感，心窩部不快感，易疲労感 所見：肝腫大，肝胆道系酵素の上昇，頸静脈怒張，右心不全が高度なときは肺うっ血所見が乏しい
低心拍出量による症状，所見		症状：意識障害，不穏 所見：冷汗，四肢チアノーゼ，低血圧，乏尿，身の置き場がない様相

（日本循環器学会：循環器病の診断と治療に関するガイドライン；急性心不全治療ガイドライン．2006 より抜粋）

Ⅲ 急性心不全の患者が来たら

多くの場合，救急搬送で来院する．心不全が疑われたらまず患者を半座位にして，常に患者が楽な体勢をとらせることが重要である．臥位にするだけで呼吸状態が急変する場合もありうる．

静脈路を速やかに確保しながら並行して，問診，バイタルサインのチェック，身体所見，十二誘導心電図，胸部X線写真，血液検査，心エコー検査などを行い患者の病態把握に努める．また，急性心不全の原因として急性心筋梗塞が疑われる場合には，速やかに血行再建を行う方策を考慮する必要がある．

急性心不全は「心臓の代償機転が破綻し心室充満圧の上昇や主要臓器の灌流不全をきたしそれに伴う症状や症候が急性に出現した状態」と定義される．その症状は呼吸困難，息切れ，起座呼吸などの左心不全症状，腹部膨満感，全身浮腫などの右心不全症状，全身倦怠感，意識障害，末梢冷感などの低心拍出による症状などがある（**表1**)[1]．

Ⅳ 重症度の評価

従来使用されていたのはForrester分類（**図1**）とよばれる，Swan-Gantzカテーテルによる血行動態の評価である．Swan-Gantzカテーテルを使用することにより中心静脈圧，肺動脈圧，肺動脈楔入圧（左房圧），心拍出量（心係数）を知ることができる．心係数と肺動脈楔入圧から以下の4つのsubsetに分けて治療方針を考える．

- subset Ⅰ：特に新たな薬剤の追加の必要なし．
- subset Ⅱ：利尿薬，血管拡張薬を使用する．
- subset Ⅲ：低心拍出の改善のために輸液を行う．
- subset Ⅳ：利尿薬，血管拡張薬，強心薬とIABPなどの補助循環装置を使用する．

近年，メタ解析でSwan-Gantzカテーテルの使用は総死亡の減少や入院期間の短縮をもたらさないことが示され[2]，その適応を慎重に検討するようになっている．

それに代わって近年提唱された概念がStevenson-Nohriaの分類である（**図2**）．末梢循環不全の有無と左室拡張末期圧の上昇の有無を身体所見から推定することにより血行動態を把

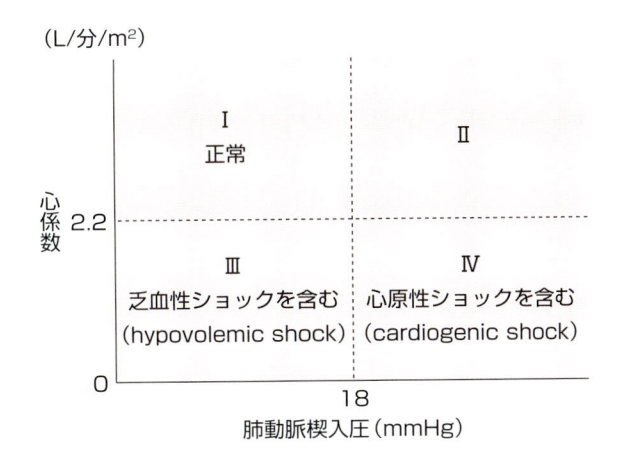

図1　Forrester 分類

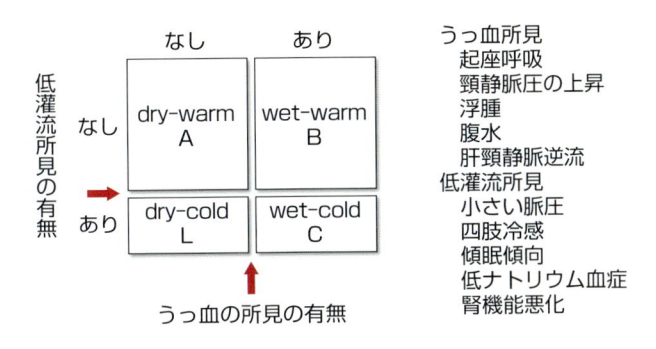

図2　Stevenson-Nohria 分類

握し重症度を分類したものであり，Forrester 分類に対応させることができると報告している[3]．

ではどのような症例に Swan-Gantz カテーテルを使用すべきであろうか．かなりの量のカテコラミンや血管拡張薬，循環補助装置を必要とする症例，低血圧を伴う心不全，右室梗塞などがあげられる．このような症例においては Swan-Gantz カテーテルを留置し，その測定値を見ながら治療を進めるべきである．

V　どのような輸液を行うか

症例によって左心機能に大きな違いがある．また心不全患者の多くが腎機能障害を合併しており，画一的に輸液量を決定することは困難である．ある程度心機能が維持されており，血行動態も安定しているような患者であれば 1.2〜1.5 mL/kg/時程度が適当である．種類としては腎障害がなければ 3 号液などの維持輸液製剤でよいと思われる．もちろん，経口摂取分などは調整する必要がある．

このときに留意する必要があるのは血清カリウム値である．急性心不全の治療においては

利尿薬，特にループ利尿薬が頻用される．フロセミドなどループ利尿薬が投与されるとカリウムの排泄が促進され，低カリウム血症をきたす．低カリウム血症はしばしば心室性期外収縮から心室頻拍などの危険な不整脈を引き起こす可能性があるため，カリウムの投与量には注意が必要である．まずは 1 mEq/kg 程度で開始し，適宜補正が必要である．

❶ 処方例

①循環不全なく肺うっ血も強くない場合

> ・ソリタ®-T3 3 A（500 mL）＋KCL® 1/2 A を 60〜70 mL/時
> 心機能，尿量を見ながら増減

②肺うっ血がみられる場合

> ・ソリタ®-T3 3 A（500 mL）＋KCL® 1/2A を 40〜50 mL/時
> ・ハンプ® 3 V＋注射用水 20 mL＋生理食塩水 30 mL で合計 50 mL とし 2 mL/時で持続投与（0.02〜0.05γ）血圧に注意しながら増量
> ・血圧高ければミリスロール®原液を 2 mL/時で開始し血圧をみながら増量
> ・ラシックス® 20 mg を適宜静脈注射

③末梢循環不全のある場合

> ・ソリタ®-T3 3 A（500 mL）＋KCL® 1/2A を 60〜70 mL/時
> ・生理食塩水 100 mL/時
> ・場合によってはアルブミン製剤の投与を考慮
> ・ドブタミン® 5〜10γ

数時間ごとに循環動態を評価し，大量輸液を継続するかを決定する必要がある．大量輸液をいたずらに続けると，必ず肺うっ血をきたすので注意．

④末梢循環不全があり肺うっ血も認める場合

> ・ソリタ®-T3 3 A（500 mL）＋KCL® 1/2A を 40〜50 mL/時
> ・ハンプ® 3 V＋注射用水 20 mL＋生理食塩水 30 mL で合計 50 mL とし 2 mL/時で持続投与（0.02〜0.05γ）
> ・血圧高ければミリスロール®原液を 2 mL/時で投与．血圧をみながら増量
> ・ドブタミン® 3〜10γ
> ・ラシックス® 20 mg を適宜静脈注射
> ・血圧が低いならばドパミン 3〜10γとノルアドレナリン 0.02γ程度で開始し適宜増量

VI 輸液療法の限界

特にショックに陥ったような患者においては,輸液だけで改善させるのは困難である.大量にカテコラミンを必要とするケースでは,できるだけ早期にIABPやPCPSを導入する必要がある.また症例によっては外科的な治療を考慮すべきケースもあり,早急に手術療法を考慮すべきである.

VII 輸液を止めるタイミング

心不全が改善すれば徐々にアンジオテンシン変換酵素(ACE)阻害薬,アンジオテンシンII受容体拮抗薬(ARB),利尿薬などの経口薬を導入し輸液を中止する.

文献

1) 日本循環器学会:循環器病の診断と治療に関するガイドライン;急性心不全治療ガイドライン.2006.
2) Monica RS, et al.:Impact of the pulmonary Artery Catheter in Critically Ill Patients. JAMA 294:1664-1670, 2005.
3) Nohria A, et al.:Clinical assessment identifies hemodynamic profiles that predict outcomes in patients admitted with heart failure. JACC 41:1797-1804, 2003.

(益永信豊)

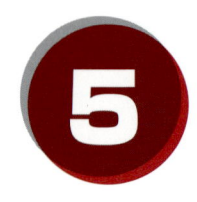

5 循環器科で使う輸液
(2) 虚血性心疾患のときの輸液

Essence!

① 治療の基本は冠動脈の再灌流を速やかに行うことであり，輸液療法はその補助的な役割である．
② 冠動脈病変，合併症などによって症例ごとに適切な輸液は異なる．
③ 常に患者の状態を確認し，そのつど適切な輸液であるかを確認する必要がある．

本項では，急性冠症候群（acute coronary syndrome）について述べる．

急性冠症候群とは，中等度の冠動脈狭窄を有する冠動脈粥腫の破綻によって血栓が形成され，不安定狭心症，急性心筋梗塞および虚血性突然死などの病態が発症する疾患である．60歳以上の患者が多く，心機能の低下している症例，糖尿病の症例，腎機能の低下した症例などが存在し，症例に応じた輸液療法が必要となる．

I 急性冠症候群において輸液は必要か？

答えはイエスだ．急性冠症候群を疑ったら速やかに輸液を開始する．その理由は次のとおりである．

①緊急時の薬剤投与のため，②抗凝固薬，血管拡張薬，心血管作動薬などの投与のため，③病態，合併症に合わせた輸液のため，などがあげられる．

II 注意すべきところは？

近年は急性冠症候群の患者に対して，早期に冠動脈造影から経皮的冠動脈インターベンション（PCI）が行われている．そのような症例では造影剤を使用するので，造影剤による利尿作用のため術後に多尿となり，血圧低下などをきたし，治療した冠動脈の閉塞をきたすことがある．その予防のためにはある程度の輸液負荷が必要となる．ただし，急性冠症候群のうちで急性心筋梗塞の場合には心不全を呈している症例もあり，そのような症例では過度の

輸液は心不全を増悪させるおそれがある．

　輸液量はその病態に応じて，また治療方針によって症例ごとに判断する必要がある．また電解質異常には注意が必要である．特に低カリウム血症は心室性不整脈を惹起する可能性がある．カリウムはやや高めを維持するように意識するほうがよい．

> **point**
> ・輸液量は病態に応じて決定をする．
> ・電解質異常に注意する．

III　不安定狭心症の患者の輸液（抗血小板療法などを含めて）

❶ 患者が来院したら

　疑われる患者が来院した場合には，バイタルサインのチェック，12誘導心電図，胸部X線写真，心臓超音波検査，病歴聴取，血液検査などを行うと同時に，輸液ルートの確保が必要である．できれば20G以上の留置針での確保が望ましい．

　初期輸液としては生理食塩水や乳酸リンゲルなどの細胞外液製剤が望ましい．血圧が不安定となったときの急速輸液や造影剤のwash outに必要だからである．初期輸液としては生理食塩水や乳酸リンゲル液を20〜40 mL/時で投与し，血液検査やX線検査結果などをみて輸液量を調整する．

❷ 不安定狭心症と診断したら

①抗血小板療法

　心電図，血液検査などから不安定狭心症と診断したら，アスピリン 162〜325 mg を噛み砕いて内服させる[1]．経皮的冠動脈インターベンションも視野に入れるなら，クロピドグレルのローディングドーズである 300 mg を内服させる．

②抗凝固療法

　静脈ラインを確保の後にヘパリン 5,000 単位を静脈投与し，その後持続投与を行う．適宜 ACT や APTT を測定しながらコントロールする．ACT は 200 秒以上，APTT は正常上限の 2 倍を目標とする．

③硝酸薬

　冠動脈の拡張，前負荷，後負荷の軽減などにより虚血状態を改善させる．24時間を超えて投与する場合は耐性に注意を要する．

④β遮断薬

　心筋収縮力，心拍数を抑えて心筋酸素消費量を減少させ虚血状態を改善させる．冠攣縮が疑われる場合には第一選択薬とはしない．まず硝酸薬などを投与した後で使用するのが安全である．心不全，房室ブロックを伴う症例においては禁忌である．

⑤Ca拮抗薬

　冠拡張作用と末梢血管拡張による後負荷の軽減によって，虚血状態を改善させる．硝酸薬，β遮断薬を使用しても症状が改善しないときに使用する．冠攣縮性狭心症では特に有効である．

⑥ニコランジル

　硝酸薬などと比較して血圧低下作用が少ない薬剤である．虚血状態の改善だけでなく，再灌流障害を抑制する作用ももつ薬剤である．硝酸薬が無効な症例や血圧が低めな症例に使用する．

⑦HMG-CoA還元酵素阻害薬（スタチン）

　スタチンは欧米の大規模臨床試験において虚血性心疾患の一次予防，二次予防に有効であることが報告されている[2,3]．また近年は，急性冠症候群に対してスタチンの早期投与が有用であるとの報告がある[4]．

❸ 処方例

- 来院時：**生理食塩水を40〜60 mL/時，血液検査の結果をみて，1号液または3号液を60 mL/時で投与．ただし患者の状態によって適宜増減する．**
- バイアスピリン 200 mg を噛み砕いて内服させる．
- ヘパリン 5,000 単位を静脈投与し，ヘパリン 10,000 単位と生理食塩水で合計 50 mL とし，2 mL/時で持続投与する．
- ミリスロール®原液を 2 mL/時で開始し胸部症状，血圧をみながら増量する（1〜2γ）．
- インデラル® 1A と生理食塩水で合計 10 mL とし，血圧，脈拍などをみながら緩徐に投与する．
- ヘルベッサー 20 mg と生理食塩水で合計 50 mL とし，2 mL/時で投与する（1〜5γ）．

Ⅳ 急性心筋梗塞患者の輸液

❶ 患者が来院したら

　初期対応は不安定狭心症と同様である．速やかにバイタルサインのチェックや心電図，胸部X線写真，血液検査などを行う．また心エコーで壁運動の評価，心嚢水の有無，心室中隔穿孔の有無，下大静脈などを観察する．これらにより血管内の容量を評価する．

　初期輸液は不安定狭心症と同様に，生理食塩水や細胞外液製剤の輸液を行う．

❷ 急性心筋梗塞と診断したら

　抗血小板療法，抗凝固療法に関しては不安定狭心症と同様である．アスピリン 162〜

325 mg を噛み砕いて内服させ，クロピドグレル 300 mg を内服させる．またヘパリンを 5,000 単位静脈投与し，10,000 単位/日のペースで持続投与を行う．

また胸痛を寛解させるために硝酸薬の投与を行う．ニトログリセリンの舌下投与または硝酸薬スプレーの口腔内噴霧を行う．場合によっては硝酸薬の静脈投与を行う．ただし，収縮期血圧 90 mmHg 未満や高度徐脈，高度頻脈を認める症例，下壁梗塞で右室梗塞を疑う症例では硝酸薬の投与は避ける．

硝酸薬投与後も胸痛が持続する症例では，鎮痛薬の投与を考慮する．鎮痛薬としては塩酸モルヒネが有効である．塩酸モルヒネは血管拡張作用があり肺うっ血にも有用である．ただし，血圧低下をきたすため低血圧症例では注意が必要である．

❸ 再灌流治療

急性心筋梗塞ではできる限り早期に再灌流を得るかが短期，長期の予後を改善させる．血栓溶解療法では door-to-needle time を 30 分以内に，PCI 症例では door-to-balloon time を 90 分以内にすることが重要である[5]．

本邦では多くの施設で PCI による再灌流療法が行われている．緊急 PCI が可能な施設においては上記初期治療を行うのと並行して，速やかにカテチームを招集し緊急冠動脈造影と緊急 PCI を行うべきである．一方，発症後 3 時間以内の症例においては，PCI と血栓溶解療法においては明らかな優劣はない．緊急 PCI が困難な症例（搬送までに時間がかかることが予想される場合や医療過疎地）においては，血栓溶解療法の適応，禁忌を十分に認識しながら血栓溶解療法を考慮すべきである．

Advice

Killip 分類

急性心筋梗塞では速やかに病態と重症度を評価し適切な治療を行う必要があり，問診，身体所見，心電図，胸部 X 線写真，心エコーなどの情報を駆使してリスクの層別化を行う必要がある．その中で Killip 分類（表 1）は主に聴診所見より重症度を分類し予後の予測に有用である．

表1　Killip 分類

Class Ⅰ	ポンプ失調なし．肺野にラ音なし，Ⅲ音聴取しない
Class Ⅱ	軽〜中等度の心不全．肺野の 50 ％未満の範囲でラ音，またはⅢ音を聴取する
Class Ⅲ	重度心不全．肺野の 50 ％以上でラ音を聴取する
Class Ⅳ	心原性ショック．血圧 90 mmHg 未満，尿量減少，チアノーゼ，意識障害など

> **Memo　血栓溶解療法とPCIのどちらを選択するか？**
>
> 心筋梗塞患者において血栓溶解療法に対するPCIの優位性は，予測されるdoor-to-balloon timeとdoor-to-needle timeの差が1時間を超える場合では減るとされている．これまでの報告を解析したところ，その時間が114分でPCIの優位性は消失した[6]．ただしこれは患者因子によっても影響されるため，再灌流療法の選択は時間とともに患者因子も考慮して決定するべきである．

❹ 処方例

- 来院時：**生理食塩水を40〜60 mL/時，血液検査の結果をみて1号液または3号液を60 mL/時で投与**．ただし，患者の状態によって適宜増減する．
- バイアスピリン 200 mgを嚙み砕いて内服させる．PCIを施行可能な施設であればプラビックス® 300 mgも内服させる．
- ヘパリン 5,000単位を静脈投与し，ヘパリン 10,000単位と生理食塩水で合計50 mLとし，2 mL/時で持続投与する．
- ニトログリセリンの舌下投与または硝酸薬スプレーの口腔内噴霧を行う．それでも胸痛が持続する場合にはミリスロール®原液を2 mL/時で開始し，症状，血圧をみながら増量する．
- 塩酸モルヒネ 1 Aを生理食塩水で合計10 mLとし3〜4 mLずつ間欠的に投与する．
- グルトパ® 29万〜43.5万単位/kgの10％を急速投与し，残りを1時間かけて持続投与する．

Ⅴ　輸液を止めるタイミング

　冠動脈の狭窄，閉塞を解除してあることが最も重要である．血行再建を行った後に，徐々に経口薬に切り替えを行う．多くの症例が経口摂取可能となるため食事量をみながら維持輸液を減量していく．

文献

1) 日本循環器学会：循環器病の診断と治療に関するガイドライン；急性冠症候群の診療に関するガイドライン．2007．
2) Wase of Scotland Coronary Prevention Study Group：Intlrence of pravastatin and plasma lipids on clinical events in the Wase of Scotland Coronary Prevention Study（WOSCOP）．Circulation 97：1440-

1445, 1998.
3) Scandinavian Sinvastatin Survival Study Group : Randomized trial of cholesterol lowering in 4444 patients with coronary heart disease ; the Scandinavian Sinvastatin Survival Study (4S). Lancet 344 : 1383-1389, 1994.
4) Schwartz GC, et al. : Effect of atrovastatin on early recurrent ischemic events in acute coronary syndromes. JAMA : 285 1711-1718, 2001.
5) 日本循環器学会：循環器病の診断と治療に関するガイドライン；急性心筋梗塞（ST上昇型）の診療に関するガイドライン．2008.
6) Pinto DS, et al. : Hospital delay in reperfusion for ST-elevation myocardial infarction ; implications when selecting a reperfusion strategy. Circulation 114 : 2019-2025, 2006.

（益永信豊）

MEMO

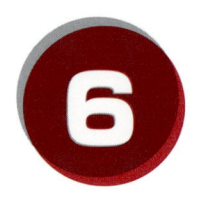

6 腎臓内科で使う輸液

Essence!

①腎不全：尿からの水，電解質喪失が減少する．
②腎不全：尿の濃縮力，希釈力がともに減弱する．
③無尿患者の輸液＝不感蒸泄＋体液喪失分

I はじめに〜腎不全患者に輸液は必要？〜

　透析患者や急性腎不全で無尿の患者は，「尿が出ないので輸液をすると肺水腫になるので輸液をするのは危険」という考えがあるが，どうだろうか．確かに腎不全患者は尿からの水，電解質喪失はなくなるが，不感蒸泄が1日に500〜1,000 mLはある．
　したがって絶食であれば，輸液は必要である．発熱があれば不感蒸泄がさらに増加するし，出血や下痢などの体液喪失があればさらに輸液量は増やさなくてはならない．

II 通常の輸液とどこが違うの？

　慢性腎不全保存期の患者では尿量は保たれているが，尿の濃縮力，希釈力がともに減弱している．そのため，3号液や，5％ブドウ糖を大量に輸液すると低Na血症を起こしやすいという特徴がある．一方，大量の細胞外液製剤の輸液で，容易に体液過剰となる．透析患者や急性腎不全で無尿の患者は尿での水分・電解質喪失がないため，腎臓による水分・電解質の調節が全くきかない．したがって，不感蒸泄と喪失分を考えて輸液を行う必要がある．輸液によるNa負荷を恐れて低張液を輸液しすぎると，腎臓から自由水の排出もできないために低Na血症になるということをしばしば経験するので，注意が必要である．腎不全患者では腎臓での調節がきかないために，通常の輸液に比べ，バイタルサイン，体重，In-Outバランス，酸素飽和度，胸部X線，中心静脈圧などの体液量の指標をモニターするとともに，喪失分の体液の電解質組成を通常以上に慎重にモニタリングすることが必要となる[1,2]．
　無尿でも体液バランスが適切であり，特に体液喪失が起こっていない患者では1日の輸液量は約1,000 mLとする．またKが低くない限りK投与はしないほうが無難であり，1号

液が適応となることが多い．発汗や胃液などの低張液の喪失が主体で，血行動態が安定しているときには4号液などが適応となる．3号液にはKが30〜40 mEq/L含まれており，Kが低くない限り避けるほうがよい．

体液喪失がある場合（例：下痢，嘔吐，ドレーンからの排液など）は喪失分を上記の維持目的輸液に追加する（主な体液の電解質組成については第Ⅳ章「3．外科で使う輸液」表1を参照→p.217）

❶ 実際の輸液療法

①総輸液量
- 慢性腎不全保存期：1日尿量＋700 mL
- 透析例：1日尿量＋1週間の除水量÷7＋500 mL（不感蒸泄）

透析中の除水量は透析間隔1日あきでドライウエイト体重の3％，透析間隔2日あきでドライウエイト*の5％以内が理想的とされている．

＊ドライウエイト：溢水でも脱水でもない，体液バランスが適正と考えられる体重で，透析施行の際に除水後の目標とする体重のこと．

②電解質
Na 50 mEq/日程度添加．Kは加えず，尿量と血清電解質の値をみながら適宜追加する．

> **point**
> - 腎不全では尿濃縮能，希釈能ともに低下する．
> - 大量低張輸液は危険である．
> - 体液量モニタリングを慎重に行い輸液量，種類を調整する．

Ⅲ 特殊な病態での輸液の注意

❶ 透析患者の高カロリー輸液（表1）

総水分量は1,000〜1,500 mLとする．

総エネルギー量は1日当たり標準体重1 kg当たり30〜35 kcalとなるようにする．エネルギー投与の約70％は炭水化物で，高カロリー輸液の場合ブドウ糖による投与となる．総水分量を減らすために，50％ブドウ糖液を適宜使用する必要がある．

アミノ酸製剤については，腎不全患者では過量の窒素負荷による尿毒症を回避しつつ，かつ栄養状態を維持する必要があり，そのため必須アミノ酸に加えて，腎不全では合成できないヒスチジンなどを中心にした製剤であるキドミン®やネオアミユー®が使用される．通常キドミン® 400 mLあるいはネオアミユー® 500 mL程度を用いる．

電解質については，低張液の過剰投与による希釈性低Na血症を予防するため，適宜Naを添加することが必要であり，40〜60 mEq/Lの濃度になるように調整する．K，P製剤は低K血症，低P血症がない限り添加しない．電解質補正用製剤の種類と含有電解質量につ

表1 透析患者の高カロリー輸液

総水分量	1,000〜1,500 mL
総エネルギー	30 kcal/kg（標準体重）
ブドウ糖	総エネルギーの70%
アミノ酸製剤	必須アミノ酸、ヒスチジンを中心とした腎不全用アミノ酸製剤
電解質	Na濃度 40〜60 mEq/L、K、Pは通常は添加しない
水溶性ビタミン、微量元素	通常どおり

表2 電解質補正液中の電解質含量

電解質液の商品名	規格	当量またはモル量
塩化ナトリウム注10%	20 mL	Naとして34.2 mEq
補正用乳酸ナトリウム液	20 mL	Naとして20 mEq 乳酸として20 mEq
コンクライト-Na	20 mL	Naとして50 mEq
塩化ナトリウム注1モル	20 mL	Naとして20 mEq
KCL注 コンクライト液-K 1mEq/mL	20 mL	Kとして20 mEq
アスパラカリウム	10 mL	Kとして10 mEq
塩化カルシウム注 コンクライトCa液	20 mL	Caとして20 mEq
カルチコール	5 mL	Caとして1.95 mEq
リン酸2カリウム注 コンクライト液-PK	20 mL	Pとして10 mmol Kとして20 mEq
マグネゾール	20 mL	Mgとして16.2 mEq
硫酸マグネシウム注 コンクライト-Mg	20 mL	Mgとして20 mEq
メイロン（7%）	20 mL	HCO_3として17 mEq Naとして17 mEq

（水島 裕：今日の治療薬2008．南江堂，2008 より引用）

いては**表2**[3)]に示す．ただし，長期絶食，高カロリー輸液が続く場合，K，Pが全く入っていない輸液を継続すると，透析によってK，Pが除去されるため，低K血症，低P血症になる．定期的に，Ca，P，Mgを含んだ血清電解質の値をチェックすることが重要である．

水溶性ビタミンや微量元素，脂肪製剤については，通常とおり投与する．

なお，持続的血液濾過透析（continuous hemodiafiltration：CHDF）施行中は，糸球体濾過値約50 mL/分の腎機能にほぼ対応する溶質除去能があり，通常の高カロリー輸液を使用しても差し支えない．CHDF施行中は特に低P血症，低Mg血症を起こしやすいので，注意が

❷ 急性腎不全乏尿期の輸液[1]

　水分バランスを正確に計算し，バランスが±500 mL以内を維持するように輸液管理を行うことが必要である．不感蒸泄，尿量の総和が目安となる．それに加えて，急性腎不全の原因が循環血漿量の減少による場合は，循環血漿量を正常に戻すために必要な量の輸液，また，下痢，出血などによる水分・電解質喪失がある場合はそれを補うための輸液が必要となるのは言うまでもない．

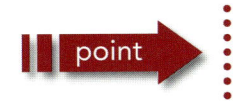

> **point**　輸液量＝尿量＋不感蒸泄＋異常喪失量＋循環血漿量不足分

Memo　敗血症性ショック時の輸液

　ヘスパンダー®の使用については，かえって急性腎不全のリスクを高めるのではないかというデータが最近報告されており，注意が必要である[4]．

❸ 急性腎不全利尿期の輸液

　急性腎不全利尿期には，尿の濃縮能も希釈能も回復していないことが多く，尿はほぼ等張尿（血清と等張という意味）となる．この時期に尿の浸透圧，尿中Na濃度を測定すると，尿浸透圧 300 mOsm/L，尿中Na濃度 80〜90 mEq/L であることが多い．これはちょうど1号液に相当する組成である．尿の濃縮能が低下しているため，血管内脱水になっていても尿が出続け，血管内脱水を助長して腎不全の回復を妨げることがあるので，利尿期初期には尿量とほぼ同量の1号液を輸液する．しかし，輸液を続けていると利尿がいつまでも続いて，Kの喪失による低K血症や頻回の排尿で患者の負担増などの問題が起こってくる．

　そこで，利尿期が始まって1〜2日たてば，試験的に輸液量を尿量の半分くらいに数時間減らし，それに伴って尿が濃縮し，尿量が減少してくるかをチェックする．尿量が減少してくるようなら濃縮能が回復してきている証であり，輸液量を漸減していく．尿量が全く減少してこないなら，もう少し尿量と同量の1号液輸液を続け，時間をあけて再度試験的に輸液量を減らすことを繰り返していく．

> **point**
> **急性腎不全利尿期**：尿は等張尿（組成が≒1号液）
> ・初期には1号液を尿量と同量
> ・1〜2日で試験的に輸液量を尿量の半分に減量して尿量減少の有無をみる．

6．腎臓内科で使う輸液

> **症例 1**
>
> 　透析中の無尿の患者．ドライウエイトは 50 kg，急性胃腸炎で嘔気が強く，水分がとれないが，嘔吐はほとんどない．下痢もあり，下痢の総量は 1 日 500 mL と推定．熱はない．救急で細胞外液製剤を輸液しバイタルは安定している．入院後の維持輸液をどうするか？
> - 不感蒸泄：約 700 mL（電解質を含まない自由水）
> - 下痢に含まれる電解質は Na 120 mEq/L，K 25 mEq/L なので，下痢 500 mL 中に Na 60 mEq，K 12.5 mEq となる．
> - 透析による 1 週間分の除水量は最大で，50×0.05＋50×0.03×2＝5.5 kg である．
> - したがって 1 日に増えてもよい体重は，5.5÷7≒0.8 kg となり，
>   最大 700 mL（不感蒸泄）＋800 mL（体重増加）＋500 mL（下痢による喪失）
>   で 2,000 mL まで輸液可能だが，透析による除水量が多くなりすぎないように 1 日体重増加量をもう少し少なめに設定すると，1 日の輸液総量は，約 1,500 mL，Na 60 mEq，K 12.5 mEq となる．
>
> ```
> ソリタ®-T3   500 mL（Na 17.5 mEq, K 10 mEq）
> KN®1号     500 mL（Na 33.5 mEq, K 0 mEq）
> KN®4号     500 mL（Na 15 mEq, K 0 mEq）
> ```

> **症例 2**
>
> 　標準体重が 50 kg の無尿の透析患者の高カロリー輸液を考えてみよう．
> - 総エネルギーの目標は，50×30＝1,500 kcal/日
> - 炭水化物によるエネルギーは，1,500×0.7＝1,050 kcal/日
> - ブドウ糖 1 g 当たり 4 kcal なので，1,050 kcal をブドウ糖で投与しようとすると，1,050÷4≒260 g 必要．したがって 50％ブドウ糖 520 mL を使用すればよい．
> - アミノ酸製剤についてはキドミン® 400 mL を使用する．
> - 総水分量が約 1,000 mL になるので，Na 濃度を 40～60 mEq/L にするために，1 mol 補正用乳酸ナトリウムを 40 mL（2 A）使用すると Na 濃度約 40 mEq/L となる．
> - 上記輸液に，マルタミン® 1 A，ミネラリン® 1 A を加える．
> - さらにイントラリポス® 100 mL を別ルートから投与する．

Ⅳ 輸液を止めるタイミング

　輸液を止めるタイミングは，腎不全のない患者と全く同じである．経口摂取ができるようになり，体液喪失の原因となるような病態（下痢，出血，急性腎不全の利尿期）などがなくなれば輸液は不要となる．

文献

1) Townsend DR, Bagshaw SM : New insights on intravenous fluids, diuretics and acute kidney injury. Nephron Clin Pract 109 : c206-216, 2008.
2) 佐藤武夫,吉田一成：30日で学ぶ水電解質と腎臓病. pp.55-74, メディカル・サイエンス・インターナショナル, 2007.
3) 水島　裕：今日の治療薬2008. 南江堂, 2008.
4) Brunkhorst FM, et al. : Intensive insulin therapy and pentastarch resuscitation in severe sepsis. N Engl J Med 358 : 125-139, 2008.

（田川美穂）

MEMO

造影剤腎症を予防するには？

IV 診療科・疾患別の輸液〜輸液開始の判断→具体的な処方例→止めるタイミングは？〜

ミニレクチャー

I 造影剤腎症（contrast-induced nephropathy：CIN）とは何か？

ヨード系造影剤を静脈内投与後，48時間以内に腎機能の悪化が始まったときにCINと診断される．約5日で腎機能の悪化がピークに達し，その1〜2週間後にかけて元の腎機能に回復することが多いが，腎機能の悪化が不可逆的であることもある．

造影剤が腎機能障害を起こす機序は複数ある．浸透圧利尿，腎動脈血管収縮作用による腎虚血，活性化酸素の産生，尿細管毒性などである．

II CINを予防することはなぜ大切か？

CINを起こすと入院期間が延びるだけでなく，入院中の死亡率や，1年後の死亡率まで高くなるということが示されている[1]．いったん，CINを起こすと特異的な治療法はないため，予防することが大切である．

III どのような患者がCINになりやすいか？[2]

CINのリスク因子を**表1**にあげる．中でも腎機能障害，ショック，心不全，糖尿病がリスク因子となる．

IV CINを予防するには？[3,4]（表2）

CINを予防する最善策は，リスクのある患者では造影剤を使わないことである．しかし，造影剤を使わないと診断，治療ができないことも少なからずあり，そのような場合はCINのリスクと，造影剤を使って診断，治療することの利点のバランスを考えなくてはならない．たとえば，糖尿病性腎症でクレアチニンが3.0 mg/dLの患者が急性心筋梗塞になった場合，たとえCINのリスクがあっても緊急冠動脈形成術をすることが救命につながるため，造影剤の投与をためらうべきではない．一方，同じ患者にエコーでたまたま肝臓に腫瘍が見つかって精査を行う場合，MRI，PET，造影エコーなどの組み合わせで造影CTに変えることができないかを考慮する．

CINを予防する方法はこれまでさまざまなものが研究されてきた．その中で効果が確実と考えられているのは，造影剤投与前に細胞外液製剤を輸液することと，造影剤の投与量をで

表1　造影剤腎症のリスク因子

リスク因子	点数
収縮期血圧 80 mmHg 未満が 1 時間以上持続し，造影剤投与後 24 時間以内に昇圧薬あるいは IABP を必要とする	5点
IABP	5点
心不全	5点
75歳以上	4点
ヘマトクリット＜39％（男性），＜36％（女性）	3点
糖尿病	3点
造影剤の量	100 mL ごとに 1 点
血清クレアチニン＞1.5 mg/dL または 推定糸球体濾過値＜60 mL/分/1.73 m^2	4点 40〜60で2点 20〜39で4点 20未満で6点

点数の合計	造影剤腎症のリスク	透析のリスク
5点以下	7.5％	0.04％
6〜10点	14％	0.12％
11〜15点	26.1％	1.09％
16点以上	57.3％	12.6％

IABP：intra-aortic baloon pumping

表2　造影剤腎症の予防策

効果が確実なもの	効果に賛否両論あるもの	現在推奨されていないもの
・細胞外液製剤の輸液＊ ・造影剤の使用量をできるだけ少なくする	・N-アセチルシステイン ・炭酸水素ナトリウムの等張液の輸液 ・等張造影剤の使用	・マンニトール，利尿薬 ・造影剤投与後の透析 ・テオフィリン

＊輸液量について決まったものはないが，これまでの研究のプロトコールでは細胞外液製剤を 1 mL/時で造影剤投与 12 時間前から 12 時間後まで投与している．

きるだけ少なくすることである．輸液をする目的は浸透圧利尿や，血管収縮による腎虚血を少しでも予防することである．経口での水分摂取や，1号液の輸液よりも，細胞外液製剤の輸液のほうが効果が高いとされている[5,6]．輸液量については決まったものはないが，これまでの研究のプロトコールなどをみると，細胞外液製剤を 1 mL/kg で造影剤投与 12 時間前から 12 時間後まで投与することが行われている．外来患者では困難であるが，入院中の造影剤のリスクが高い患者では考慮すべきであろう．

　CIN 予防効果について，賛否両論があるものとして，N-アセチルシステイン（NAC）と炭酸水素ナトリウム（NaHCO$_3$）の等張液の輸液がある．NAC の CIN 予防効果を示した研究では 600 mg の懸濁液を造影剤前に 1 日 2 回，投与後に 1 日 2 回，合計 4 回投与している[7]．

その後，同じ投与方法で効果なしというデータが出たり，健康成人にNACを投与するとクレアチニンが低下するため，CINによるクレアチニン増加を単純にわかりにくくしただけではないかと議論になっている．しかし，倍量の1,200 mgの懸濁液を造影剤前に1日2回，投与後に1日2回投与した研究では，CIN予防効果が600 mgのときよりも優れており，NACの大量投与でのCIN予防効果への期待はある[8]．

NaHCO$_3$の等張液（例：5％ブドウ糖液500 mLにメイロン®静注8.4％ 20 mLを4A混注するとNaHCO$_3$濃度が138 mEq/Lで等張に近くなる）を造影剤投与前に3 mL/kgで1時間，投与後に1 mL/kgの速度で6時間投与すると同量の生理食塩水を投与するよりもCIN予防効果が優れているというデータが発表され注目されたが[9]，その後の研究で，生理食塩水より優れているというデータと生理食塩水と差がないというデータが両方出てきて，NaHCO$_3$の有用性についての結論は出ていない[10]．ただし，ともに副作用はほとんどなく，リスクの高い症例での使用を検討してもよいのではないかと考えられる．

また，造影剤には高張造影剤，低張造影剤，等張造影剤がある．高張造影剤はCINの率が高く，現在ではほとんど使用されていない．低張造影剤より等張造影剤のほうがCINの率が少ないというデータと差がないというデータがある[11, 12]．

一方，フロセミド，マンニトールによる強制利尿はむしろCINのリスクを高めるとして，現在では推奨されていない．テオフィリンについてはCIN予防効果は認められているものの，有効血中濃度が狭く，テオフィリン中毒のリスクなどがあり，あまり一般的に推奨されていない．造影剤投与後できるだけ早く血中から造影剤を除去する目的で血液透析あるいは血液濾過透析を行うことがCINの予防効果があるのではないかと研究されているが，ほとんどの研究で効果が認められなかったこと，透析のためのカテーテル挿入など侵襲的な治療に伴うリスクもあり，推奨されていない．

文献

1) Gruberg L, et al.: The prognostic implications of further renal function deterioration within 48h of interventional coronary procedures in patients with pre-existent chronic renal insufficiency. J Am Coll Cardiol 36: 1542-1548, 2000.
2) Mehran R, et al.: A simple risk score for prediction of contrast-induced nephropathy after percutaneous coronary intervention. J Am Coll Cardiol 44: 1393-1399, 2004.
3) Stacul F, et al.: Strategies to reduce the risk of contrast-induced nephropathy. Am J Cardiol 98 (Suppl): 59K-77K, 2006.
4) Barrett B, Parfrey P: Preventing nephropathy induced by contrast medium. N Engl J Med 354: 379-386, 2006.
5) Trivedi HS, et al.: A randomized prospective trial to assess the role of saline hydration on the development of contrast nephrotoxicity. Nephron Clin Pract 93: C29-C34, 2003.

6) Mueller C, et al. : Prevention of contrast media-associated nephropathy ; randomized comparison of 2 hydration regimen in 1620 patients undergoing coronary angioplasty. Arch Intern Med 162 : 329-336, 2002.
7) Tepel M, et al. : Prevention of radiographic-contrast-agent-induced reductions in renal function by acetylcysteine. N Engl J Med 343 : 180-184, 2000.
8) Marenzi G, et al. : N-acetylcysteine and contrast-induced nephropathy in primary angioplasty. N Engl J Med 354 : 2773-2782, 2006.
9) Merten GJ, et al. : Prevention of contrast-induced nephropathy with sodium bicarbonate ; a randomized controlled trial. JAMA 291 : 2328-2334, 2004.
10) Zoungas S, et al. : Systematic review ; sodium bicarbonate treatment regimens for the prevention of contrast-induced nephropathy. Ann Intern Med 151 : 631-638, 2009.
11) Aspelin P, et al. : Nephrotoxic effects in high-risk patients undergoing angiography. N Engl J Med 348 : 491-499, 2003.
12) Rudnick MR, et al. : Nephrotoxicity of iodixanol versus ioversol in patients with chronic kidney disease ; the Visipaque Angiography/Interventions with Laboratory Outcomes in Renal Insufficiency (VALOR) Trial. Am Heart J 156 : 776-782, 2008.

〈田川美穂〉

7 糖尿病科での輸液

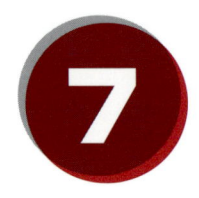

Essence!

① 輸液のベースはブドウ糖液を使用する．
② スライディングスケールは原則として使わない．
③ 入院中の目標血糖値は 140 近くとする．

この項では糖尿病科における輸液について説明する．

I 糖尿病科で輸液が必要な場合は？

糖尿病昏睡，手術前後，シックデイで食事不能，重症低血糖などで「経口摂取不能あるいは不十分である」場合は，糖尿病患者に輸液が必要となる．糖尿病患者に手術による侵襲や感染などがあるストレス状態では，肝臓からのブドウ糖放出が増加し高血糖をきたしやすい．ストレス下に血糖降下薬では，細やかな血糖コントロールができない．軽症例を除き，外科手術時には糖尿病患者ではブドウ糖液と速効型インスリン製剤を経静脈的に投与して血糖を管理する．また，経口薬は中止する．

> **point**
> ・ピオグリタゾン塩酸塩（アクトス®）は体液を貯留しやすいので，心不全や肺浮腫を悪化させるため中止する．
> ・αグルコシダーゼ阻害薬（グルコバイ®，ベイスン®，セイブル®）は炭水化物の吸収を阻害し，発酵し腸管が張る可能性があるので腸閉塞や急性胃腸疾患では中止する．

> **Memo メトホルミンと乳酸アシドーシス**
> 心不全や低酸素血症のような嫌気性代謝時には乳酸アシドーシスが起こりやすい．メトホルミン（メルビン®，グリコラン®，メデット®）やその配合剤（メタクト®）投与例では，乳酸アシドーシスを起こすことがまれにある．

II 糖尿病患者の輸液のベースは？

　糖尿病患者の輸液のベースにはブドウ糖液（5〜10 g/時）を用いる．代用糖液は肝臓や全身の糖代謝に余分な負担をかけるので好ましくない．ブドウ糖は 1 g＝4 kcal である．1,600 kcal の指示エネルギー，60％の炭水化物のエネルギー割合でとるなら，240 g となる．つまり，5％ブドウ糖（体液とほぼ同じ浸透圧濃度）なら 100〜200 mL/時となる．糖尿病患者にブドウ糖液を点滴すると，高血糖を引き起こす危険性があるので，インスリンを投与する．電解質をも含んだ糖を含む 3 号液でよい．

> **point**
> ・輸液のベースは 5％ブドウ糖液（100 mL/時）とし，適宜 KCL®を加える．
> ・高濃度のブドウ糖液は末梢からは投与しない．

III 高血糖性緊急症の初期治療

　糖尿病患者の意識障害の原因として，糖尿病性ケトアシドーシス（diabetic ketoacidosis：DKA），高浸透圧性非ケトン性昏睡（hyperglycemic hyperosmolar satte：HHS），乳酸アシドーシス（lactic acidosis：LA），低血糖昏睡がある．DKA は，著しいインスリンの作用不足により生じる高血糖，高ケトン血症とそれに基づくアシドーシス，意識障害が主徴である[1]．一方，HHS は，インスリン分泌は比較的保たれているが，高度の脱水，続発する高浸透圧血症，意識障害を発症する．高血糖緊急症の治療の基本は，①脱水の補正，②インスリン投与と血糖値のコントロール，③pH のコントロール，④電解質の補正などである．

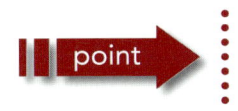

> **point**
> 死亡率は DKA で 5％未満，HHS では 11％にも達する[2]．

　血糖値，電解質，酸塩基平衡をチェックした後，体液と電解質の喪失量を見積もる（**表1**）．脱水があると，それ自体で高血糖を呈する．心機能低下などの存在がなければ，生理的食塩水を末梢静脈より，最初の 1 時間で 1,000 mL（ほぼ全開）を投与する．次の 2 時間で 1,000 mL，その次の 3 時間で 500 mL，24 時間で喪失水分量の半分を輸液することになる．血管内ボリュームを補正し，急激な浸透圧降下による脳浮腫を避けるために，**最初に使用する輸液は生理食塩水**が適している．

　小児では脳浮腫の発生頻度が成人より高いので，体液量の補正はゆっくりと行う．腎・心機能障害がある場合は，中心静脈圧を測定しながら投与する．特に，高齢者 HHS では高度の脱水とともに心機能が低下していることもあり，心不全を回避しつつ脱水を補正するため，心機能，肺機能，中心静脈左測定（CVP）などのパラメータをこまめにチェックすることが重要である．

表1 DKA/HHS の分類と推定される水・電解質喪失量

		DKA			HHS
		軽度	中等度	高度	
診断と分類	血糖（mg/dL）	>250	>250	>250	>600
	動脈血 pH	7.25～7.30	7.00～7.24	<7.00	—
	重炭酸イオン（mEq/L）	15～18	10～14	<10	—
	尿中ケトン体	陽性	陽性	陽性	少
	血中ケトン体	陽性	陽性	陽性	少
	血漿浸透圧（mEq/L）	多様	多様	多様	>320
	アニオンギャップ	>10	>12	>12	<12
	意識	清明	清明・混濁	混迷・昏睡	混迷・昏睡
喪失量	総水分量（L）		6		9
	水分（mL/kg）		100		100～200
	Na^+（mEq/kg）		7～10		5～13
	Cl^-（mEq/kg）		3～5		5～15
	K^+（mEq/kg）		3～5		5～15
	PO_4（mmol/kg）		5～7		3～7
	Mg^{2+}（mEq/kg）		1～2		1～2
	Ca^{2+}（mEq/kg）		1～2		1～2

（Kitabchi AE, et al.：Diabetes Care29：2740, 2006 より引用改変）

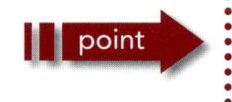

> **point**
> ・DKA/HHS の開始輸液は生理食塩水である．
> ・通常の末梢静脈セットで全開の輸液速度は 1,000 mL/時間にほぼ相当する．

　DKA/HSS における重度の脱水状態では，血清電解質が枯渇している．インスリンを投与すると，血清 K 値が低下する．治療開始時に血清 K が 3.3 mEq/L 未満であるか，生理食塩水の点滴開始後に尿量が十分確保され，血清 K 値が 5.5 mEq/L 以上に上昇していない場合，K の補充を開始する．血糖値が 250 mg/dL 前後になったらブドウ糖（10％ブドウ糖液＋生理食塩水，3 号液など）の輸液を開始し，20～40 mEq/時の割合で K の補充を行う．適切な脱水の補正，インスリン投与のよって徐々に pH は改善するので，炭酸水素ナトリウム（メイロン®）投与は原則的に不要である．メイロン®は浸透圧が生理食塩水の 5 倍と高いので，過剰投与するとその後の輸液により浸透圧が低下し脳浮腫を起こしやすくなる．また，メイロン®の投与は血清 K 値の減少を加速させる可能性がある[3]．
　DKA と HHS の治療プロトコールを図 1，2 に示す．

Ⅳ 高血糖性緊急症～インスリン投与法は？～

　2 型糖尿病でケトーシスが認められない場合は，生理食塩水だけの輸液によって脱水が補正されるために，血糖をモニタリングすると，1～2 時間後には血糖値が低下している場合がある．インスリンは，生理食塩水に速効型インスリンを混注した溶液を用意し，注入ポン

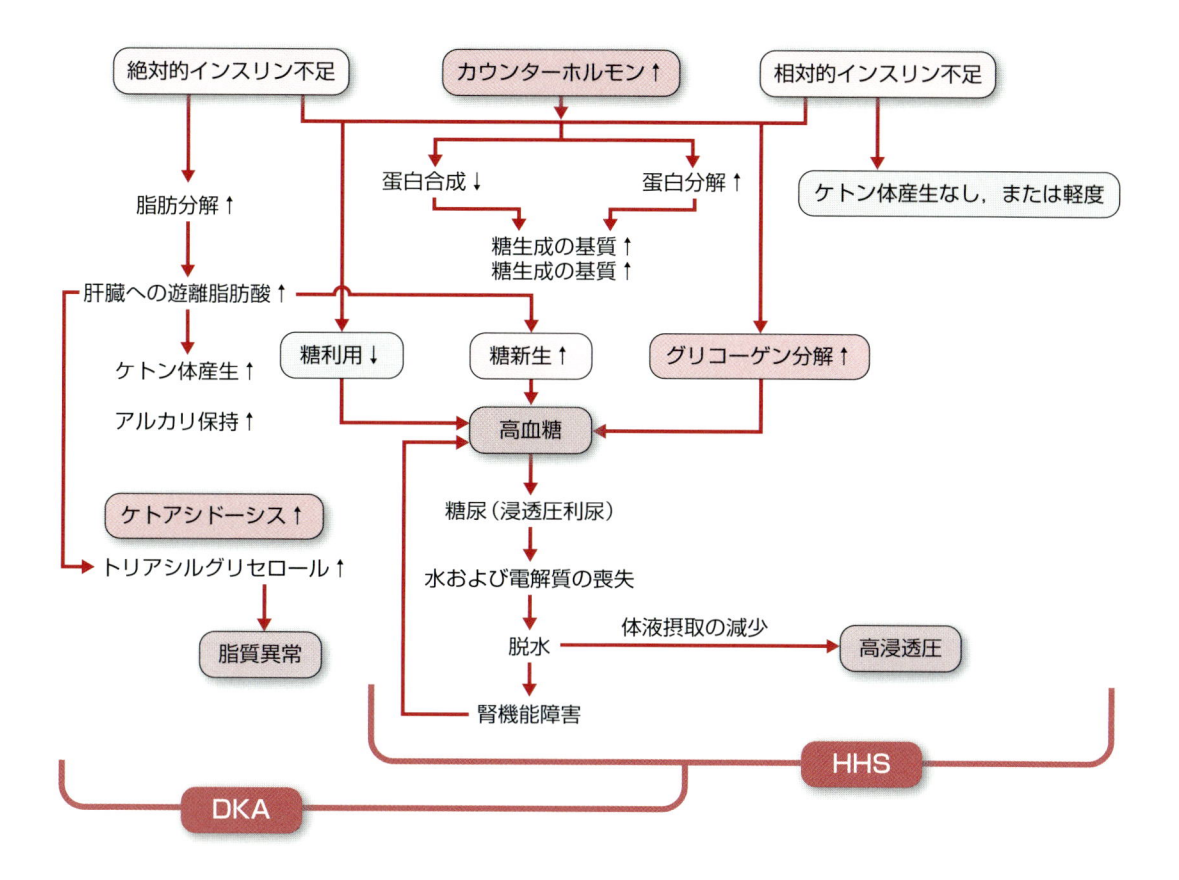

```
絶対的インスリン不足    カウンターホルモン↑    相対的インスリン不足
        │                    │                    │
        │            蛋白合成↓   蛋白分解↑       ケトン体産生なし，または軽度
    脂肪分解↑              │       │
        │              糖生成の基質↑
肝臓への遊離脂肪酸↑         糖生成の基質↑
        │               │       │           │
  ケトン体産生↑      糖利用↓  糖新生↑    グリコーゲン分解↑
  アルカリ保持↑           │    │         │
                          高血糖
  ケトアシドーシス↑          │
        │              糖尿（浸透圧利尿）
  トリアシルグリセロール↑       │
        │            水および電解質の喪失
     脂質異常              │      体液摂取の減少
                         脱水 ──────────────→ 高浸透圧
                          │
                       腎機能障害

        DKA                              HHS
```

図1　DKAの治療プロトコール（成人）
（Kitabchi AE, et al.：Diabetes Care 29：2740, 2006より引用改変）

プで輸液ライン側管より経静脈的に持続的に投与する．超速効型・中間型・持効型インスリンは用いない．脱水状態では皮下注によるインスリン投与は吸収不良であり，急性期には用いない．インスリンのクリアランスは静注で約5分，皮下注射で2〜6時間である．インスリンを一度皮下注射してしまうと，その後5〜6時間は過剰のインスリン投与をキャンセルできない．この2つの理由から，急性期にはインスリンは経静脈的に投与する．

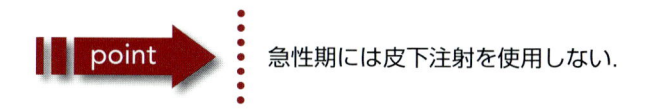

> **point**　急性期には皮下注射を使用しない．

　重症DKAでは，生理食塩水の輸液と同時にインスリンの投与を開始する．急速緩和を目的に，最初にワンショットで速効型インスリンを10単位程度（0.14単位/kg，70kgなら10単位）静注することもある．10単位がワンショットされたら，プライミングのために2倍量のインスリン投与は必要ない（図3）．その後のインスリン投与は，原則的に少量持続静脈内投与とし，血糖は150〜250 mg/dLを目標に投与する．インスリン持続注入用スライディングスケールが役に立つ（表2）．

初期評価：高血糖と高ケトン体血症・ケトン尿を確認するために，毛細血管と血清・尿ケトンをチェック．pH，電解質を知るために採血．まず生理食塩水（0.9％ NaCl）を1.0 L/時で輸液を開始．

輸液

体内水分量推定

- 重度の体液減少 → 生食（1.0 L/時）
- 軽度の脱水
- 心源性ショック

補正血清Na値の評価
- 高値 → 体内水分量に応じて1/2生食（250～500 mL/時）
- 正常
- 低値 → 体内水分量に応じて生食（250～500 mL/時）

DKAなら200 mg/dL，HHSなら300 mg/dLに達したら5％ブドウ糖を含む1/2生食（0.45％ NaCl）150～250 mLに変更

炭酸水素ナトリウム

- pH≧6.9 → 炭酸水素ナトリウム不要
- pH＜6.9 → 炭酸水素ナトリウム100 mmolを20 mEqKCL®を含む400 mLの蒸留水で希釈し，2時間で点滴

pH≧7となるまで2時間ごとに繰り返す．血清K値も2時間ごとに測定

DKA

インスリン：速効型

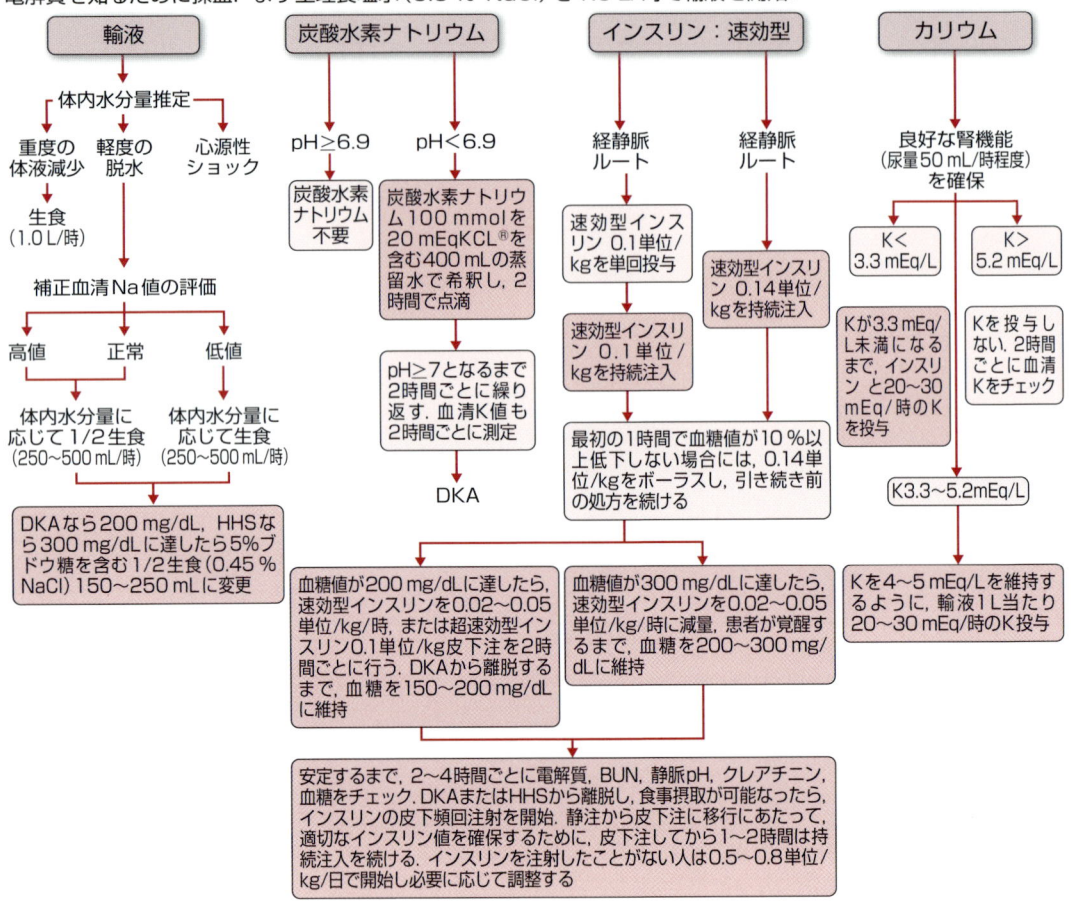

経静脈ルート
- 速効型インスリン 0.1単位/kgを単回投与
- 速効型インスリン 0.14単位/kgを持続注入
- 速効型インスリン 0.1単位/kgを持続注入

最初の1時間で血糖値が10％以上低下しない場合には，0.14単位/kgをボーラスし，引き続き前の処方を続ける

経静脈ルート
- 速効型インスリン 0.14単位/kgを持続注入

血糖値が200 mg/dLに達したら，速効型インスリンを0.02～0.05単位/kg/時，または超速効型インスリン0.1単位/kg皮下注を2時間ごとに行う．DKAから離脱するまで，血糖を150～200 mg/dLに維持

血糖値が300 mg/dLに達したら，速効型インスリンを0.02～0.05単位/kg/時に減量，患者が覚醒するまで，血糖を200～300 mg/dLに維持

カリウム

良好な腎機能（尿量50 mL/時程度）を確保

- K＜3.3 mEq/L → Kが3.3 mEq/L未満になるまで，インスリンと20～30 mEq/時のKを投与
- K＞5.2 mEq/L → Kを投与しない．2時間ごとに血清Kをチェック

K 3.3～5.2 mEq/L → Kを4～5 mEq/Lを維持するように，輸液1L当たり20～30 mEq/時のK投与

安定するまで，2～4時間ごとに電解質，BUN，静脈pH，クレアチニン，血糖をチェック．DKAまたはHHSから離脱し，食事摂取が可能になったら，インスリンの皮下頻回注射を開始．静注から皮下注に移行にあたって，適切なインスリン値を確保するために，皮下注してから1～2時間は持続注入を続ける．インスリンを注射したことがない人は0.5～0.8単位/kg/日で開始し必要に応じて調整する

図2　HHS治療プロトコール（成人）
（Kitabchi AE, et al.：Diabetes Care 29：2743-2744, 2006 より引用改変）

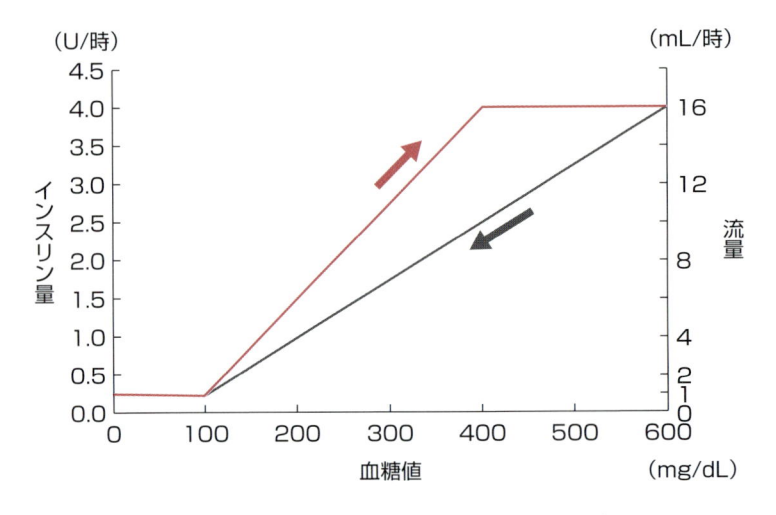

図3　DKAにおける3タイプのインスリン投与プロトコール
（Kitabchi AE, et al.：Diabetes Care 31：2081, 2008 より引用改変）

表2 インスリン持続注入用スライディングスケール

血糖値	アルゴリズム1 単位/時	アルゴリズム2 単位/時	アルゴリズム3 単位/時	アルゴリズム4 単位/時
≥360	6	12	16	28
330〜359	4	8	14	28
300〜329	4	7	12	24
270〜299	3	6	10	20
240〜269	3	5	8	16
210〜239	2	4	6	12
180〜209	2	3	5	9
150〜179	1.5	2	4	7
120〜149	1	1.5	3	5
110〜119	0.5	1	2	3
70〜109	0.2	0.5	1	1.5
<70	オフ	オフ	オフ	オフ

(Harrison's on line (http://accessmedicine.com/) より引用改変)

　輸液チューブの内壁にインスリンが付着するとされているが，最初に回路をフラッシュしておけば臨床上は問題とならない．投与量を調節する際の目安は血糖値とケトーシスの程度である．HHSでは主に血糖値の低下度を指標としてインスリン投与量を調節してよいが，DKAではむしろケトーシスの程度の改善が重要である．血糖の過度の低下をブドウ糖の投与で防ぎつつ，ケトーシスが消失するまで十分なインスリンを投与する．

> 処方例1　ノボリン®R 1 mL（100単位）＋生理食塩水 9 mL
> 　　　　　＝100単位/10 mL（1単位＝0.1 mL）
> 処方例2　ヒューマリン®R 25単位＋生理食塩水 100 mL＝25単位/100 mL

V シックディ時および手術時のスライディングスケールと輸液への混注法

　生理学的に，血糖はインスリンの基礎分泌と追加分泌で調節されているので，大雑把な尺度のスケールを用いると血糖変動が大きくなる．また，医師によってスライディングスケールが異なると，インシデントの発生原因ともなりうる．

> **point** 大雑把なスライディングスケールは原則として用いない．

　竹田らは，インスリン強化療法の原理に基づいた皮下注射用（軽症，中等症，重症），点滴用（軽症，中等症，重症），高カロリー輸液用（別ルートで持続注入）のスケールを作成している（表3，4）[4]．それによると，軽症者では1単位/10gブドウ糖，中等者では1単位/5g糖，重症では1.5単位/ブドウ糖5gを基準値とし，血糖値と重症度に応じてインスリンを増減させる．単回投与時，1日数回投与するときも点滴開始時間にかかわらず，開始前の血糖値に応じて500mLの輸液ボトルに該当量のインスリンを混注する．経口糖尿病薬の服用者は軽症用，インスリン療法者は中等症用で開始し，経過をみて適宜変更するとよい．入院中の目標血糖値は140mg/dL近く（140～180mg/dL）が推奨される[5]．ただし，眼科手術時には血糖コントロールに配慮が必要である．患者に光凝固未処置の前増殖網膜症や増殖網膜症がある場合は，合併している白内障の手術や硝子体手術の術前コントロール目的で急激な血糖コントロールを行うと，かえって網膜症が悪化してしまうことがあるからだ．

> **point**
> ・入院中の目標血糖値は140mg/dL近くを推奨する．
> ・網膜症をもつ人の血糖コントロールはゆっくりと行う．

　入院中の症例でTPN中に高血糖をきたした場合は，いったん中止し，血糖値を正常化させてから，改めてインスリン投与により血糖値を正常範囲に維持しながらブドウ糖の量を漸増するのがよい．インスリン投与量を増やす，または減らしたいときにはボトルごと交換しなければいけないから，TPNを中止したときには，インスリン投与量を半分にし，血糖を1時間ごとに4時間までチェックする．

> **point** TPN内にインスリンを入れてはいけない．

Ⅵ　ICUにおける輸液と血糖管理

　重症患者においてはストレス高血糖がよく起こる．それはインターロイキン（IL）-1，IL-6，TNF-αなどとともに，グルカゴン，成長ホルモン，カテコラミン，グルココルチコイドなどのカウンターホルモンにより糖新生を高め，インスリン抵抗性が起こるのでストレス高血糖が引き起こされるからである[6]．高血糖の持続は術後感染や死亡率を増加させるので，厳格な血糖管理が必要である（表5）．ICUにおける厳格な血糖管理，低血糖の回避，看護師の労力軽減を目的として，インスリン投与のアルゴリズムが各医療機関でさまざまに作

表3 シックデイおよび手術時用スライディングスケール（皮下注射用）

	血糖値 (mg/dL)	速効型インスリン（R）			夜
		朝	昼	夕	
軽症	451〜500	9単位	7単位	7単位	自覚症状がなければ無処置
	401〜450	9単位	7単位	7単位	
	351〜400	8単位	6単位	6単位	
	301〜350	8単位	6単位	6単位	
	251〜300	7単位	5単位	5単位	
	201〜250	7単位	5単位	5単位	
	151〜200	6単位	4単位	4単位	
	101〜150	6単位	4単位	4単位	
	81〜100	5単位	3単位	3単位	
	71〜80	食後3単位	食後2単位	食後2単位	
	61〜70	砂糖12g, 食後3単位	砂糖12g, 食後2単位	砂糖12g, 食後2単位	
	60以下	砂糖18g	砂糖18g	砂糖18g	

	血糖値 (mg/dL)	速効型インスリン（R）			中間型（N）
		朝	昼	夕	夜
中等症	451〜500	16単位	13単位	7単位	4単位
	401〜450	15単位	12単位	7単位	4単位
	351〜400	14単位	11単位	6単位	4単位
	301〜350	13単位	10単位	6単位	4単位
	251〜300	12単位	9単位	5単位	4単位
	201〜250	11単位	8単位	5単位	4単位
	151〜200	10単位	7単位	4単位	4単位
	101〜150	9単位	6単位	4単位	4単位
	81〜100	6単位	4単位	3単位	2単位
	71〜80	食後4単位	食後3単位	食後2単位	砂糖12g
	61〜70	砂糖12g, 食後4単位	砂糖12g, 食後3単位	砂糖12g, 食後2単位	砂糖12g
	60以下	砂糖18g	砂糖18g	砂糖18g	砂糖18g

	血糖値 (mg/dL)	速効型インスリン（R）			中間型（N）
		朝	昼	昼	夜
重症	451〜500	26単位	22単位	22単位	12単位
	401〜450	24単位	20単位	20単位	11単位
	351〜400	22単位	18単位	18単位	10単位
	301〜350	20単位	16単位	16単位	9単位
	251〜300	18単位	14単位	14単位	8単位
	201〜250	16単位	12単位	12単位	7単位
	151〜200	14単位	10単位	10単位	6単位
	101〜150	12単位	8単位	8単位	5単位
	81〜100	9単位	6単位	6単位	4単位
	71〜80	食後6単位	食後4単位	食後4単位	砂糖12g
	61〜70	砂糖12g, 食後6単位	砂糖12g, 食後4単位	砂糖12g, 食後4単位	砂糖12g
	60以下	砂糖18g	砂糖18g	砂糖18g	砂糖18g

（竹田晴生：スライディングスケールとは？ 肥満と糖尿病 2（2）：73, 2003 より引用改変）

表4 シックデイおよび手術時用スライディングスケール（点滴500 mL用）

血糖値 (mg/dL)	速効型インスリン（R）		
	軽症	中等症	重症
451～500	6単位	12単位	22単位
401～450	6単位	11単位	20単位
351～400	5単位	10単位	18単位
301～350	5単位	9単位	16単位
251～300	4単位	8単位	14単位
201～250	4単位	7単位	12単位
151～200	3単位	6単位	10単位
101～150	3単位	5単位	8単位
81～100	2単位	3単位	5単位
71～80	なし	なし	なし
61～70	なし，50％ブドウ糖20 ml，静注	なし，50％ブドウ糖20 ml，静注	なし，50％ブドウ糖20 ml，静注
60以下	なし，50％ブドウ糖40 ml，静注	なし，50％ブドウ糖40 ml，静注	なし，50％ブドウ糖40 ml，静注

（竹田晴生：スライディングスケールとは？ 肥満と糖尿病2(2)1：73，2003を引用改変）

表5 重症患者の血糖管理

1. 血糖値が180 mg/dLを超えるならインスリン治療を開始する
2. インスリン治療を開始したら血糖値を140～180 mg/dLにすべきである
3. 重症患者の血糖管理にはインスリンの持続静注が望ましい
4. 低血糖を生じにくい安全で有効なインスリン投与プロトコールが勧められる
5. 静脈注射によるインスリン治療には頻回の血糖モニタリングが不可欠である

（Moghissi ES, et al.：American Association of Clinical Endocrinologists and American Diabetes Association consensus statement on inpatient glycemic control. Diabetes Care 32 (6)：1119-1131, 2009 より引用改変）

成されている[7]．ただし，過剰なコントロールは有害で，Jカーブの関係が認められる．

> **Memo ドクターコールの例**
>
> ①血糖が1時間で100以上変化した場合．
> ②血糖 360 mg/dL 以上ある場合．
> ③低血糖が50％ブドウ糖50 mL 投与20分後で改善しない場合．

●**重症低血糖**

　糖尿病患者が意識障害があり経口摂取不能であれば，50％ブドウ糖液を20 mL静注し，5％ブドウ糖液の点滴（100 mL/時）を開始する．血糖が100 mg/dL以上になるまで，30分ごとに血糖をモニターする．重症低血糖の原因としてはスルホニル尿素薬の過剰投与，腎機能障害，食事摂取不足および肝機能障害が多い．

文献

1) Kitabchi AE, et al.：Thirty years of personal experience in hyperglycemic crises：diabetic ketoacidosis and hyperglycemic hyperosmolar state. J Clin Endocrinol Metab 93(5)：1541-1552, 2008.
2) Kitabchi AE, et al.：Diabetes Care 29(12)：2739-2748, 2006.
3) 山下滋雄：高血糖の緊急入院．月刊レジデント 3(11)：78-86, 2010.
4) 竹田晴生：スライディングスケールとは？ 肥満と糖尿病 2(2)：72-74, 2003.
5) Moghissi ES：Addressing hyperglycemia from hospital admission to discharge. Curr Med Res Opin 26(3)：589-598, 2010.
6) Inzucchi SE：Clinical practice. Management of hyperglycemia in the hospital setting. N Engl J Med 355(18)：1903-1911, 2006.
7) 小山寛介ほか：重症患者に対する血糖管理におけるインスリン持続静注プロトコールの導入と評価．ICUとCCU 34(6)：461-468, 2010.

〈坂根直樹〉

8 内分泌科で使う輸液

> **Essence!**
>
> ①SIADH の低ナトリウム血症，尿崩症の高ナトリウム血症の改善スピードに気をつける．
> ②副甲状腺切除後のテタニーに注意！ 活性型ビタミン D_3 や Ca 製剤の投与を考慮する．
> ③副腎不全では 5％ブドウ糖加生理食塩水とヒドロコルチゾン（ソル・コーテフ®）100 mg を投与する．

I 抗利尿ホルモン不適合分泌症候群（SIADH）で輸液が必要となるのは？

　SIADH は抗利尿ホルモン（ADH）が不適切に分泌され，体内に水が過剰に貯留し，低ナトリウム血症となった状態である．その背景には感染，術後，肺小細胞がんなどの悪性腫瘍，肺炎などの肺疾患など何らかの原因があり，その**原因を探す**必要がある．また，SIADH による低ナトリウム血症が急性に起こったのか，慢性に継続しているのか，重症か軽症かによって治療法は変わってくる（**図1**）．一般にわれわれが遭遇する低ナトリウム血症の患者は，痙攣や昏睡でない限り，3％高張食塩水を必要とすることは少なく，水制限だけで，血清 Na 値の上昇を得られることが多い．輸液で低ナトリウム血症を治療する場合には，採血と同時に随時尿での尿中 Na，K，Cr 値をチェックし，輸液のメニューを適宜変更する．

❶ 慢性の低ナトリウム血症の場合

　水制限（500～700 mL/日）と経口塩分摂取（9 g/日）が基本となる．しかし，クモ膜下出血による SIADH 様の病態（cerebral salt wasting）では水制限は行わない．

```
                          ┌─────────────────────┐
                          │ 血清Na濃度＜125 mEq/L │
                          └──────────┬──────────┘
         ┌───────────────────────────┼───────────────────────────┐
         ▼                           ▼                           ▼
┌─────────────────┐        ┌───────────────────┐          ┌──────────┐
│急性（発症後48時間 │        │中等度の症状 or     │          │ 無症状    │
│以内）or 昏睡, 痙攣│        │発症時期不明        │          └────┬─────┘
└────────┬────────┘        └─────────┬─────────┘               ▼
         ▼                           ▼                    ┌──────────┐
┌─────────────────┐        ┌───────────────────┐          │ 原因精査  │
│・3%高張食塩水    │        │・原因精査（CT, MRI │          └──────────┘
│ 0.5～1 mL/kg/時  │        │ 考慮）             │
│ で開始           │        │・細胞外液の減少が  │
│・1 mEq/L/時を超え│        │ あれば0.9%生理    │
│ ないように2～3   │        │ 食塩水点滴         │
│ 時間ごとにNa値を │        │・0.5 mEq/L/時を超  │
│ チェックし，輸液  │        │ えないように4時    │
│ 量を調節         │        │ 間ごとにNa値を    │
│・症状の改善があれ│        │ チェックし，輸液量 │
│ ば中止           │        │ を調節             │
│                 │        │・8～10mEq/Lの上昇  │
│                 │        │ が24時間でみ      │
│                 │        │ られれば中止       │
└────────┬────────┘        └─────────┬─────────┘
         │                           │
         └───────────────┬───────────┘
                         ▼
                  ┌──────────────┐
                  │ 原疾患の治療  │
                  └──────┬───────┘
                         ▼
慢性の低ナトリウム血症
         ┌────────────────┐      ┌─────────────────────────────────┐
         │水制限          │      │（尿中Na濃度＋尿中K濃度）/血清Na濃度│
         │低ナトリウム血症が├─────▶│＞1のとき：水制限 ＜500 mL/日     │
         │継続するときには │      │＝1のとき：水制限 500～700 mL/日  │
         │Na摂取          │      │＜1のとき：水制限 ＜1 L/日        │
         └────────────────┘      └─────────────────────────────────┘
```

急性の低ナトリウム血症

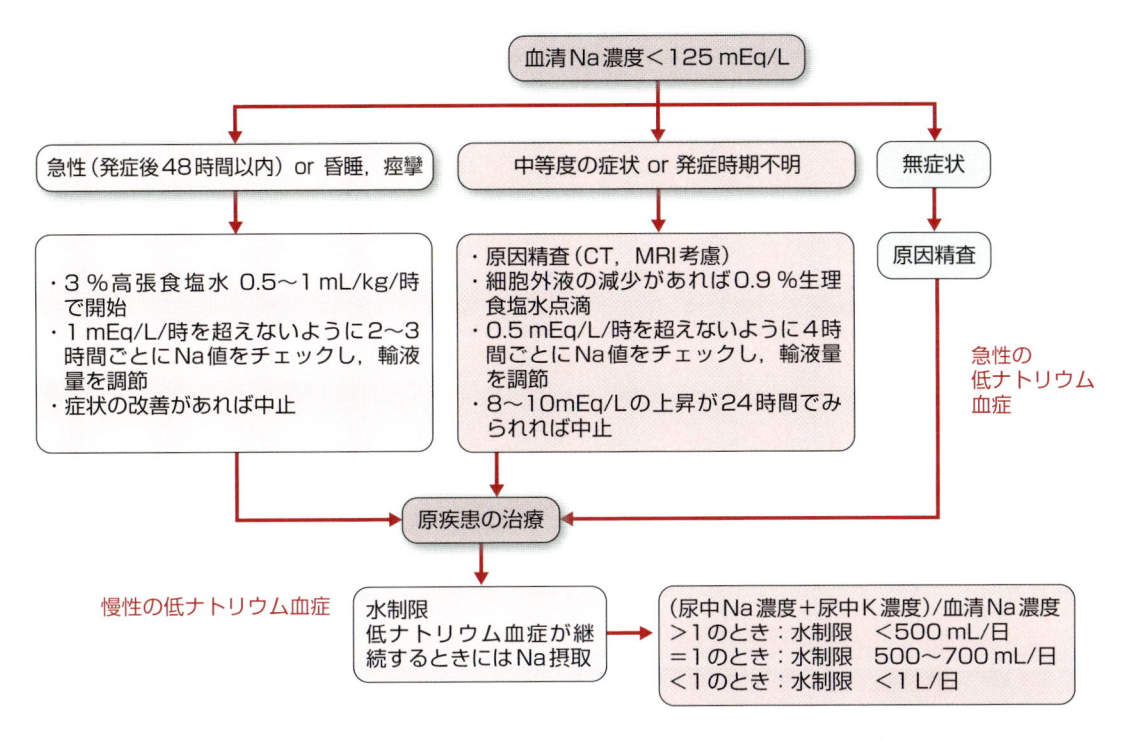

図1　SIADHにおける低ナトリウム血症の治療アルゴリズム
（Ellison DH, et al.：The syndrome of inappropriate antidiuresis. N Engl J Med 356：2068, 2007 より引用）

❷ 急性の低ナトリウム血症や痙攣，昏睡などの重篤な中枢神経症状がある場合

　3%高張食塩水0.5～1 mL/kg/時を開始する．血清Na濃度の上昇が1 mEq/L/時を超えないように，2～3時間ごとに血清Na値をチェックし，症状が改善すれば中止する．最初の24時間での上昇は10 mEq/L以下とする．

> **処方例**　3%高張食塩水　0.5～1 ml/kg/時にて点滴開始

> **Advice　3%高張食塩水の作り方**
> 0.9%生理食塩水400 mL（500 mLボトルから100 mLを捨てる）＋10%食塩水120 mL（6 A）を加える．

❸ 吐き気など中等度の症状がある場合

0.9％生理食塩水を用いて，血清Na濃度が0.5 mEq/L/時の上昇速度を超えないように4時間ごとにチェックし，輸液量の調節を行う．症状が改善したら，中止する．尿中Na＋K濃度が輸液中のNa＋K濃度より濃い場合は，0.9％生理食塩水では低ナトリウム血症が悪化するため，高張食塩水を使用する．

❹ 上記のような治療でも低ナトリウム血症が継続する場合

異所性ADH産生腫瘍に対しては経口バソプレシンV_2受容体拮抗薬のモザバプタン（フィズリン®）が保険適用である．抗菌薬のデメクロサイクリン（レダマイシン®）は効果が出るまでに数日かかるうえに腎毒性があり，使いにくい．米国ではコニバプタン（バプリゾール®），トルバプタン（サムスカ®）が食品医薬品局（FDA）に承認されているが，わが国では未承認である．

> **point**
> ・SIADHによる低ナトリウム血症は急性か慢性か，重症か軽症かで治療が変わる．水制限が基本である．
> ・慢性の低ナトリウム血症では浸透圧性脱髄症候群の予防のため，血清Na値の上昇速度に注意する．

II 尿崩症の輸液はどうすればよい？

①意識障害や口渇感の障害で自発的に飲水ができない場合は，高ナトリウム血症となる．中枢神経症状があれば，**5％ブドウ糖液あるいは1/4生理食塩水**で補正を開始する．低ナトリウム血症と同様，補正の速度に気をつける必要がある．血清Na濃度の低下は0.5 mEq/L/時の低下とし，1日12 mEq/L（安全域を見込んで10 mEq/Lとすると覚えやすい）までの低下とする．5％ブドウ糖液が300 mL/時を超えると糖負荷となり，浸透圧利尿を引き起こす可能性がある．症状が改善すれば，経口あるいは経鼻胃管にて水分投与すると安全である．

> **処方例**　5％ブドウ糖液あるいは1/4生理食塩水　100〜200 mL/時（血清Na濃度をみて，量の調節をする）　点滴

腎性尿崩症か中枢性尿崩症を鑑別するために，バソプレシン負荷試験を行う．

②中枢性尿崩症の場合，**デスモプレシン点鼻薬 2.5〜10 μg**を1日1〜2回鼻腔内に投与する．尿量をみながら，少量より開始する．大量に行うと水中毒となる可能性がある．中枢性尿崩症で大切なのは原因を見つけることである．外傷や脳外科の手術後だけではなく，脳腫瘍や下垂体炎などが原因のこともあり，下垂体炎であれば，副腎不全なども合併している可能性がある．

③腎性尿崩症の場合，塩分制限，サイアザイド系利尿薬やNSAIDsを投与する．排尿をがまんしていると尿路拡張をきたし，尿路破裂や感染，腎障害をきたすため，早期の診断が必要である．

> **point**
> ・飲水できれば飲水をさせる．
> ・鑑別診断が大切である．

III 副甲状腺切除の周術期の輸液はどうすればよい？

①原発性副甲状腺機能亢進症で症候性の高カルシウム血症となっている場合には，嘔吐や利尿により，脱水の状態と考えられ，生理食塩水の輸液を含め，高カルシウム血症に対する治療が必要である．

②続発性副甲状腺機能亢進症で副甲状腺全摘と部分自家移植をした場合には，自家移植をした副甲状腺が機能してくるのに約2～4週間かかるとされ，術後低カルシウム血症となり，テタニーを引き起こす．術前からALPが高値となっているときには，術後にhungry bone syndrome（→Memo）による高度の低カルシウム血症を起こす可能性が高い．術前より**活性型ビタミンD_3製剤**を投与しておく．

③術後高度の低カルシウム血症を認めた場合には，**グルコン酸カルシウム（カルチコール®）**の投与を行う．塩化カルシウムは漏れると組織壊死を引き起こす可能性があり，グルコン酸カルシウムが好まれる．4～6時間ごとに血清Ca濃度のモニタリングを行う．術後4日間低カルシウム血症がなければ，モニタリングを中止し，徐々に点滴での投与を減量し，経口の**炭酸カルシウムや活性型ビタミンD_3製剤**に変更する．

> **処方例**
> 術後，高度の低カルシウム血症を認める場合
> カルチコール® 40 mL＋5%ブドウ糖液 or 生理食塩水 500 mL
> 0.5～2 mg/kg/時

> **Memo　hungry bone syndrome とは**
> 副甲状腺術後にPTHが正常にもかかわらず，高度の低カルシウム血症が遷延する状態．術前にPTH高値により骨の再吸収が強く，線維性骨炎などの骨病変がある場合に起こりやすい．

IV 副腎不全の輸液はどうすればよい？

副腎不全ではミネラルコルチコイドの欠乏により，有効循環血漿量の減少と低血圧を引き

起こす．通常，グルココルチコイドのみの欠乏では有効循環血漿量の減少は引き起こさないが，血管の張力を落とし，さらに血圧を低下させる要因となる．そのため，生理食塩水による十分な輸液（1〜3L）を最初の12〜24時間以内に行い，血圧を維持することが必要である．低血糖を合併するため5％ブドウ糖を追加してもよい．

低ナトリウム血症はミネラルコルチコイドの減少とともに，グルココルチコイドの減少による不適切なADHの分泌により起こる．したがって，ヒドロコルチゾン（ソル・コーテフ®）の投与により，改善を認めることが多く，生理食塩水の輸液も行っているため，低ナトリウム血症の是正を行うことは通常ない．逆にヒドロコルチゾン投与により水利尿となり，Na濃度が急に補正されることがあり，注意する．

副腎不全に対して，原因を検索するとともに治療を開始する．**ヒドロコルチゾン（ソル・コーテフ®）100mgを8時間ごとに投与**する〔維持量がわかっている場合には通常量の2〜3倍の量を3日間投与して，通常量に漸減する（3×3ルール）〕．数日間かけて漸減し，経口の維持量とする．ミネラルコルチコイドは通常，急性期に補充の必要はない．

敗血症のときの相対的副腎不全に対するヒドロコルチゾン（ソル・コーテフ®）の投与に関してはさまざまな議論があるが，十分な輸液や昇圧薬を用いても血圧が安定しない場合には，相対的副腎不全に対して，中等量のヒドロコルチゾンの投与を行う．初回100mg投与後8時間ごとに50〜100mgずつ追加投与を行う[2]．

絶対的副腎不全の場合には，ショックの状態を脱しても，ヒドロコルチゾン（ソル・コーテフ®）の投与を継続する．副腎不全の場合にはコルチゾールの抑制がなくなり，TSHが軽度上昇し，一見，甲状腺ホルモンが低下しているようにみえることがあるが，副腎不全が改善すると，TSHは正常に戻ることが多い．あわてて甲状腺ホルモンの補充を開始せず，甲状腺機能低下の原因を検索する．間違ってもヒドロコルチゾンより甲状腺ホルモンを先に投与しない！

> **処方例** 5％ブドウ糖加生理食塩水 1〜3L（12〜24時間以内）＋ソル・コーテフ® 100mg

> **Memo ヒドロコルチゾンの投与量**
> ヒドロコルチゾンは最大200〜300mg/日で十分．漫然と大量に投与せず，状態を確認しながら漸減していく．

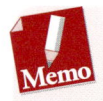

V 褐色細胞腫の周術期に輸液は必要？

褐色細胞腫はカテコラミンの作用により，末梢血管が収縮し頻脈となっているが，手術時に腫瘍を切除した直後よりカテコラミンの作用が消え，末梢血管が開き，低血圧となり，時

にそのままショックとなり，死亡することもある．術前からの生理食塩水による**十分な輸液**と**塩分負荷**，**α遮断薬（カルデナリン® 8〜16 mg）**の投与にて血管を拡張させておき，細胞内・外の容量を増加させておくことが重要である．ただし，カルデナリン®は起立性低血圧をきたすため，1〜2 mg の少量から漸増していく．

> **point**
> ・褐色細胞腫は術前の準備が必要である．
> ・輸液とカルデナリン®は十分に投与しておく．

文献

1) Ellison DH, et al.：The syndrome of inappropriate antidiuresis. N Engl J Med 356：2064-2072, 2007.
2) Marik PE, et al.：Recommendations for the diagnosis and management of corticosteroid insufficiency in critically ill adult patients. Crit Care Med 36：1937-1949, 2008.

（島津智子）

MEMO

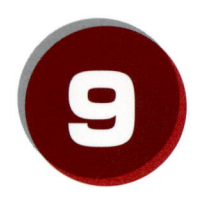

9 脳卒中のときの輸液

> **Essence!**
> ①虚血性疾患では病型により輸液方針が異なる．血行力学的脳虚血とクモ膜下出血後は体液量を十分に保つ輸液を行う．
> ②中枢性塩類喪失症候群は体液量減少を伴い，その補正が必要である．

I 脳卒中で輸液が必要となるのは？

基本的には経口摂取状態に応じて判断する．

経口摂取が可能な場合には基本的には不要である．意識状態や嚥下障害を評価して経口摂取可能か判断し，不可能であれば輸液を行う．脳出血では再出血，緊急手術となる可能性も考慮し絶食とし，それに伴い輸液を行う．脳梗塞では病型や想定されるペナンブラの大きさによっては，局所脳血液循環改善を考慮に入れた輸液が必要となる．

II 脳卒中急性期の一般的な輸液方針は？

脳卒中には出血性，虚血性があり，出血性のものはさらに脳（実質内）出血とクモ膜下出血に分かれる．虚血性のものには原因により血栓塞栓性脳虚血と血行力学的脳虚血に分かれる．病型区分により輸液の方針は異なる．

❶ 脳卒中時の輸液の基本方針

食事摂取量に応じて輸液を補充する形となる．食事が全くとれない場合には，維持液輸液を行う．輸液量については，脳出血や，脳梗塞でも心原性塞栓のように大きな梗塞をきした場合には脳浮腫が問題となるため，基本的な必要量より少なめの量を投与することがある（1,500 mL/日）．急性期に少なめの輸液を行った場合，急性期を脱しても（4～7日程度）食事摂取が困難な場合には通常の維持液量（2,000 mL/日）に変更する．

> **処方例1** 少なめの輸液を行う場合
> ソリタ®-T3 60 mL/時
>
> **処方例2** 基本の輸液を行う場合
> ソリタ®-T3 80 mL/時

❷ 血行力学的脳虚血の場合

　虚血性脳卒中の場合，大半は血栓塞栓性であり，上記のとおりの輸液方針で治療するが，血行力学的脳虚血の場合，またはその要素がある程度あると考えられる場合は，微細な側副血行路を介して維持されている病変部血流を保つため，意図的に多めの輸液を行う（維持液 2,000 mL/日＋細胞外液 500〜1,000 mL/日）ことがある．

> **処方例** ソリタ®-T3 80 mL/時 ＋ ソルラクト® 500〜1,000 mL（20〜40 mL/時）

❸ クモ膜下出血の場合

　脳血管攣縮予防を主な目的とした輸液が行われる．クモ膜下出血の程度にもよるが，MRA や脳血管造影検査を行うと，ほぼ全例で脳血管攣縮の所見がみられる．したがって，クモ膜下出血後の輸液治療は，脳血管攣縮が存在するという前提のもとで，症候性となるのを予防するために脳内の循環をどのように保つかを考慮しつつ決定する．

　症候性脳血管攣縮となった場合には triple-H（hypervolemia, hemodilution, hypertension）療法が行われるが，症候をきたすに至っていない状態では，normovolemia を維持することが望まれる．これは，脳血管攣縮が起こる可能性のある約 2 週間の間，安定して hypervolemia を保つのは非常に困難であり，hypervolemia が崩れたときに脳血管攣縮が症候性となる可能性が高まるからである．他に normovolemia が推奨される理由としては，水分量を過多にするよりも，正常に保ち血圧を上げたほうがより脳血流量を維持できるという報告があること[1]，triple-H 療法にも合併症の報告があること[2]などがあげられる．

　攣縮期の輸液についても血行力学的脳虚血と同様，維持液による基本の輸液に加え，日々の食事量，水分バランス，発熱などに合わせて細胞外液などを補充するのが基本となる．

> **処方例** ソリタ®-T3 80 mL/時＋ソルラクト® 0〜1,000 mL（〜40 mL/時）

> **!Memo　クモ膜下出血発症直後の輸液管理が最大のポイント**
>
> 脳血管攣縮はクモ膜下出血発症後3〜14日の間に起こりやすいといわれており，攣縮期に入る前，超急性期の段階で（発症後2〜3日の間で）患者の体液バランスをできるだけ正確に把握しnormovolemiaにもっていけるかどうかで後の管理の難易度が変わってくる．攣縮期に入る段階でhypovolemiaであれば症候性攣縮をきたす可能性が増し，攣縮期に入る段階でhypervolemiaであれば，これを14日間維持するのは困難であり，攣縮期中に水分バランスが崩れるリスクが増す．

point
- クモ膜下出血後の輸液：症候性脳血管攣縮予防が目的である．
- normovolemiaを目指し，攣縮期はそれを維持する．日々の水分バランスに応じて細胞外液製剤を追加する．

III　輸液を止めるタイミング

　最初に述べたとおり，経口摂取の量に応じて輸液を行っているので，経口摂取可能となれば輸液は終了可能である．これは血行力学的脳虚血やクモ膜下出血後脳血管攣縮期でも同様であるが，輸液から経口摂取への移行中は，水分バランスがマイナスに傾かないよう注意を要し，必要に応じて（経口摂取量や尿量その他の水分喪失量に応じて）不足分を維持液，場合によっては細胞外液製剤で補充する．

IV　低Naの鑑別管理，特に中枢性塩類喪失症候群（central salt wasting syndrome：CSWS）について

　脳卒中をはじめとした中枢神経病変に伴い低ナトリウム血症をきたす疾患として，CSWSと抗利尿ホルモン不適合分泌症候群（syndrome of inappropriate secretion of antidiuretic hormone：SIADH）がある．頭蓋外に直接の原因が存在する低Naもあるが，脳卒中，特にクモ膜下出血後の輸液管理ではこの2つの鑑別が特に重要となる．他と比べて頻度が高く，同じ低ナトリウム血症をきたすものの治療が全く逆となるためである．

❶　中枢性塩類喪失症候群（CSWS）とは

　頭蓋内病変を原因とし，腎でのNa排泄亢進により低Na，体液量減少をきたす病態のことをいう．視床下部-腎経路を介したNa調節の障害によるとされており，ANP上昇が関わっているといわれている．

❷　抗利尿ホルモン不適合分泌症候群（SIADH）とは

　頭蓋内病変，悪性腫瘍，肺疾患などを原因とし，血漿浸透圧に対してバソプレシン

表1 CSWSとSIADHの生化学所見

パラメータ	CSWS	SIADH
体液量	減少	増加
Naバランス	マイナス	プラスもしくはゼロ
水分バランス	マイナス	プラス
血漿浸透圧	高いもしくは正常	低い

（ADH）が過剰に分泌されたり，腎に対して過剰に作用するにより低Na，体液量増加をきたす病態である．体液量増加に関してはそれ自体に対する利尿作用のため，顕著でないこともある．

> point
> ・CSWSは体液量減少を伴う．
> ・SIADHは体液量増加きたす．

❸ 低ナトリウム血症の鑑別

CSWSとSIADHを鑑別するにあたり最も重要なのは体液量である．CSWSの場合，Naの喪失に伴い体液量は減少している．それに対してSIADHでは，水の再吸収が亢進するため体液量は増加傾向にある．しかしながら実際の臨床上は体液量を正確に把握することは困難であり，皮膚ツルゴール，粘膜などの所見，中心静脈圧，体重，血清浸透圧やNaバランス，水分バランスなどの臨床データから総合的に体液量を判断するよりほかにない．それぞれの疾患の原因と考えられているANPやADHは，一方の高値により二次的にもう一方の上昇も誘導されるため，どちらの疾患でも高値となり鑑別の決め手とはならない．CSWSとSIADHの生化学所見を表1に示す．

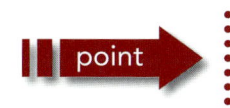

> point
> CSWSとSIADHの鑑別は身体所見が有用である．

❹ 低ナトリウム血症の管理

SIADHの場合，水分制限が主な治療となる．1 L/日ほどに制限することで，1.5 mEq/日ほどずつ上昇がみられるといわれている．他にもリチウム投与などが知られているが，副作用も多く使用を疑問視するむきもある．重傷の場合にはデメクロサイクリン（レダマイシン®）投与（900〜1,200 mg/日）が行われることもある．

CSWSでは，Naの補正と体液の補充が主な治療となる．生理食塩水の投与や高濃度食塩水（1.5〜3％）の投与が推奨されているが，Naの補給がさらなる水分の喪失を招くおそれがあることも考慮する必要がある．予防的にフルドロコルチゾン（フロリネフ®）投与（0.1〜

0.4 mg/日）を行い，Na 再吸収を促進させることもある．Na 必要量は，以下にあげる一般的な計算式を用いて算出する．

　　Na 必要量＝（目的の血清 Na－現在の血清 Na）×総水分量

　　　（総水分量は，体重×0.5～0.6 で算出）

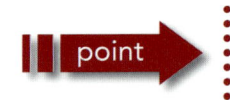

> **point** SIADH では水分制限，CSWS では水分の補充と Na の補正をする．

文献

1) Treggiari MM, Deem S : Which H is the most important in triple-H therapy for cerebral vasospasm? Curr Opin Crit Care 15(2) : 83-86, 2009.
2) Jang HW, Lee HJ : Posterior reversible leukoencephalopathy due to "triple H" therapy. J Clin Neurosci 17(8) : 1059-1061, 2010.
3) Tisdall M, et al. : Disturbances of sodium in critically ill adult neurologic patients ; a clinical review. J Neurosurg Anesthesiol 18(1) : 57-63, 2006.
4) 脳卒中ガイドライン委員会編：脳卒中ガイドライン 2009.

（菊池隆幸）

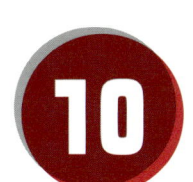

10 気管支喘息発作時の輸液

Essence!

① 治療開始までを速やかに
② 治療の中心は酸素吸入，β刺激薬吸入，全身ステロイドである．
③ 帰宅時にもβ刺激薬，全身ステロイドの処方

この章では喘息発作時の治療について説明する．

I はじめに〜喘息発作時に輸液は必要か〜

輸液や飲水には喘息発作の症状を改善する効果がないので，原則として**喘息発作時の輸液は不要である**．ただし，幼児では頻呼吸や経口摂取の減少で脱水になる場合があるので，幼児が喘息発作を起こした際には脱水の有無・程度を評価したうえで脱水の補正を試みる．この場合でも最重症発作で挿管の危険がある場合を除き，経口で水分摂取を行うことが望ましい．

以下に成人の喘息発作時の治療について述べる．

> **point**
> ・喘息発作時の水分補給は不要である．
> ・幼児では脱水の有無を確認する．

II 喘息発作の診断と重症度の判定

喘息発作は呼吸困難，咳，喘鳴，胸部絞扼感といった症状の悪化した状態である．すでに診断のついた喘息において上記症状を呈している場合には診断は難しくないが，これまで喘息の診断を受けたことがない高齢者において喘鳴，呼吸困難を認める場合には他の原因，特に**うっ血性心不全による喘鳴（いわゆる心臓喘息）の除外**が重要である．慢性閉塞性肺疾患（COPD）の増悪も喘息発作と同様の症状を呈するが，急性期における治療内容には大きな差

表1 喘息発作の重症度分類

発作強度	呼吸困難	動作	検査値			
			% PEF	SpO$_2$	PaO$_2$	PaCO$_2$
喘鳴・胸苦しい	急ぐと苦しい 動くと苦しい	ほぼ普通	80％以上	96％以上	正常	45 mmHg 未満
軽度（小発作）	苦しいが横になれる	やや困難				
中等度（中発作）	苦しくて横になれない	かなり困難 かろうじて歩ける	60～80％	91～95％	60 mmHg 超	45 mmHg 未満
高度（大発作）	苦しくて動けない	歩行不能 会話困難	60％未満	90％以下	60 mmHg 以下	45 mmHg 以上
重篤	呼吸減弱 チアノーゼ 呼吸停止	会話不能 体動不能 錯乱，意識障害，失禁	測定不能	90％以下	60 mmHg 以下	45 mmHg 以上

（日本アレルギー学会：喘息予防・管理ガイドライン2009より）

はないため，救急外来受診時における厳密な鑑別は必要ではない．

患者来院時に速やかに喘息発作強度の判定を行う．喘息発作の重症度分類を**表1**にあげる．問診，検査にこだわりすぎて治療開始に遅滞をきたさないように心がける．発作時にはピークフローもしくは肺機能の施行が推奨されている．SpO$_2$の測定による酸素化の評価が推奨されるが，血液ガスは必要ない．胸部X線は肺炎や心不全を疑う場合以外には不要である．

> **point**
> ・喘息発作の評価は迅速に行い，速やかに治療に入る．
> ・うっ血性心不全の鑑別も忘れずに行う．

Ⅲ 喘息発作の治療について

β$_2$刺激薬の吸入，全身ステロイドの点滴・内服を施行する．

ガイドラインにおいて推奨されるステロイドの使用法は，「ヒドロコルチゾン 200～500 mg，メチルプレドニゾロン 40～125 mg，もしくはデキサメタゾン・ベタメタゾン 4～8 mgを点滴静注．その後，ヒドロコルチゾン 100～200 mgまたはメチルプレドニゾロン 40～80 mgを必要に応じて4～6時間ごとに，あるいはデキサメタゾン・ベタメタゾン 4～8 mgを必要に応じて6時間ごとに点滴静注，またはプレドニゾロン 0.5 mg/日の内服」である．アスピリン喘息ではコハク酸エステルを含むステロイドを使用すると喘息発作が悪化するので使用を控える．

日本のガイドラインではアミノフィリンの点滴やアドレナリン（ボスミン®）の皮下注射が

治療法としてあげられているが，海外のガイドラインにおいては推奨されていない．

重症喘息においては抗コリン薬吸入の併用，マグネシウムの点滴を考慮する．

喘息発作の原因はウイルス感染などが多く，抗菌薬は不要であることが多い．

前述のように，喘息発作時には基本的に輸液は不要である．喘息症状は数日間持続するため，症状改善後に帰宅する際にもプロカテロール（メプチン®）などの吸入薬と内服のステロイドを処方することが望ましい．また，発作改善後もコントローラーによる喘息治療が必要であることから，近日中に内科（呼吸器内科）を受診することを勧める．

> **point** 喘息発作の治療の中心はβ_2刺激薬の吸入と全身ステロイドの点滴・内服投与である．

IV 喘息発作時の輸液のまとめ

喘息発作時には輸液は原則として不要である．喘息発作時の治療の中心はβ_2刺激薬の吸入と全身ステロイドの使用（点滴もしくは内服）である．

心不全では治療が異なるので，初期評価時に鑑別が必要である．

処方例1
- 酸素吸入：SpO_2 90％以上，妊婦や心疾患をもつ患者では95％以上を目安にする
- β_2刺激薬の吸入：ベネトリン®吸入液 0.5％ 0.5 mL＋生理食塩水 4.5 mL をネブライザー吸入（必要に応じて15〜20分ごとに使用．入院後には4〜6時間ごと）
- 全身ステロイドの使用：ソル・メドロール®静注用 125 mg（1/2 A）＋生理食塩水 100 mL を点滴静注

処方例2 重症発作の場合（挿管を考慮する場合）
- マグネゾール® 1 A＋5％ブドウ糖 100 mL を20分間かけて静注（血圧低下に注意）

処方例3 帰宅時（体重50 kgの場合）
- プレドニン®錠 5 mg　5錠　分1　朝食後
- メプチン® 10 μg エアー　発作時　1回2吸入

（黄瀬大輔）

11 その他
（1）小児の輸液

Essence!

①小児の輸液療法の基本的な考え方は成人と同様である．
②ショックを早期に認識し，病因別分類に基づいた急速補充輸液を行う．
③維持輸液では医原性の低ナトリウム血症に注意する．

この項では，体液バランスの調節機構に関して成人との違いを呈示し，次に目的に応じた補充輸液と維持輸液を実践できるように解説する．

I 成人との違い

小児の体液恒常性を維持するメカニズムは成人と共通しており，輸液療法の基本的な考え方も同様である．最も大きな違いは，以下に示すように必要水分量が多いことである．

①総水分量が大きい：成長に伴い体内の総水分量とその分布の変化が生じる．細胞内液は体重の約40％と全年齢で一定している．細胞外液は，満期の新生児で40％，乳児30％，幼児以降は成人とほぼ同様の20％であり，低年齢であるほど体重に占める総水分量は大きくなる．

②体重当たりの水分摂取量や排泄量が多い（表1）[1]：成長期の小児は，体重当たり成人の2〜3倍の水分摂取量（乳児 120 mL/kg/日，成人 40 mL/kg/日）を必要とする．また不感蒸泄が多く，水分の代謝が速い（不感蒸泄：乳児 30〜40 mL/kg/日，成人 10〜20 mL/kg/日）．

③腎の尿濃縮力が未熟：尿濃縮力の未熟な2〜3歳までは，溶質排泄に必要な水分（尿量）が成人より多く，水分や電解質など体液バランスの許容範囲が狭い．

このような特徴により，小児では胃腸炎などの日常的な疾患でも，急速に細胞外液成分（特に循環血液量）が減少しショック状態に陥る．輸液療法を含む迅速な初期治療が行われなければ，不可逆的な臓器障害が生じて死に至るおそれがある．

表1　年齢ごとの水分排泄量・成長に必要な量　　　　　　　　（単位：mL/kg/日）

	出生時	生後2ヵ月	生後30ヵ月	成人
不感蒸泄	20〜30	30〜40	30〜40	10〜20
尿	40〜140	62〜158	40〜80	10〜40
便	2〜4	2〜4	2〜4	3〜5
成長に要する水分	—	2〜3	3〜4	
計	62〜174	96〜205	75〜128	23〜65

(Greenbaum LA：Nelson Textbook of Pediatrics, 17th ed. pp.191-252, Saunders, 2004 より引用)

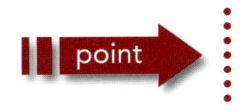

point 小児の特徴：必要水分摂取量が多い．

Ⅱ 輸液の目的は何か？

輸液の目的は2つある．
①補充輸液：不足している水・電解質を補給するための輸液．ショックの際に短時間で投与する場合，急速補充輸液という．
②維持輸液：経口摂取ができない場合に，代謝に必要な水・電解質を補給するための輸液．

Ⅲ 補充輸液の実践〜輸液開始の判断から投与まで〜

❶ ショック

急速補充輸液は，すべてのショックに適応となり，等張晶質液〔生理食塩水，酢酸リンゲル液（ヴィーンF®）〕を短時間で投与する治療である．
ショックの定義は「組織の酸素需要に対する供給の低下」である．
ショックの初期診療は，pediatric advanced life support（PALS）の系統的なアプローチである評価-分類-判断-行動モデルに沿って行う．

1）初期評価

大まかな全身状態と緊急度を視覚・聴覚を用いて数秒で評価する．全身状態不良であれば（分類），人を集め，高流量酸素を投与し，モニター（心電図，SpO$_2$）を開始する（判断と行動）．

2）一次評価

ABCDEアプローチ（airway：気道，breathing：呼吸，circulation：循環，disability：神経

学的評価，environment：外表所見・体温）にて，呼吸障害とショックの有無を検索し，重症度分類を行う．ショックは，代償性と低血圧性に分類される．

ショックを認識したら，高流量酸素投与と輸液路確保を行う（判断と行動）．急速投与が可能な大口径の末梢静脈路を2本以上確保することが望ましい．末梢循環が不良な重症患児では，成人と異なり，肘正中静脈であっても輸液路の確保が困難である．末梢静脈路に固執することで迅速な治療を遅らせることを厳に慎むべきである．その場合は骨髄路確保を行う（→p.305 ミニレクチャー「骨髄輸液」参照）．中心静脈路は，挿入に時間を要し，出血や気胸など合併症を伴うため第一選択ではない．

3) 二次評価

焦点を絞った身体診察（head to toe アプローチ）と病歴聴取により，ショックの病因別分類を行う．

- 循環血液量減少性ショック：細胞外液成分のうち循環血液量の不足（例：出血，脱水，熱傷など）．
- 血液分布異常性ショック：体血管抵抗の低下による循環血液量の分布異常（例：敗血症，アナフィラキシー，神経原性ショックなど）．
- 心原性ショック：心機能障害による組織灌流の低下（例：心筋炎・心筋症，不整脈など）．
- 閉塞性ショック：血流の物理的な閉塞や狭窄による組織灌流の低下（例：緊張性気胸，肺塞栓など）．

ショックの病因別分類ができたら，それに応じた特異的治療（抗菌薬，心嚢穿刺など）と共通する一般的治療を実行する．輸液療法は，適切な前負荷の確保による心拍出量の増加と組織灌流の回復のために，すべてのショックに対して適応となる．輸液製剤は，生理食塩水や乳酸リンゲル液，酢酸リンゲルなどの等張晶質液（isotonic crystalloid）を投与する．血管内に投与された等張晶質液は血管外にも分布し，循環血液量の増量効果は投与量のおよそ1/4である．等張晶質液の緩衝剤（酢酸や乳酸など）の違いによる生命予後への影響は示されていない．小児科領域で頻用されている1号液製剤（Na濃度 90 mEq/L）は，低浸透圧液であり，等張晶質液と比較して循環血液量の補充効果は低い（図1）[2]．また細胞外液の浸透圧の急速な低下による脳浮腫の危険，重症低ナトリウム血症による痙攣を生じる．さらに含有するブドウ糖の大量投与による高血糖，高浸透圧利尿は循環血液量を減少させる可能性がある．

輸液の投与量と速度に関して，ショックでは20 mL/kgを5〜15分で急速投与し，ショックの遷延があれば同量を反復投与する．100 mL/kg以上が必要になることもまれではない[3,4]．併せて，人工呼吸管理，心血管作動薬の併用，輸血製剤の使用などを病因別分類に応じて考慮する．

心原性ショックの場合にも，前負荷増加による心拍出量の増加を期待して急速補充輸液を行う．その場合は5〜10 mL/kgを20分前後で投与し，再評価を反復する．心不全や肺水腫の徴候が明らかな場合には，速やかに人工呼吸管理や心血管作動薬の投与を開始する．

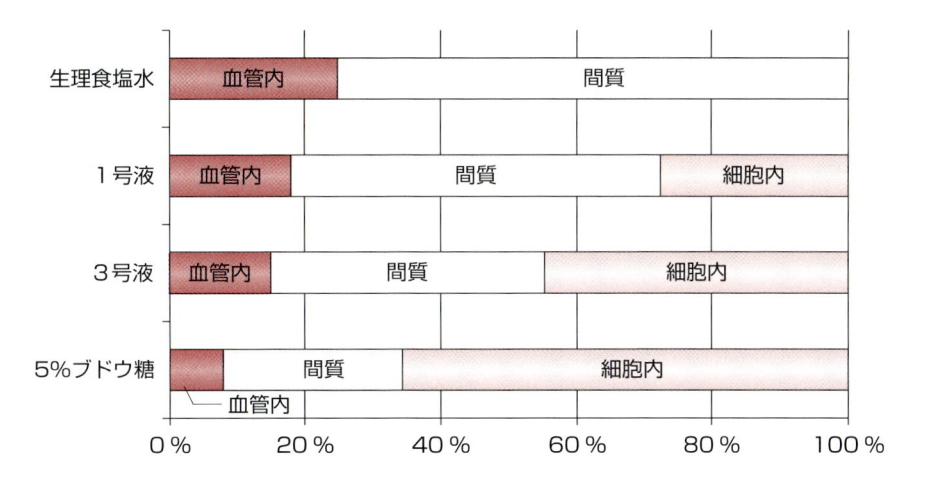

図1 各輸液製剤の体内コンパートメントへの分布割合
(深川雅史：体液電解質異常と輸液 第3版. p.212, 中外医学社, 2007より引用)

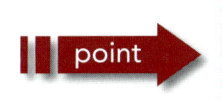

> **point** ショックに対する急速補充輸液〔生理食塩水, 酢酸リンゲル液（ヴィーンF®）など〕は, 20 mL/kg を 5〜15 分で急速投与し, 必要に応じて反復投与する. 心原性ショックは, 5〜10 mL/kg を 20〜30 分かけて投与する.

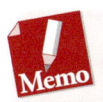

Memo　晶質液（crystalloid solution）と膠質液（colloid solution）

晶質液の代表である生理食塩水は等張液であり, 全量が細胞外液に分布し, そのうち約1/4が血管内にとどまる. 一方, 膠質液（アルブミンなど）は, 投与後に一定時間全量が血管内にとどまるため, より循環血液量の増加につながる. さまざまな比較試験やメタ分析が行われているが, 晶質液と膠質液の間で生命予後の差異は認められていない[5]. しかし, 経済性や感染リスクなどの安全性を考慮すると, 急速補充輸液の第一選択は晶質液である.

❷ 非ショック（下痢など）

明確な投与量, 投与スピードに決まりはない. 補充には, 等張晶質液（生理食塩水, 酢酸リンゲル液）を用いる. 目安として 10〜20mL/kg を 1〜2 時間で投与し, 投与終了時に再評価を行う.

❸ 低血糖

重症な小児では, 経口摂取不良, 組織の異化亢進, 糖新生障害により, 低血糖を合併することが多い. 急速補充輸液と並行して, 低血糖の発見と治療が必要である. 必ず二次評価が終了するまでに迅速血糖を測定する習慣をつける. 低血糖時には, 20%ブドウ糖 2.5〜5 mL/kg（0.5〜1 g/kg）を目安に投与する.

Ⅳ 維持輸液の実際〜開始の判断から投与まで〜

❶ 輸液の対象

必要量の水分・電解質を経口摂取できない患者．原因は問わない．

❷ 輸液路

末梢静脈路が第一選択．長期間の輸液が必要となる場合は留置型の中心静脈カテーテルやPICC（peripherally-inserted central catheter）の挿入を検討する．

❸ 輸液量

1）1日に必要な水分量と電解質と糖

必要水分量はHollidayとSegarの計算式がよく知られている（表2）．これは10 kgごとに患者体重を代入することで1日必要水分量が求められる．体重ごとの目安として，10 kgは1,000 mL/日，20 kgは1,500 mL/日，30 kgは2,000 mL/日となる．

維持輸液で補充対象となる主な電解質は，NaとKである．K排泄能が低い新生児や腎機能低下例では，Kの投与を控えるなどの配慮が必要となる．一般に体重当たりの1日必要量は，Na 2〜3 mEq/kg/日，K 1〜2 mEq/kg/日が目安となる．以上の条件を満たすのが3号液製剤（Na 35 mEq/L，K 20 mEq/L）であり，本邦でも維持輸液は3号液という考えが定着している．飢餓によるケトアシドーシスや蛋白分解を抑制する目的で，一般に5％前後の糖が付加されている．HollidayとSegarの計算式で求めた水分量では約17 kcal/100 mL，1日必要エネルギーの約20％を含む．

表2 Holliday & Segarの計算式体重ごとの維持輸液量（1日量と1時間量）

体重（kg）	1日量（mL/kg/日）	1時間量（mL/kg/時）
0〜10	100×体重	4×BW
11〜20	1,000+50×（体重−10）	40+（体重−10）
>20	1,500+20×（体重−20）	60+（体重−20）

最大輸液量 2,400 mL/日 or 100 mL/時
例：15 kgの場合
1日量＝1,000+50×（15−10）＝1,250 mL/日
1時間量＝50 mL/時＝1,200 mL/日

（Greenbaum LA：Nelson Textbook of Pediatrics, 17th ed. 243, 2004 より引用）

> **Memo** 小児の維持輸液における輸液量と輸液速度の求め方(Holliday と Segar の計算式)
>
> ・1 日量(100-50-20 の法則)
>   輸液速度は 1 日必要水分量を 24 時間で割った量(mL/時)となる.
> ・1 時間量(4-2-1 の法則)
>   最初の 10 kg までは体重×4 mL/時,次の 10 kg までは体重×2 mL/時,以後は体重×1 mL/時を足して求める方法. 10 kg は 40 mL/時,20 kg は 60 mL/時,30 kg は 70 mL/時となる.
> ・両者の違い
>   両者を比較してみると,臨床的に問題となる輸液量の差違はない.
>   例.15 kg の場合:1 日量(100-50-20 の法則)=1,250 mL/日
>   1 時間量(4-2-1 の法則)=1,200 mL/日
>
> > **処方例** ブドウ糖加酢酸リンゲル液(ヴィーンD®) 50 mL/時
> > (1,200 mL/日)

④ 合併症

1) 低ナトリウム血症と抗利尿ホルモン不適切分泌症候群(SIADH)

 本邦の小児の維持輸液では,前述のとおり 3 号液などの低張液(血清 Na 濃度が 35 mEq/L)が主流である.小児の入院患者に対して,低張液を漫然と輸液すると,中枢神経障害をきたすほどの低ナトリウム血症をきたすと報告されている[6].

 この一因に抗利尿ホルモン(ADH)の関与が指摘されている.ADH は,主に浸透圧の上昇時に増加するが,それ以外に中枢神経疾患や細気管支炎,疼痛刺激や不安,解熱薬の使用などでも ADH の分泌が刺激され,SIADH(syndrome of inappropriate secretion of antidiuretic hormone)が生じている.このような場合に低張液を投与すると,医原性低ナトリウム血症をきたすため,画一的な使用は勧められない.入院時に低ナトリウム血症(<135 mEq/L)を呈している場合や,SIADH を発症する可能性の高い病態(中枢神経系疾患,肺病変,薬剤,嘔吐,不安など)では,細胞外液製剤(等張液)の使用を考慮する.

2) 中心性橋髄鞘融解症(CPM)

 48 時間以上続く低ナトリウム血症を急速に補正すると,神経細胞の脱髄による CPM (central pontine myelinolysis)が生じる.これは細胞内液から細胞外液への急な体液移動による脳細胞内脱水が病態である.ただし中枢神経症状を呈する低ナトリウム血症では,3% NaCl を用いて血清 Na を 125 mEq/L にまで上昇させる.その後,緩徐な血清 Na の補正(<0.5 mEq/L/時)を行うことが必要である.

Ⅴ　まとめ〜輸液を止めるタイミング〜

　小児の輸液療法は，体重当たりの必要水分量が多いことを考慮すれば，基本的な考え方は成人と同様である．輸液計画は，補充輸液と維持輸液を組み合わせ行う．ショックでは迅速に等張晶質液を急速に補充し，必要に応じて反復投与する．ショックの改善があれば，補充輸液を終了し維持輸液に変更する．その後，経時的に患者の病態を再評価し，経口摂取が十分できるようになれば輸液を終了する．

文献

1) Greenbaum LA : Nelson Textbook of Pediatrics, 17th ed. pp.191-252, Saunders, USA, 2004.
2) 深川雅史：体液電解質異常と輸液　第3版. pp.209-224, 中外医学社，2007.
3) Carcillo JA, et al. : Mortality and functional morbidity after use of PALS/APLS by community physicians. Pediatrics 124 : 500, 2009.
4) Carcillo JA, Fields AI ; American College of Critical Care Medicine Task Force Committee Members : Clinical practice parameters for hemodynamic support of pediatric and neonatal patients in septic shock. Crit Care Med 30 : 1365, 2002.
5) Finfer S, et al. : N Engl J Med 350 : 2247-2256, 2004.
6) Moritz ML, Ayus JC : Pediatrics 111 : 227-230, 2003.

〈久我修二・六車　崇〉

IV 診療科・疾患別の輸液〜輸液開始の判断→具体的な処方例→止めるタイミングは？〜

ミニレクチャー

骨髄輸液

I 骨髄輸液の重要性

小児症例は体格などから，末梢静脈路・中心静脈路とも確保が困難である．特にショック状態の患児では確保に難渋する．また，末梢静脈路を確保したとしても，概して小口径の静脈留置針（乳幼児で 24 G 程度，学童で 22〜20 G）が留置され，急速輸液には不十分である．そのため，小児症例においては成人以上に骨髄輸液の重要性が高い．

II 骨髄路の適応

非代償性ショックや心肺停止の場合は，迅速かつ確実に確保できる骨髄路を第一選択とする．この際には，末梢静脈路の確保の可否にかかわらず，まず確保を試みる．

また代償性ショックでも，末梢静脈の確保困難が推定される場合や，施行時間を要する場合には，早々に骨髄路確保に切り替えなければならない．

ショック以外の状況でも，気道緊急や痙攣重積など，迅速な薬剤投与の可否が転帰に関わる症例において，末梢静脈路確保にこだわり続けることは，処置の遅れや全身状態のさらなる増悪につながりうる．したがって時間の浪費を避け，速やかに骨髄路確保を選択する．

III 使用するデバイス（図 1）

専用の骨髄輸液針の使用が推奨される．

それらが使用できないときは，骨髄採取針[1]，翼状針，注射針，脊椎穿刺針などで代用することもあるが，グリップがないため確保には困難を伴う．また翼状針や注射針にはスタイレットがないため内腔が骨皮質の破片で閉塞することがあり，脊椎穿刺針は穿刺時に屈曲するリスクが高いことなどを念頭に置く必要がある．

IV 選択する部位

近傍に動脈など重要な構造物がなく，またその他の蘇生処置の妨げにならない部位を選択する．脛骨近位端を第一選択とするが，大腿骨遠位端，上前腸骨稜，脛骨遠位端なども使用できる．一度，骨皮質を貫いていながら留置に失敗した場合には，次の針を同じ骨に留置しても，輸液や薬剤が軟部組織に漏れ出して組織障害を引き起こす．したがって，一度刺入に

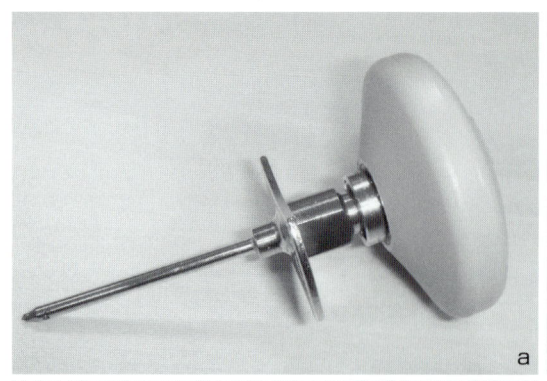

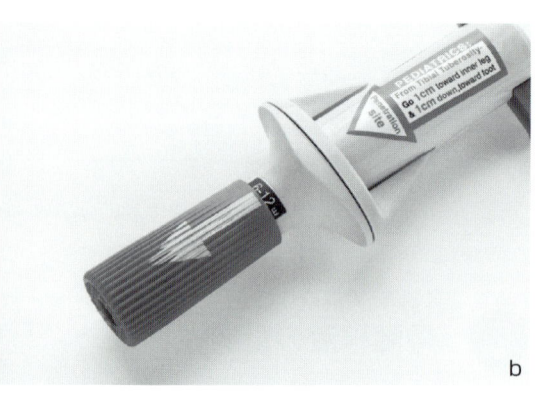

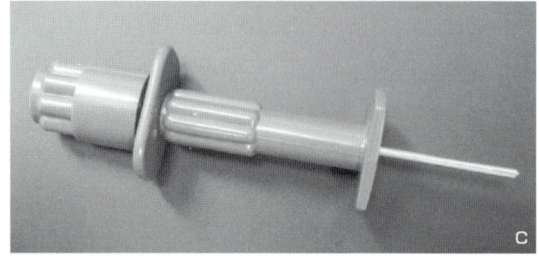

図1 骨髄輸液針（p. x カラー口絵参照）
a：骨髄輸液針，b：バネの力で刺入する骨髄輸液針，c：骨髄輸液・採取兼用のもの．

失敗した骨は選択しない．また，骨折した骨への刺入も同様の理由から避けるべきである．

Ⅴ 確保の手技

脛骨近位端への骨髄路の確保は，以下の手順で行う．
①穿刺部位を確認．脛骨結節の約1横指遠位に脛骨粗面を触れる．
②下肢を把持する．

> **Advice**
> **確保時の安全管理**
> 刺入部位の裏側に手や指をまわしてはならない（図2）．負傷することがないよう安全に手技を進める．

③皮膚を通して針を挿入，先端を骨皮質に当てる．
④針にねじりを加えながら骨皮質を貫く．骨端線を避けるために，針は骨の長軸に対して直角～軽く尾側向きにする．
⑤手に感じる抵抗が急に減ったところで針を進めるのをやめる．針が骨髄腔内に入ったことを示していることが多い．
⑥刺入の成否を確認する．

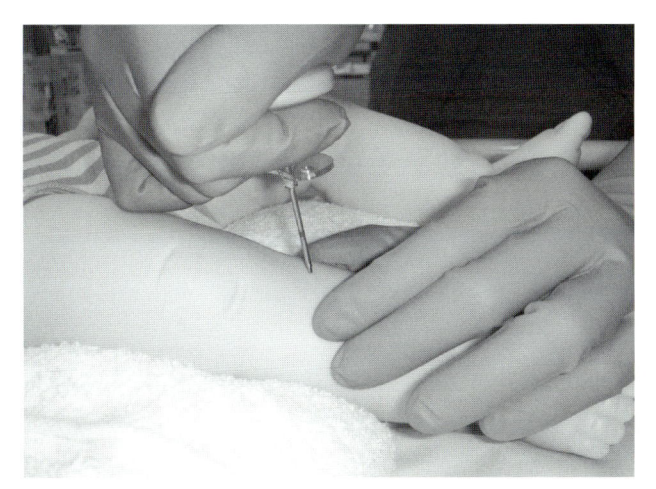

図2　骨髄輸液針の刺入（下肢の把持）（p.xi カラー口絵参照）

・針が支持なしでも刺さったまま自立している．
・骨髄液が引けることがある（引けなくてもよい）．
・生理食塩水を10 mL程度ゆっくり注入し，皮下組織に腫脹や漏出が認められない．
⑦以上が確認できたら，輸液セットを針につなぐ．テープなどで固定し，輸液を開始する．

Memo　確保時の検体採取

確保時に骨髄液を採取できた場合には，血糖や電解質，静脈血ガス，血液型などの測定が可能であり，採血困難な状況では有用な検体となる．

VI　骨髄路の使用

　骨髄路から投与された薬剤は，骨近傍の静脈を経由して速やかに中心静脈に入る．輸液製剤のみならず，血管作動薬や輸血製剤など，投与可能な薬剤は中心静脈路と同等である．
　合併症発生率は1％未満といわれ[2]，骨折，骨髄炎，コンパートメント症候群などがあげられる．長期間使用した場合には，骨髄炎などのリスクが増大するほか，骨皮質の孔が広がり薬剤や輸液が皮下組織に漏出するなどの問題点がある．初期治療において骨髄輸液針を用いて治療後，安定化した時点で，末梢静脈または中心静脈ルートを確保し，骨髄輸液針を抜去する．骨髄路の使用は短期間にとどめることが原則である．

VII おわりに

　小児の危急事態においては，末梢静脈路の確保に時間を浪費することなく，骨髄路確保に速やかに切り替える判断こそが患児を救うことになる．いつでも骨髄輸液針を使用できるように準備しておくことが望ましい．

文献

1) Halm B, Yamamoto LG：Comparing ease of intraosseous needle placement；Jamishidi versus Cook. Am J Emerg Med 16：420-421, 1998.
2) Heinild S, et al.：Bone marrow infusions in childhood；experiences from 1000 infusions. J Pediatr 30：400-412, 1947.

〔六車　崇〕

MEMO

Ⅳ 診療科・疾患別の輸液〜輸液開始の判断→具体的な処方例→止めるタイミングは？〜

11 その他
(2) 周産期の輸液
〜不幸な帰結を未然に予防する妊娠・分娩時の輸液〜

Essence!

① 重症妊娠悪阻の輸液にはビタミン（特にビタミン B_1）を添加する．
② 分娩時には輸液ルートを確保する．
③ 分娩中の急激な血圧上昇には硫酸マグネシウムを投与する．

　この項では周産期合併症の中でも悪阻，分娩後出血，重症妊娠高血圧症候群に焦点を当てた．この項が次世代を担う各医師にとって少しでも役に立てば幸いである．

■ 妊娠悪阻

Ⅰ 本当に妊娠悪阻？

　妊娠悪阻の多くは妊娠6週頃に発現し，妊娠16週頃には症状は軽快する．まれに妊娠20週以降も症状が継続する場合もあるが，嘔気・嘔吐が遷延する場合は**胃がん**や**脳腫瘍**など他の疾患を疑うことが大事である．

❶ 輸液以外の対策は？[1]

- ・市販の妊婦用マルチビタミンの摂取
- ・少量頻回の水分，食事摂取
- ・心理的および社会的ストレスの軽減（休職，里帰りなど）
- ・*ピリドキサールリン酸エステル（ピドキサール®錠）30〜75 mg　分3
- ・*ジメンヒドリナート（ドラマミン®錠）200 mg　分4
　　またはプロメタジン塩酸塩（ピレチア®錠）100 mg　分4
- ・*指圧（P6 point，図1）5分間　4時間ごと
- ・*生姜　1 g/日（生姜湯など）
- ・漢方（小半夏加茯苓湯）
- ・メトクロプラミド（プリンペラン®錠）30 mg　分3

＊エビデンスレベルⅠ-A．ランダム化比較試験成績により推奨される．

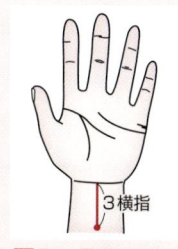

図1　P6 point

> **Advice** 妊娠と薬
>
> 妊娠悪阻の発生時期は胎児の器官形成期と一致するため，薬剤による催奇形性を不安に感じる妊婦は多い．妊娠 4～7 週末は主要器官の形成期であり，催奇形因子に対し最も敏感な時期にあたる．また妊娠 8～15 週末は顔面や外性器に奇形を起こす可能性がある．上記の薬剤は胎児への安全性に問題はないと報告されているが，妊婦への薬剤の使用は必要最小限にとどめる．

> **Memo** 妊娠・授乳に関する薬剤情報の入手サイト
>
> ・Drugs in Pregnancy and Breastfeeding：SafeFetus.com　http://www.safefetus.com/
> ・LactMed　http://toxnet.nlm.nih.gov/

❷ 妊娠と気づかず腹部 X 線撮影や胃透視を受けてしまったら？

通常の腹部 X 線撮影や胃透視が原因で，胎児死亡や胎児奇形といった有害事象が発生することはないことを十分に説明する．

- 妊娠 4 週まで：胎児奇形の発生に影響を与えない．
- 妊娠 4～7 週：主要器官の形成期であり胎児被曝線量次第では奇形が発生する．
    - 50 mGy 未満：胎児奇形の発生に影響を与えない．
    - 100～200 mGy 超：胎児奇形の発生率が増加する．
- 妊娠 8～25 週：中枢神経系が放射線に高感受性である．
    - 100 mGy 超：IQ が低下する可能性がある．

表1　平均胎児被曝線量（国際放射線防護委員会）（単位：mGy）

・胸部 X 線撮影	＜0.01	・頭部 CT　＜0.005
・腹部 X 線撮影	1.4	・胸部 CT　0.06
・胃透視	1.1	・腹部 CT　8.0
		・骨盤 CT　25

❸ 胃がんを疑ったら？

上部消化管内視鏡検査は妊娠中でも可能である．消化器症状が遷延する場合は便潜血検査や腫瘍マーカー（CEA，CA19-9 は妊娠の影響を受けない）の測定を行う．スキルス胃がんは内視鏡検査では発見が困難な場合がある．胃がんを強く疑う場合は，再度の内視鏡検査や胃透視，CT・MRI 検査を行うことを考慮する．

II 妊娠悪阻の輸液療法

尿ケトン体強陽性や5％以上の体重減少を認める場合は，輸液を考慮する．輸液療法は，尿量，尿ケトン体，血液検査（血液濃縮，電解質，肝機能，蛋白，アルブミン），体重などを指標に決定する．

❶ 外来での輸液は？

5％ブドウ糖加酢酸（乳酸）リンゲル液（ソリューゲン G®）にビタミン B_1，B_6（ビタメジン®）を添加する．

> **処方例**
> ソリューゲン G® 500 mL＋ビタメジン® 1 V
> メトクロプラミド（プリンペラン®） 10 mg あるいは**プロメタジン塩酸塩（ヒベルナ®） 25 mg** の点滴内投与を考慮

❷ 改善を認めない場合は？

入院管理とし十分な輸液（2,000～3,000 mL/日）を行う．末梢静脈栄養でも糖，アミノ酸，脂肪を含む輸液製剤を用いることで1日1,000 kcal程度のエネルギー補給が可能である．脂肪乳剤は効率よいエネルギー源であると同時に，必須脂肪酸欠乏を予防する．また脂肪乳剤は浸透圧が低いため，末梢静脈からの投与が可能である．絶食が2週間以上持続する場合は中心静脈栄養の開始を検討する．

> **処方例1** 嘔吐なし
> アミノ酸製剤（ツインパル®） 2,000 mL＋ビタメジン® 1 V＋アスコルビン酸 500 mg
>
> **処方例2** 頻回の嘔吐あり，電解質異常を認める場合
> ・1本目 ソリューゲン G® 1,000 mL＋ビタメジン® 1 V＋アスコルビン酸 500 mg＋塩化カリウム（KCL®） 20 mL
> ・2本目 ツインパル® 1,000 mL
>
> **処方例3** 経口摂取が困難な状態が持続する場合
> ・ツインパル® 2,000 mL＋ビタメジン® 1 V＋アスコルビン酸 500 mg
> ・脂肪乳剤（イントラリピッド®） 20％ 100 mL 5時間で投与
> プリンペラン® 10 mg 8時間ごとあるいはヒベルナ® 25 mg 6時間ごと静注を考慮

> **Memo** Wernicke 脳症の予防
>
> ビタミン B_1 は糖質をエネルギーに変換する補酵素として消費される．妊娠悪阻の患者に糖質の点滴だけを継続するとビタミン B_1 欠乏を加速させ，Wernicke 脳症に至る可能性がある．Wernicke 脳症は妊娠 12～16 週に発症することが多く，その主要な症状は眼球運動障害，運動失調，意識障害である．母体の神経学的後遺症は多くは不可避であり，死に至る場合もある．体内のビタミン B_1 は絶食状態が約 18 日間続くと枯渇するため，食事が摂食できず脱水が著明な場合は，輸液の1本目は糖質を含まない生理食塩水や酢酸（乳酸）リンゲル液にビタミン B_1 を添加した点滴から開始する．

point 悪阻の輸液には必ずビタミン B_1 を添加する．

正常分娩時の輸液

I 正常な分娩時に輸液ルート確保は必要か？

子宮・胎盤には毎分 500～800 mL の血液が流れ込んでおり，弛緩出血や深部の子宮頸管裂傷では短時間で多量の血液が失われる．止血の処置を試みている間にルート確保が困難となり，母体死亡に至ることもある．万が一の異常出血に備えて分娩第1期後半までに 20 G でルートを確保しておくことが望ましい．

> **処方例**
> ・分娩室に移動したら生理食塩水 500 mL を緩徐に開始
> ・分娩第1期が遷延し水分摂取が不良な場合は 5％ブドウ糖液で補液

II 分娩第3期（児娩出から胎盤娩出）の輸液は？

分娩第3期のオキシトシン（アトニン-O®）投与は分娩後の出血量を 40～50％減少させる．児娩出後直ちにアトニンの投与を開始する．アトニン-O®を経静脈投与する際は 5 IU を緩徐に静注するものから生理食塩水 1,000 mL＋アトニン-O® 10～40 IU の点滴までその使用法は国・施設間による差が大きい．アトニン-O® 5 IU を生理食塩水 500 mL で希釈し誘発分娩程度の量で使用した場合には，十分な子宮収縮が得られないことがあるので注意が必要である．ルート確保がされていない場合はアトニン-O®を筋注する．メチルエルゴメトリン 1 A（0.2 mg）は 2nd line として用いられる．子宮下部の収縮作用もあるため，出血が多い場合にはアトニン-O®と併用して用いる．

> **処方例**　生理食塩水 500 mL＋アトニン-O® 10 IU
> - 児娩出直後より 500 mL/時程度（自然滴下で急速輸液）で 2〜3 分投与
> - 良好な子宮収縮が確認されれば 100〜120 mL/時に減量
> - 分娩第 4 期に異常を認めなければ輸液を終了

III　胎盤娩出後の確認事項は？

- 子宮収縮
- 子宮腔内の凝血塊の有無
- 子宮頸管，腟壁の裂傷

分娩時の正確な出血量を計測することは不可能である．日頃からルーチンワークを行い，普段と出血の量，色，出方が違うと感じたら**出血量の計測を待たずに**行動を開始する．

分娩後異常出血時の輸液

分娩後出血の主な原因は子宮収縮の不良である．遷延分娩，促進分娩，器械分娩，急速に進行した分娩，多胎妊娠，巨大児，子宮筋腫合併妊娠，低置胎盤，分娩後異常出血の既往は，分娩後異常出血のリスク要因であり注意を要する．

> **Memo　分娩後異常出血の原因：4Ts**
> - Tone：子宮収縮不良（70 %）
> - Trauma：頸管・腟壁裂傷，子宮破裂，子宮内反症（20 %）
> - Tissue：胎盤遺残（10 %）
> - Thrombin：血液凝固異常（1 %）

> **処方例**　生理食塩水 500 mL＋アトニン-O® 10 IU＋メチルエルゴメトリン 0.2 mg を急速輸液

分娩時出血がやや多いと感じた場合は，輪状マッサージに併せて子宮腔内の凝血塊を排出し，その後冷罨法〔保冷剤（アイスノン®）を子宮の上に置く〕やアトニン-O®入り生理食塩水の点滴速度を速めることでほとんどの出血はコントロール可能である．

上記方法でも出血が持続する場合は念のため**腹部超音波検査**を行い，不全子宮内反症や胎盤遺残でないことを確認する．

I 上記対応にもかかわらず子宮からの出血が続く場合は？

- 応援を呼ぶ．すでに出血量は 1,000 mL 以上と考える．
- 2 本目の点滴ルートを確保（肘窩で可），生理食塩水 500 mL＋アトニン-O® 10 IU を点滴
- 子宮双手圧迫を行い，応援を待つ．
- 赤血球濃厚液（RCC），新鮮凍結血漿（FFP）をオーダする．
- 膀胱留置カテーテルを挿入し，膀胱を空にするとともに尿量測定を開始する．
- 血圧，心拍数，SpO_2 のモニタリングをする．
- 酸素 10 L（リザーバーマスク）
- 指揮者 1 名，記録係 1 名を決定する．

II 心拍数 100 回/日以下，尿量 30 mL/時以上を目標に膠質液や輸血を投与する

- 酢酸（乳酸）リンゲル液だけでは出血量の 3 倍量必要
- ヒドロキシエチルデンプン（ヘスパンダー®）500〜1,000 mL
- 5％アルブミン製剤
- RCC：FFP＝3：2 を目安に投与

　循環血液量は生理食塩水や酢酸（乳酸）リンゲル液で補うが，出血量が 1,000 mL を超える場合は人工膠質液（ヘスパンダー®）も使用する．ただし，人工膠質液は 500〜1,000 mL にとどめ，なお循環血液量が保てない場合は 5％アルブミン製剤の併用を考慮する．RCC の投与は Hb 値が 6 g/dL 以下では必須であるが，7〜8 g/dL でも出血が十分制御できていない場合は躊躇せず輸血を開始する．制御不能な出血が続いている場合は血液検査の結果，出血量の測定，**クロスマッチを待つことなく**，ABO 同型血や異型適合輸血（O 型）を開始する（表2）．

表2　緊急時の適合血の選択

患者血液型	赤血球濃厚液	新鮮凍結血漿	血小板濃厚液
A	A＞O	A＞AB＞B	A＞AB＞B
B	B＞O	B＞AB＞A	B＞AB＞A
AB	AB＞A＝B＞O	AB＞A＝B	AB＞A＝B
O	O	全型適合	全型適合

FFPは産科大量出血の治療には必須である．RCCを投与しなければならない症例では原則としてFFPも併せて投与する．近年では外傷による大量出血時にはRCC：FFP＝1：1を推奨する報告もある．まずはRCC：FFP＝3：2を目安に投与を開始し，フィブリノゲン値が100 mg/dL以上になるよう補充する．また血小板は5万/μL以上を目標に補充する．

III　他に準備する輸液は？

- **抗DIC療法**
  乾燥濃縮人アンチトロンビンIII（ノイアート®）2V　3,000単位　点滴
  酢酸リンゲル液（ヴィーンF®）500 mL＋ガベキサートメシル酸塩（レミナロン®）2V　1,000 mg　40 mL/時（血管外漏出に注意）
- **子宮収縮剤**
  生食 40 mL＋アトニン-O 20 IU（4 A）＋ジノプロスト（プロスタルモン・F®）4 mg（4 A）
  　6 mL/時で開始し，子宮収縮の改善後に3 mL/時に減量

下記製剤の使用も考慮する（エビデンスは乏しい）
- **抗ショック療法**：メチルプレドニゾロンコハク酸エステル（ソル・メドロール®）500 mg　静注
- **抗サイトカイン療法**：ウリナスタチン（ミラクリッド®）10万単位　静注

IV　羊水塞栓症による播種性血管内凝固症候群（DIC），大量出血の対応は？

　羊水塞栓症を疑った場合は，まずヘパリン5,000単位を静注する．その他の対応は弛緩出血の場合と同じである．あらゆる手段を用いても出血の制御ができない場合は**活性型第VII因子製剤（ノボセブン®）**の使用を考慮する．

V　出血の原因が明らかでない場合の対応は？

　子宮収縮が良好で，頸管および腟壁からの出血を認めない場合は造影CT検査を行い，動脈相における造影剤の血管外漏出像の有無，出血部位を検討し，治療法を選択する．経カテーテル動脈塞栓術や開腹術を行う前に，低侵襲で簡便なメトロイリンテルを用いた**バルーンタンポナーデ法**を試みる．

> **Memo　バルーンタンポナーデ法**
> ・子宮内にメトロイリンテルを挿入し生理食塩水を 50 mL ずつ注入する．
> ・多くは生理食塩水 300〜500 mL の注入で子宮口からの出血が消失する．
> ・メトロイリンテル脱出防止にヨードホルムガーゼを腟内に充填する．
> ・予防的抗菌薬の投与を行う．

VI バイタルサインの異常（特に頻脈）は出血を疑え

　出血は必ずしも外出血とは限らない．冷や汗，意識混濁，心拍数が 100 回/分を超えるなどの異変を認め，臀部や背中の痛みを伴う場合は深部頸管裂傷から**後腹膜への出血**を疑う．酸素投与，輸液，血液検査などの初期対応と平行して腹部 CT 検査で後腹膜腔への出血を除外する．

> **point** 分娩は終了するまで正常かどうかわからない．

■ 重症妊娠高血圧症候群の輸液

I 血圧上昇や子癇前駆症状を見逃さない

　妊婦健診では異常を認めなかった妊婦が，分娩経過中に急激に血圧が上昇し，子癇や頭蓋内出血（図2）をきたし，母体死亡に至る場合がある．血圧の上昇や頭痛，頭重感，嘔気，心窩部痛，不穏状態，眼症状（眼華閃発，視力障害）などの子癇前駆症状を見逃さない．血液検査（血小板数，肝機能，LDH，尿酸，AT-Ⅲを含む）を行い HELLP（hemolysis, elevated liver enzymes, and low platelet count）症候群でないことを確認する．

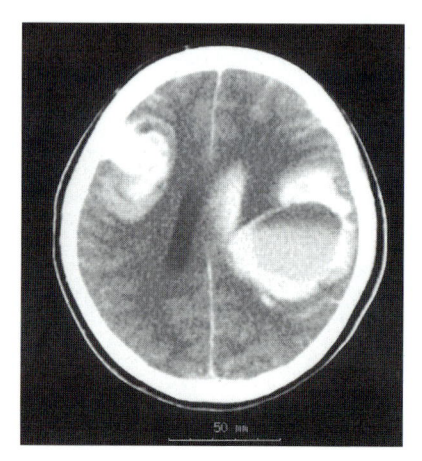

図2　子癇発作後の頭蓋内出血

Ⅱ 血圧は一定範囲に安定させることが重要

①過度な血圧低下は胎盤血流を減少させ胎児機能不全に陥る危険性を増す．

- 開始の目安
  収縮期血圧 160 mmHg 以上あるいは拡張期血圧 110 mmHg 以上
- 降圧目標
  収縮期血圧 140 mmHg 前後，拡張期血圧 90〜100 mmHg

②降圧薬の投与例

処方例1 1st line
生理食塩水 10 mL＋ニカルジピン塩酸塩（ペルジピン®）10 mL（10 mg）
- 2 mL/時で開始．30 分ごとに投与量を調節する
- 収縮期血圧 160 mmHg あるいは 拡張期血圧 110 mmHg　1 mL/時増量
- 収縮期血圧 140 mmHg あるいは 拡張期血圧 90 mmHg　1 mL/時減量

処方例2 2nd line
ニフェジピン（アダラート®）
- アダラート® 10 mg（経口）　6〜8 時間ごとに投与
- 30 分後に効果が不十分な場合はアダラート® 10 mg を追加投与

Memo　過度の血圧低下に注意！

　ペルジピンは効果発現までに 5〜10 分，作用持続が 15〜30 分と調節性に優れている．過度に血圧が低下しないよう 2 倍に希釈して 2 mL/時（66 kg の妊婦で 0.25 μg/kg/分と通常の半量）から開始する．
　アダラート® 10 mg の経口投与（舌下投与は禁忌）はヒドララジン（アプレゾリン®）5 mg 静注に比較し有用性，安全性が高いことが報告され[2]，欧米では 1st line で使用されている．30 分以内に効果を認め約 6 時間持続する．アプレゾリン®は国内外を問わず広く使用されているが，静注の場合でも効果発現までに 10〜20 分を要する．投与後 5〜10 分で効果不十分と早合点して追加投与を行うと，過量投与となり過度な降圧により胎児機能不全に至る危険がある．また，作用持続が 3〜8 時間と調節性に欠ける．

III 子癇予防には硫酸マグネシウム

①子癇を予防するため硫酸マグネシウムの投与を開始する目安は？

- 収縮期血圧 160 mmHg 以上あるいは拡張期血圧 110 mmHg 以上
  または
- 収縮期血圧 140 mmHg 以上あるいは拡張期血圧 90 mmHg 以上で
  頭痛，眼症状，心窩部痛，嘔吐，HELLP の 1 つを伴う

②硫酸マグネシウムは 4 g を 20 分で投与し，以後 1 g/時で持続する．

> **処方例** 硫酸マグネシウム（マグセント®）を 120 mL/時で 20 分間点滴投与
> その後 10 mL/時で分娩後（あるいは最後の子癇発作から）24 時間投与

Memo 硫酸マグネシウムの治療域

マグネシウムは 97 % が尿中に排泄される．妊娠高血圧症候群では正常妊娠に比して循環血液量の増加に乏しく尿量も減少しているのでマグネシウム中毒に注意する．マグネシウム中毒の徴候を認めた場合は，生理食塩水 100 mL ＋グルコン酸カルシウム（カルチコール®）10 mL（1 A）を 30 分で点滴投与する．

表3 血清マグネシウム濃度（mg/dL）

>14.4	呼吸停止，不整脈
12〜14.4	呼吸抑制
8.4〜12	深部腱反射の消失
4〜7.5	治療域

IV 子癇発作に遭遇したら？

- ベッドサイドレールを上げる．
- 痙攣発作が治まるのを待つ．
- 呼吸が回復したらバイトブロックあるいはガーゼを巻いた舌圧子を咬ませる
- 頭部後屈顎先挙上し気道を確保．酸素 10 L リザーバーマスク．
- マグセント．

- ペルジピン®.
- 子癇発作後は頭蓋内出血を鑑別するために速やかに頭部CTを行う．

V 子癇発作が制御できない場合の対応は？

子癇重積発作は母体死亡に至ることがある．硫酸マグネシウムを再投与しても子癇発作をコントロールできない場合は，下記の2nd，3rd lineの薬剤を投与する．

> **処方例1** 1st line
> マグセント® 20 mLを緩徐に追加投与（5分間）
>
> **処方例2** 2nd line
> 生理食塩水 100 mL＋フェニトイン（アレビアチン®）500 mg（2 A）を30分で点滴投与
>
> **処方例3** 3rd line
> ジアゼパム（セルシン®）5 mg 静注

胎児心拍数モニタリングは痙攣発作開始から5分以内に徐脈を呈し，3〜5分間持続することが多い．その後，頻脈，variabilityの消失，遅発性一過性徐脈が生じることがあるが，通常は一過性である．一連の胎児心拍数の異常に驚き，母体の痙攣・血圧コントロールが不良なまま急速遂娩をしてはいけない．子宮口全開大前や児頭が高いにもかかわらず怒責をかけさせ，鉗子・吸引分娩をすれば，頭蓋内出血，深部頸管裂傷，羊水塞栓，出血多量により母体の生命を危険にさらすことがある．**母体の痙攣および血圧のコントロールを優先**し，分娩方法はBishopスコアを基に検討する．ただし痙攣発作後に10分以上の胎児徐脈を認める場合は，常位胎盤早期剥離を疑い急速遂娩を行う．

> **point** 子癇発作時は母体の痙攣および血圧のコントロールを優先し，児は胎内で低酸素状態から回復させることが好ましい．

VI 妊娠高血圧症候群の分娩誘発・陣痛促進はOK？

プロスタグランジン製剤はもちろんアトニンにも血圧上昇作用が報告されている．たとえ軽症妊娠高血圧症候群患者へ経口の分娩誘発剤（プロスタルモン・F®）を投与する場合でも，慎重な母体の観察が必要である．分娩中に急激な血圧の上昇を認める場合は，硫酸マグネシウムやカルシウム拮抗薬，硬膜外麻酔により母体血圧の管理を行えばアトニン-O®による陣痛促進は可能である．

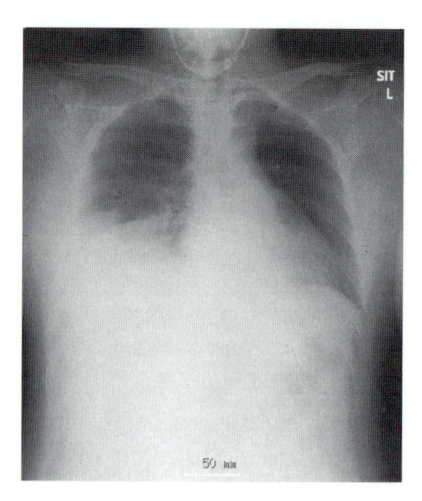

図3　帝王切開分娩後翌日に生じた肺水腫

VII 重症妊娠高血圧症候群症例の分娩後の輸液管理は？

分娩後 36〜48 時間は乏尿を認めることが多い．通常の輸液では**肺水腫**を起こす場合があるので，術後は血圧，心拍数，尿量，SpO_2 の厳重なモニタリングを行う．肺水腫を予防するため利尿期まで輸液総量を 1 mL/kg/時（多くとも 80 mL/時以下）に制限する．SpO_2 の低下を認めた場合は肺水腫（図3）あるいは肺塞栓を疑い，血液ガス分析と CT 検査（胸部から下肢）を行う．静脈血栓塞栓症が否定され，肺水腫を認めた場合は，フロセミド（ラシックス®）の投与と十分な酸素化（重症例では呼吸器内科に相談し BiPAP を考慮）を行う．ラシックス®を投与する前に，下大静脈径を超音波で計測し循環血液量の指標とする．妊娠高血圧症候群は静脈血栓塞栓症のリスク因子であり，術後は弾性ストッキングに加え低分子ヘパリンなどを用いた抗凝固療法を考慮する．NSAIDs は腎血流を低下させるので使用しない．

> **処方例**　尿量＜80 mL/4 時間が 2 回続いた場合
> ・分娩後の輸液合計＞750 mL
> 　ラシックス® 20 mg を静注
> ・分娩後の輸液合計＜750 mL
> 　膠質液（ヘスパンダー®）250 mL を 20 分かけて点滴
> 　→その後の尿量＜80 mL/4 時間であればラシックス® 20 mg を静注
> 重症妊娠高血圧症候群の症例が分娩後に腎不全に至ることはきわめてまれであるが，ラシックス®（作用時間は 2〜3 時間）投与後の尿量＜80 mL/4 時間の場合は電解質，クレアチニンを 6 時間ごとにチェックする

> **処方例** 分娩後
>
> [主管] ブドウ糖加酢酸リンゲル液（ソリューゲンG®）500 mL＋アトニン-O® 20単位　50 mL/時
> 食事が半量摂取できるまでソリューゲンG®を50 mL/時で点滴
>
> [側管]・マグセント® 10 mL/時　分娩後24時間
> ただし尿量＜80 mL/4時間の場合は投与を中断する
> ・収縮期血圧 160 mmH あるいは拡張期血圧 110 mmHg
> →生理食塩水 10 mL＋ペルジピン® 10 mL（10 mg）2 mL/時で開始
> 収縮期血圧 140 mmHg かつ拡張期血圧 90 mmHg となるまで30分ごとに1 mL/時ずつ増量
> ・生理食塩水 100 mL＋フロモキセフナトリウム（フルマリン®）1 g　1日2回
> ・エノキサパリンナトリウム（クレキサン®）2,000 IU　皮下注
> 帰室4時間後より12時間ごと3日間

Memo　産褥期の血圧管理

分娩24時間後の血圧が140/90 mmHg以上で，食事摂取が開始していればアダラートCR®（20 mg）内服による血圧管理を考慮する．母乳中のニフェジピン濃度は低く，児への明らかな副作用は報告されていないが，日本では添付文書に「投与する場合には授乳を中止すること」と記載されているため十分な説明と同意が不可欠である．

文献

1) Arsenault MY, et al.：The management of nausee and vomiting of pregnancy. J Obstet Gynaecol Can 24：817-831, 2002.
2) Magee LA, et al.：Hydralazine for treatment of severe hypertension in pregnancy；meta-analysis. BMJ 327：955-960, 2003.
3) Matthews A, et al.：Interventions for nausea and vomiting in early pregnancy. Cochrane Database Syst Rev（9）：1-94, 2010.
4) von Dadelszen P, et al.：Evidence-based management for preeclampsia. Front Biosci 12：2876-2889, 2007.
5) Hypertension in pregnancy：the management of hypertensive disorders during pregnancy. NICE clinical guideline. 2010
6) ACOG Practice Bulletin. Postpartum Hemorrhage. 2006
7) Fuller AJ, Bucklin BA：Blood product replacement for postpartum hemorrhage. Clin Obstet Gynecol 1：196-208, 2010.

〈近藤英治〉

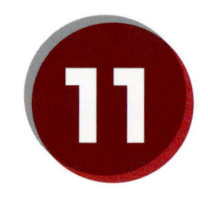

11 その他
（3）高齢者・在宅医療の輸液
～高齢者に役立つ皮下注射～

> **Essence!**
>
> ①高齢者は脱水に陥りやすいため，補液施行の閾値を低くする必要がある．
> ②一方，高齢者は溢水にも陥りやすいため，漫然と補液を続けることがないようにしたい．
> ③適切に行えば持続皮下注射は安全な方法であり，その使用方法については熟知しておく．

I 輸液の開始を判断する

1 高齢者と若年者との違い

　成人では体重の60％が水分であるが，高齢者では50～55％であり，もともと水分の保持量が少ない．さらに高齢者は体調が不良になると経口摂取が低下しやすいことから，容易に脱水になりやすい．

　高齢者では脱水になっても口渇感が乏しい場合があり，このことは脱水を助長させうる．また脱水になることでADLが低下し経口摂取が減少し，さらなる脱水を引き起こすという悪循環にも陥りやすい．そのため高齢者が急性疾患に罹患したときには，脱水に陥らないように早期に補液を行うのが望ましい．

　また経口摂取量が低下していなくても発汗や下痢による水分喪失で脱水が進行することもあるので，排尿の回数や1回尿量の減少も重要な情報である．

2 成人における脱水の身体所見

　口腔内の乾燥・舌の縦じわの感度が比較的高く，腋窩の乾燥や窪んだ眼窩の特異度が比較的高い（**表1**）[1]．

　もともと高齢者ではコラーゲンの減少により皮膚ツルゴール低下がみられ，口呼吸で口が乾燥し，眼窩脂肪の減少で眼窩が窪むため，これらの判断には経過中の変化も重要である．

表1 成人の脱水の身体所見

		感度	特異度	LR＋	LR－
バイタルサイン	脈拍数増加＞30回/分	43	75	1.7（0.7〜4.0）	0.8（0.5〜1.3）
	起立性低血圧	29	81	1.5（0.5〜4.6）	0.9（0.6〜1.3）
皮膚・眼・粘膜	腋窩の乾燥	50	82	2.8（1.4〜5.4）	0.6（0.4〜1.0）
	口腔と鼻腔の粘膜乾燥	85	58	2.0（1.0〜4.0）	0.3（0.1〜0.6）
	舌の乾燥	59	73	2.1（0.8〜5.8）	0.6（0.3〜1.0）
	舌に縦のしわができる	85	58	2.0（1.0〜4.0）	0.3（0.1〜0.6）
	窪んだ眼窩	62	82	3.4（1.0〜12.2）	0.5（0.3〜0.7）
	capillary refill time	34	95	6.9（3.2〜14.9）	0.7（0.5〜0.9）
神経症状	錯乱	57	73	2.1（0.8〜5.7）	0.6（0.4〜1.0）
	脱力	43	82	2.3（0.6〜8.6）	0.7（0.5〜1.0）
	会話障害	56	82	3.1（0.9〜11）	0.5（0.4〜0.8）

注：capillary refill time は reference standard がバイタルサインで鵜呑みにできず，皮膚ツルゴール低下も成人では有用というデータはない．
（McGee S, et al.：The rational clinical examination. Is this patient hypovolemic? JAMA 281（11）：1027, 1999 より引用改変）

　頸静脈虚脱や起立性の心拍数増加・血圧低下は循環血漿量の減少を意味しており，これらがみられた場合は速やかに細胞外液の補充を行うべきである．

> **point**
> ・高齢者は経口摂取が不十分となっている病歴があれば早期に補液を検討する．
> ・口腔内乾燥や舌の縦じわがなければ高度の脱水がある可能性は低いが，腋窩の乾燥や窪んだ眼窩を認めれば脱水の可能性は高い．

Memo volume depletion と dehydration

　厳密には脱水症は細胞外液の減少（volume depletion）と細胞内脱水（dehydration）の2つに分けられる．

　脱水の身体所見が出現するのはおおよそ体重の5％以上の脱水が存在する場合であるが，頻脈や低血圧がみられる場合は相当量の脱水が見込まれる．このような場合は血圧や心拍数が落ち着き，尿量が確保されることが確認できるまでは，高齢者であっても頸静脈の診察を繰り返し行いながら急速な補液を行うことができるようにしたい．筆者の経験では高度の脱水患者においては高齢者であっても身体診察を怠らない限り1〜2Lの細胞外液製剤を500 mL/時ほどの速度で投与を行っても心不全に至ることはまれである．

　本当に怖いのは細胞外液製剤を大量に補充することではなく，身体診察をおろそかにすることや，乏尿だからといって利尿薬を投与してしまうことである．

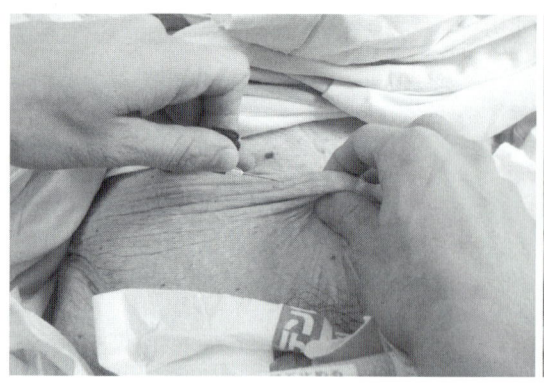

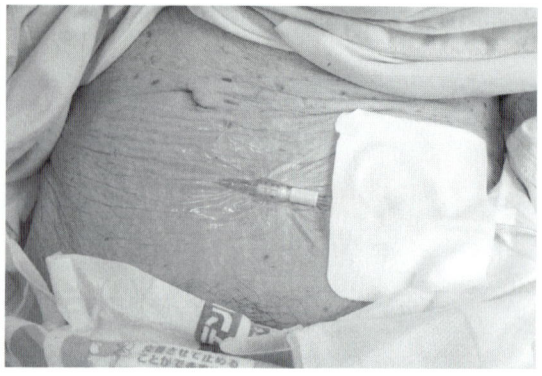

図1　腹壁での持続皮下注射の例(p.xiカラー口絵参照)

左（穿刺方法）：腹壁の皮膚をつまみ，翼状針を45°の角度で針が皮下にとどまるように刺入する．
右（固定方法）：左と異なり留置針を使用している．固定は末梢静脈に使用する被覆材を使用する．体動による針の迷入や折れを防ぐために腹壁のしわに沿って刺入・固定する．

> **Advice**
> **高齢者の脱水で大量補液を行う前に**
>
> 　身体診察に自信がもてない場合は，心エコーにて体液量評価を行うほうが安全である．

Ⅱ　末梢静脈ルートがとれないときはどうするか～持続皮下注射～

- 聞き覚えのない読者もあるかもしれないが，持続皮下注射法は特殊な方法ではなく100年ほど前から行われている治療の1つである．不適切な施行方法により，1950年代に危険な方法とレッテルが貼られ廃れてしまった経緯があるが，適切に使用すれば有用であると近年注目されている[2]．
- この方法は末梢静脈点滴の代用となる．末梢静脈ルートの確保が困難な場合は早期にこの方法を導入することで，本当にルートの確保が必要なときのための静脈を温存することもできると考えられる．方法は非常に簡単で，腹壁などの皮下に注射針を穿刺し末梢静脈ルートと同様に被覆材で固定するだけである（図1）．
- 本当に吸収されるかどうかを疑問に思う人も多いと思われるが，鎖骨下の部位に生理食塩水500 mLを3時間で皮下注投与しても1時間で完全に吸収されるという報告があり，点滴速度は一般的には100 mL/時，1ヵ所当たり1,500 mL/日まで投与が可能であるとされる[3]．状態が不安定な患者に使用されることは少ないが，腸閉塞患者[4]や高カルシウム血症[5]の患者も持続皮下注射による補液で治療が可能であったという報告がなされてい

- る.
- 翼状針で穿刺した場合は 4〜5 日程度で留置し直す．留置針の場合は 1 週間まで留置可能とされるが，留置針は折れ曲がって詰まってしまうことが多い．

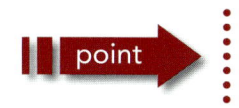

> **point** 点滴ルートの確保が困難な高齢者は持続皮下注射法を検討する．

III 自己抜針が頻回ならば身体拘束するしかないか

- 持続皮下注射は自己抜針されたとしてもほとんど出血しないので，自己抜針のリスクが高い患者にも勧められる．
- この場合，翼状針による穿刺は避け，留置針による穿刺のほうが安全であると思われる．
- 持続皮下注射の穿刺部位はどこでもよく，一般的には腹部のほかに大腿部，上腕外側，前胸部が好まれるが，自己抜去が問題となる患者であれば肩甲骨部や肩甲骨間などに穿刺を行うことで自己抜針を避けることができる．
- 末梢静脈点滴と比較して持続皮下注射では，穿刺や留置のために不穏となることがおおよそ半数〔RR＝0.46（0.28〜0.76）〕という報告[6]があり，適切に持続皮下注射を利用することで身体抑制を回避できることが示唆されている．

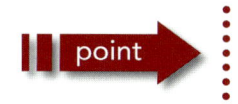

> **point** 持続皮下注射法は自己抜針予防や身体抑制の回避に有用である．

IV 持続皮下注射の合併症

- 皮下注射なのである程度は注射部位が腫脹するがこれは合併症とはいえず，発赤・熱感・圧痛がなければ抜去することなく経過観察でよいと考えられる．
- 末梢静脈点滴や中心静脈点滴にみられがちなルートトラブル（出血，閉塞），感染（菌血症），血栓症は少ないことがメリットである．634 人の患者（ほとんどが 80 歳以上）に 4,500 回の皮下点滴を施行したところ，心不全が 9 例，蜂窩織炎が 1 例，斑状出血が 2 例（うち 1 例は播種性血管内凝固症候群患者）の合併症が報告されたのみ[3]である．

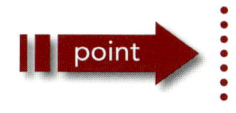

> **point** 持続皮下注射の合併症は少なく安全な方法である．

V 持続皮下注射に使える点滴製剤は

❶ 等張液は原則として使用可能

- 生理食塩水，5％ブドウ糖は問題なく施行可能である．これらの混合液である1号輸液や生理食塩水に類似するリンゲル液なども施行可能である．
- K濃度は34 mEq/Lは問題なく施行できるとされ[7]，3号輸液などのK含有製剤も問題なく使用できる．

> **Memo　生理食塩水以外の製剤を持続皮下注射するとき**
>
> 添付文書を参考にすると，皮下注射が可能な製剤は生理食塩水のみである．前述のとおり持続皮下注射の合併症は少ないが，生理食塩水以外の製剤を投与する場合はあらかじめ同意書を取得しておいたほうが無難である．

❷ 高張液は原則として使用は避けるべき

ブドウ糖は拡散が遅いので，高濃度ブドウ糖液を投与すると，局所に水分を引きつけて，血管内脱水からショックとなりうる[8]．そのため持続皮下注射はエネルギー補充を行う方法としては適さない．

❸ その他

アミノ酸製剤も投与が可能であるとの報告があるが，投与することが患者の利益になるかどうかは疑問が残り，適応となることは通常ないだろう．

> **point** 持続皮下注射は等張液の投与を原則とする．

VI 皮下注射できる薬剤は？

❶ ビタミン類

ビタミンC，B_1，B_2，B_6，B_{12}，K，葉酸，ニコチン酸は安全に使用可能であり，製剤によっては添付文書にも皮下注射が認められた投与法として記載がある．

表2 皮下投与が可能と考えられる薬剤

- ビタミン類（ビタミン C，ビタミン B_1，ビタミン B_2，ビタミン B_6，ビタミン B_{12}，ビタミン K，葉酸，ニコチン酸）
- 抗菌薬（βラクタム系，モノバクタム系，クリンダマイシン，アミノグリコシド系）
- 抗精神病薬（セレネース®など），ベンゾジアゼピン（セルシン®，ミダゾラム®）
- 麻薬類（塩酸モルヒネ，ペンタゾシン）
- 抗コリン薬（ブスコパン®など），メトクロプラミド（プリンペラン®）
- 抗ヒスタミン薬（ポララミン®，ガスター®）
- ステロイド，インスリン製剤，ヘパリン，トラネキサム酸
- カテコラミン類（エフェドリン®，ネオシネジン®，ノルアドレナリン®など），リドカイン（キシロカイン®），ジゴキシン，フロセミド（ラシックス®），アセタゾラミド

色文字は添付文書にて皮下投与が認められているもの．

❷ 抗菌薬

βラクタム系やモノバクタム系の薬剤，クリンダマイシン，アミノグリコシド系の薬剤の皮下注射が可能と考えられる．臨床試験はかなり限られること，薬物血行動態の個人差が大きいことから，やむなく使用する場合に限られると考えられる．

❸ その他

- 皮下注射に関しては論文が乏しいが，筋注できる薬剤の多くは皮下注射が可能であると考えられる．
- フロセミド（ラシックス®），ハロペリドール（セレネース®）などは経験則として安全に投与が可能な薬剤である．
- 経験則と合わせ，表2 に皮下投与が可能であると思われる薬剤の一覧を示す．繰り返しとなるが，皮下投与が安全であることを保証する論文はないので，あくまで個々の医師の裁量により投与を検討してほしい．

Ⅶ 輸液を止めるタイミング

- 高齢者では急性疾患の罹患後も経口摂取の回復が遅れ，しばらく点滴を必要とすることがある．
- 一方，高齢者では点滴による感染や出血などの皮膚トラブル，不隠が高頻度にみられるほか，腎機能や心機能が低下していることから，輸液を漫然と継続することで心不全をきたす可能性もある．また，よかれと考え施行した点滴が食欲をなくさせるという悪循環に陥っており，点滴をやめることで経口摂取が良好になる症例もある．
- いつまで点滴を続けるべきかは難しい問題ではあるが，臨床的には非常に重要な点でもある．この問題に答えるためには，健常者の水分摂取量についてまず考える必要がある．
- 施設入居の高齢者においては1日の水分摂取量は 1,000±500 mL 程度である．

- 一般的な食事に含まれる水分量は牛乳や汁ものを抜いて1日当たり1,500 mL，牛乳や汁ものを含むと1日当たり2,000 mL程度である．
- これらのことからADLが低い高齢者においては一般的な食事の5割を摂取できていれば，日常生活で摂取している1日当たり1,000 mLの水分を摂取できることになり，点滴は不要であるというのが1つの指針とできるであろう．

point ADLの低い高齢者では5割の経口摂取がみられれば点滴の中止を検討する．

Advice 漫然と点滴を続けないコツ

「経口摂取が良好であれば点滴を中止」とするよりは，「経口摂取が不良なときに点滴を追加」とするほうが不要な点滴を行わずにすむことが多い．

文献

1) McGee S, et al. : The rational clinical examination. Is this patient hypovolemic? JAMA 281 (11) : 1022-1029, 1999.
2) Barua P, Bhowmick BK : Hypodermoclysis—a victim of historical prejudice. Age Ageing 34 (3) : 215-217, 2005.
3) Sasson M, Shvartzman P : Hypodermoclysis : an alternative infusion technique. Am Fam Physician 64 (9) : 1575-1578, 2001.
4) Frank C : Medical management of intestinal obstruction in terminal care. Can Fam Physician 43 : 259-265, 1997.
5) Walker P, et al. : Subcutaneous clodronate ; a study evaluating efficacy in hypercalcemia of malignancy and local toxicity. Ann Oncol 8 (9) : 915-916, 1997.
6) Turner T, Cassano AM : Subcutaneous dextrose for rehydration of elderly patients—an evidence-based review. BMC Geriatr 4 : 2, 2004.
7) Barua P, Bhowmick BK : Hypodermoclysis—a victim of historical prejudice. Age Ageing 34 (3) : 215-217, 2005.
8) DANGERS of hypodermoclysis. Nutr Rev 11 (8) : 232-234, 1953.

（上田剛士）

11 その他
（4）終末期に使う輸液

Essence!

① 「食べられるための治療」をまず行う．
② 終末期の輸液は 0〜1,000 mL/日の維持輸液を行う．
③ 体液貯留，浮腫，気道分泌による苦痛の悪化に注意する．

この項では終末期に使う輸液について『終末期癌患者に対する輸液治療のガイドライン』[1]に沿って説明する．

I はじめに〜終末期に輸液は必要？〜

終末期がん患者にとって輸液について考えることは重要である．なぜなら，がんが進行するとさまざまな要因から経口摂取が低下し脱水，低栄養傾向となり，われわれは輸液・栄養補給を始める．しかし全身の衰弱とともに悪液質が出現し，水分負荷により次第に胸腹水など体液貯留，浮腫，気道分泌による苦痛を悪化させる可能性があるからである．終末期のがん患者を診る際には，輸液が必要かどうか，そして適切に投与できているかどうかなど繰り返し評価・見直しして，苦痛の緩和に努めていこう．

> **Memo 終末期がん患者とは**
> 終末期がん患者とは，死亡が 1〜2ヵ月以内に生じると予測されるがん患者である．
>
> **悪液質とは**
> 悪液質とは悪性腫瘍の進行に伴って，栄養摂取の低下では十分に説明できないいそう，体脂肪や筋肉量の減少が起こる状態のことをいう．体重減少，筋力低下，倦怠感，食欲不振などの症状も出現する．ただし，不適切な栄養管理により高度の飢餓状態になると，同じような現象や症状が生じることもあるので注意しよう．

表1　経口摂取の低下に対する緩和治療

	病態	治療
状況要因	におい，味，量の不都合	環境整備，栄養士による食事の工夫
	緩和されていない苦痛	苦痛緩和
医学的要因	口内炎	口腔衛生，抗真菌薬，歯科衛生士による治療
	感染症	抗菌薬
	高カルシウム血症	ビスホスホネート，輸液
	高血糖	血糖補整
	便秘	下剤
	消化管閉塞	外科治療，ステント，ソマトスタチン，ステロイド
	胃・十二指腸潰瘍，胃炎	プロトンポンプ阻害薬，H_2受容体拮抗薬
	薬物	薬剤の変更，制吐薬
	がん性悪液質	ステロイド，メドロキシプロゲステロン酢酸エステル
	胃拡張不全症候群	メトクロプラミド
	頭蓋内圧亢進	放射線治療，ステロイド，浸透圧系利尿薬
精神的要因	抑うつ・不安	精神的ケア，向精神薬

（日本緩和医療学会：輸液ガイドライン教育スライドを引用改変）

II 経口摂取が低下したときにまず行うことは？

経口摂取の低下に対する緩和治療について**表1**に示す．
ステロイド投与，痛みや抑うつの治療など「食べられるための治療」をまず行うことが大切である．

III 輸液は終末期のがんに伴う症状を改善するの？

❶ 口渇

終末期のがん患者の口渇の要因は脱水だけではない．高浸透圧，口内炎，口呼吸，オピオイドなどと関連している．経口摂取や口腔ケアや氷片を含むなどは口渇の緩和に役立つ．しかし輸液1,000 mL/日以上の水分負荷をしても，それ以下と緩和効果は変わらない．

1）生命予後が1〜2ヵ月と考えられる患者

・水分摂取可能な場合：輸液の効果はない．
・水分摂取不可の場合（がん性腹膜炎）：体液貯留症状がなければ1,000 mL/日の輸液に加

えて口腔ケアを行う．

2）生命予後が1〜2週間以下と考えられる患者

- 水分摂取が可能な場合：口腔ケアなどの看護ケアを行う．体液貯留症状がない場合に500〜1,000 mL/日の輸液を行うことはコンセンサスが得られていない．
- 水分摂取がほとんどできない場合（がん性腹膜炎による消化管閉塞）：口腔ケアを行う．体液貯留症状がある場合に，500〜1,000 mL/日の輸液を行うことはコンセンサスが得られていない．1,000 mL/日以上への増量は行わない．

> **point**
> 口渇の緩和を目的として
> ①口腔ケアを行う．
> ②水分摂取不能で体液貯留がなければ1,000 mL/日の輸液を行う．
> ③生命予後1〜2週間では500 mL/日以上輸液の意義は不明である．

Advice　口渇による苦痛の緩和に有効なケアは？

①口渇による苦痛の程度を把握する．
②口渇の原因を探索し有効と思われる原因治療を行う（高カルシウム血症や急性嘔吐による脱水による治療，口腔内カンジダ症に対する口腔ケアや抗真菌薬，抗コリン性薬剤の減量・中止，呼吸困難による口呼吸に対する酸素や薬物治療）．
③口渇を緩和するケアを提案し患者の好むものを選択する（含嗽を勧める，氷片・かき氷・シャーベットをなめる，患者が好むものを噴霧，ガーゼやスポンジスティック・綿棒を利用した口腔清拭，加湿器の設置，乾燥時のネブライザー）．
④唾液の分泌を促す（レモン水，ガム，顎のマッサージ，口腔内保湿用ジェル，口腔内の保湿用洗口液，人工唾液，太白ごま油・白色ワセリン・オリーブ油）．
⑤口内炎の予防と観察，口渇症状が出現する前にセルフケアの指導を行う．

---

❷ 倦怠感

1）生命予後が1〜2ヵ月と考えられる場合

がん性腹膜炎による消化管閉塞のために，水分摂取ができない，PS（performance status）が0〜2の患者に対して，倦怠感の症状緩和目的で1,000〜2,000 mL/日の輸液を行う．

2）生命予後が1〜2週間以下と考えられる場合

PS3または4の患者に対しては，倦怠感の症状緩和目的で1,000 mL/日以上の輸液を行わない．

> **point**
> 倦怠感の緩和を目的として
> ①消化管閉塞で水分摂取不能な PS 良好の患者には 1,000〜2,000 mL/日の輸液を行う．
> ②生命予後 1〜2 週間の PS 不良な患者には 1,000 mL/日以上の輸液は行わない．

IV 体液貯留，浮腫や気道分泌による苦痛がある患者への，症状緩和を目的とした輸液法は？

❶ 胸水による苦痛のある患者

水分摂取が可能で胸水による苦痛がある患者には，輸液を行わない，あるいは輸液量を 500〜1,000 mL/日以下にする．

❷ 腹水による苦痛のある患者

1）水分摂取が 500 mL/日程度可能な患者

輸液を行わない，あるいは 500〜1,000 mL/日以下にする．

2）水分摂取ができない患者

輸液量を嘔吐量＋500〜1,000 mL/日以下とする．
2,000 mL/日の輸液を受けていて腹水による苦痛が増悪する場合は，輸液量を 1,000 mL/日以下に減量する．

❸ 浮腫による苦痛がある患者

浮腫による苦痛を緩和するために，輸液量を 1,000 mL/日以下に減量する．また，体液貯留症状のない患者においては，浮腫による苦痛を悪化させないために輸液量を 1,000 mL/日以下とする．
一方，リンパ浮腫や静脈閉塞による浮腫の改善を目的として輸液量を調整することは十分な根拠がない．

❹ 気道分泌による苦痛がある患者

輸液量は 500 mL/日以下に減量または中止する．「ぜーぜー」してくる前に輸液の減量を検討する．生命予後が数日と考えられる終末期がん患者に気道分泌による苦痛を認めた場合は，気道分泌に対する薬物療法（抗コリン薬など）やケア（ポジショニングなど）を行う．

V　嘔気・嘔吐のある患者への輸液は？

1）生命予後が 1～2ヵ月と考えられる患者の場合

- 水分摂取可能な場合：輸液の効果はない．
- 水分摂取不能（がん性腹膜炎による消化管閉塞）：体液貯留がない場合は薬物療法と組み合わせて 1,000 mL/日の輸液を行う．一方，腹水・浮腫による苦痛がある場合は，薬物療法と組み合わせて 500～1,000 mL/日以下の輸液を行う．また，2,500 mL/日の輸液を受け経鼻胃管から 1,000 mL/日の腸管内容を排液されている患者においては，腸管内容の排液量を減量させることにより胃管を抜去することを目的として，輸液を 1,000～1,500 mL/日程度に漸減し，薬物療法を併用する．

2）生命予後が 1～2 週間以下と考えられる患者の場合

嘔気・嘔吐の緩和を目的としては輸液を行わずに，薬物療法を行う．

VI　栄養管理のポイント

❶ 栄養管理の原則

　一般的に疾病を有する患者の栄養管理の原則は，できる限り経口・経腸栄養を行い，やむをえない場合にのみ経静脈栄養を実施することである．

　終末期がん患者といえども，この栄養管理の原則に基づいて管理を進めることが基本となる．しかし，実際には患者・家族の要望も含めて「できるだけ経口栄養（経鼻胃管による経腸栄養は時に患者に苦痛をもたらすことがあるため）で行い，輸液はあくまで補助的手段である」が原則となる[2,3]．

　最近では，皮下埋没型中心静脈栄養ポートや経皮的内視鏡下胃瘻造設（PEG）などを駆使して苦痛や症状の軽減を図りつつ，精神と身体の状況改善を目的とした患者中心の栄養管理も実践されている．

❷ 栄養管理の実際

　悪液質が併発するまではがん自体による栄養障害のため，一般に代謝動態は更新しており，身体の現状維持だけでも必要エネルギー量は健常者の 1.1～1.3 倍とされる．そのため一般の症例と同様に，過不足のないエネルギーや各種栄養素の投与を行う．

　しかしいったん悪液質の病態に陥ると必要エネルギー消費量が減少し，過剰なエネルギー投与を行うと逆に大きな身体的な負荷となる（図1）．悪液質が併発した際には，一気にエネルギーを制限することによって，細胞や各組織レベルでの過剰な水分やエネルギーなどの投与を抑制し，残されたわずかな身体機能に対する負荷を制御できるものと考えられる[4]．

　終末期がん患者の栄養管理（悪液質を伴う症例）について，藤田保健衛生大学の東口らが

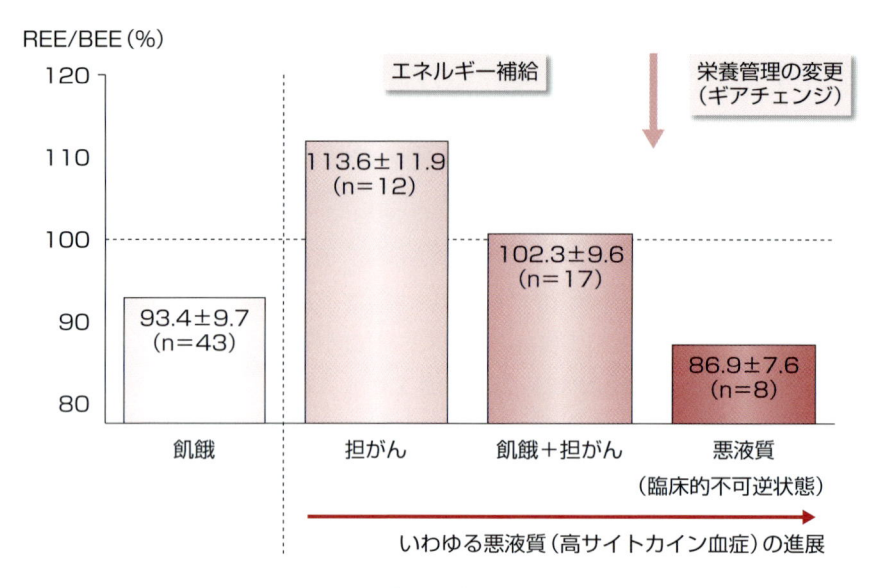

図1　エネルギー消費量とがんの進展

REE/BEE：1日当たりの安静時エネルギー消費量（間接熱量計による）/基礎代謝エネルギー消費量（Harris-Benedictの式による）
（東口高志：がん悪液質の代謝動態からみた栄養管理．臨床栄養 113：602-607, 2008 を引用改変）

提唱している実施基準を**表2**に示す[2,4,5]．

> **point**
> 栄養管理
> ・原則は経口・経腸栄養である．輸液はあくまで補助的手段である．
> ・悪液質が出現するまでは一般の症例と同様である．悪液質が明らかになれば，水分やエネルギーの投与を制御する．

VII　皮下輸液って何？

　皮下輸液とは，細胞外液輸液製剤やブドウ糖濃度5％までの維持輸液製剤を皮下に持続的に投与することである．末梢静脈・中心静脈を確保することが技術的に困難である，あるいはその危険性が高い，または患者の負担になる場合に，水分補給を目的として皮下輸液を行う．

　皮下輸液の投与部位は皮下脂肪があり浮腫がないところで，胸部上部（乳房組織や腋窩は避ける），腹部（針を横向きに），大腿上部で，テフロン針を留置し，数日ごとに場所を変更する．または，翼状針を用いて投与後に抜針する．投与速度は20 mL/時で開始し，痛みなどがあるときは減速する．補液量は500～1000 mL/日である．禁忌は出血傾向と浮腫である．

> **point**
> 点滴ルートがとれなくなっても中心静脈穿刺以外に方法がある．選択肢を増やしてもつことが大切である．

表2 終末期がん患者の輸液・栄養管理（悪液質を伴う例）

A. 経口摂取可能症例	1. 自由摂取：好きな食事・食べられる食品 2. 本人の理解・承認が得られる場合： 　①ビタミン・微量元素栄養剤 　②高脂肪高蛋白栄養剤（肺転移・呼吸障害合併例） 　③GFO*（摂食不良症例，免疫機能低下例，麻薬投与例） 　④分岐鎖アミノ酸製剤（筋萎縮・四肢だるさ発症例） 　　*GFO：グルタミン，水溶性ファイバー，オリゴ糖
B. 経口摂取不能例	1. 本人・家族の希望： 　①強制的な輸液 　②間欠的輸液（末梢静脈：ヘパリン/生理食塩水ロック） 　③持続的輸液（末梢静脈栄養/中心静脈栄養：長期ルート保持困難例） 2. 水分投与量：15～25 mL/kg/日（およそ kg 体重当たり 20 mL/日：500～1,000 mL/日） 　注：口渇対策：輸液に頼らず口腔ケアをかねて緑茶スプレー（カテキン効果）を実施 3. 必要カロリー（kcal/日）：5＝15 kcal/kg/日（およそ 200～600 kcal/日） 4. 投与栄養素： 　①糖質が中心 　②必要に応じてアミノ酸（分岐鎖アミノ酸）・必須脂肪酸を少量投与 5. ビタミン・微量栄養素：1日必要量（口内炎，褥瘡発生予防のため）

VIII 輸液を減量・中止するタイミングは？

　生命予後1～2カ月の患者には1,000 mL/日以上の輸液は必要ない．体液貯留，浮腫，気道分泌による苦痛の悪化があれば，輸液は減量・中止を検討する．

　悪液質が出現した場合は，一般の症例よりもエネルギーを制限していく．

IX 患者・家族が輸液を行う・行わない・中止することに関して感じる不安へも配慮しよう

　患者・家族は経口摂取量が低下すると，このまま体力が落ちていくことなどの不安を抱えるものである．決して，輸液に関して「無駄」「しなくても変わらない」「自然な最期のほうがよい」などとは言わないようにしよう．

　まず患者や家族の不安の程度や内容を把握することが大事である．さらに患者の経口摂取状況や身体症状を把握するとともに，患者・家族の病状認識，輸液・食事に関する知識，経験，信念，希望も把握する．

　そのうえで栄養・水分摂取に関する不安の表出を受け止め，気遣いを示す．不安を助長するような輸液に関する誤解を解くことも重要である．輸液の利益・不利益について，患者・家族に説明するとともに，患者の意思を尊重することを患者・家族に保証する．

　患者・家族が栄養・水分摂取に関して不安を抱えているという認識を医療チームが共有し，輸液の内容や方法，輸液の必要性を再検討することが重要である．

> **point**
> 患者・家族への配慮
> ①不安の表出を受け止め不安の程度や内容を把握し，気遣いを示す．
> ②輸液の利益・不利益について説明するとともに，患者の意思を尊重することを保証する．

X おわりに

　本項では終末期がん患者に使う輸液について述べた．まず食べられなくなった場合にはその原因を取り除けるかを考え，対症療法を行う．そして継続的な栄養治療を考える．悪液質が併発した際には，一気に投与する水分量やエネルギー量を制限することで，残されたわずかな身体機能に対する負荷を制御していく．

> **処方例**　悪液質併発後
> ソリタ®-T3/T1　0～1,000 mL/日
> ・投与時間は患者の希望や状態を考慮して決める．
> ・輸液による症状の緩和の有無，体液貯留，浮腫，気道分泌など繰り返し評価し，輸液量を見直して調節する．

文献

1) 日本緩和医療学会厚生労働科学研究「第3次がん総合戦略研究事業 QOL向上のための各種患者支援プログラムの開発研究」班：終末期癌患者に対する輸液治療のガイドライン．2006．
2) 東口高志ほか：末期癌患者の輸液療法．日医師会誌 132：61-64，2004．
3) 森田達也：終末期がん患者に対する輸液療法；身体症状への影響．緩和医療学 6(2)：34-43，2004．
4) 東口高志ほか：全身症状に対する緩和ケア．外科治療 96：934-941，2007．
5) 東口高志ほか：実践！ がん患者の栄養管理と疼痛管理．癌の臨床 53：199-209，2007．

〈岡崎凡子〉

付　録

| 📖 Further Readings | 338 |

Further Readings
～テーマを一歩進んで理解するために～

各項のテーマを一歩進んで理解するために，必読の関連図書を，項目執筆者にコメント付きで選んでいただきました．ここに挙げられた論文・書籍・Webページを参照すれば一層理解が進みます．

【雑誌・書籍】

① 黒川　清監訳：体液異常と腎臓の病態生理　第2版
出版社：メディカル・サイエンス・インターナショナル
発行年：2007
コメント：水・電解質異常について掘り下げて丁寧に書かれています．読めば読むほど味わい深い一冊です．（小泉三輝）
関連項目：Ⅱ-② 脱水と血管内容量の評価

② 深川雅史監，柴垣有吾著：より理解を深める！ 体液電解質異常と輸液　第3版
出版社：中外医学社
発行年：2007
コメント：具体例を交えながら，気になる疑問について整然とかつわかりやすく記述されています．（小泉三輝）
：読むたびに臨床で抱いた疑問が何度となく解決できる名著である．電解質異常に遭遇したときに読んでも迅速な対応が可能な実用書でもある．私同様，この本で電解質の世界に興味がわいた医師は多いのではないだろうか．（花田　健）
：柴垣先生が書かれた，実臨床ですぐに利用できる，すばらしい一冊．（土師陽一郎・藤田芳郎）
：非常に高度な内容までとても平易に書いてありわかりやすいです．（松原　雄）
：輸液製剤の各体内コンパートメントへの分布割合，張度と浸透圧の差などがわかりやすく解説されています．（田川美穂）
：電解質の異常をわかりやすく勉強できる．（島津智子）
関連項目：Ⅱ-② 脱水と血管内容量の評価
：Ⅱ-③-(1) Na，Cl濃度の異常，診断と補正の原則
：Ⅱ-③-(2) K濃度の異常，診断と補正の原則
：Ⅱ-③-(3) Ca/P/Mgの異常，診断と補正の原則
：Ⅳ-⑥ 腎臓内科で使う輸液
：Ⅳ-⑧ 内分泌科で使う輸液

③ 小松康宏，深川雅史編：腎臓・水電解質コンサルタント
出版社：金芳堂
発行年：2009
コメント：腎臓内科医に投げかけられる疑問がほぼ網羅されています．（小泉三輝）
関連項目：Ⅱ-② 脱水と血管内容量の評価

④ INTENSIVIST 1（3）特集 AKI
　　　　　　2（4）特集　急性心不全
　　出版社：メディカル・インターナショナル・サイエンス
　　発行年：2009，2010
　　コメント：最新の知見が，実践的に記載されています．他の特集も大変面白いです．（小泉三輝）
　　関連項目：Ⅱ-② 脱水と血管内容量の評価

⑤ Mayo PH, Solim AD：Critical Care Ultrasonography, Alexander Levitov
　　出版社：McGraw Hill
　　発行年：2008
　　コメント：ICUでのさまざまなエコー手技が紹介されています．（小泉三輝）
　　関連項目：Ⅱ-② 脱水と血管内容量の評価

⑥ 柴垣有吾：輸液のキホン
　　出版社：日本医事新報社
　　発行年：2010
　　コメント：電解質・輸液についての基本的な考え方が幅広く理解できる．ぜひレジデントのうちに読んでおきたい輸液の導入書である．（花田　健）
　　関連項目：Ⅱ-③-（1）Na，Cl濃度の異常，診断と補正の原則

⑦ 日常診療・当直のための酸塩基平衡，水・電解質，輸液．medicina 44（3）
　　出版社：医学書院
　　発行年：2007
　　コメント：当直などでの実際に用いる薬剤の種類，量が載っており，便利で使いやすい．（土師陽一郎・藤田芳郎）
　　関連項目：Ⅱ-③-（2）K濃度の異常，診断と治療の原則

⑧ Robert J：Unwin Pathophysiology and management of hypokalemia；a clinical perspective. Nature Reviews Nephrology 7：75-84
　　出版社：npg
　　発行年：2011
　　コメント：低カリウム血症のわかりやすいレビュー．図もすっきりしており見やすい．（土師陽一郎・藤田芳郎）
　　関連項目：Ⅱ-③-（2）K濃度の異常，診断と治療の原則

⑨ 黒川　清：Short seminars 水・電解質と酸塩基平衡
　　出版社：南江堂
　　発行年：2004
　　コメント：わかりやすいうえに，コンパクトで持ち運びにも重宝します．問題つきなので，何度も繰り返して自分で手を動かして解くことで，基本的な診断過程を身につけることができます．（松原　雄）
　　　　　　：水・電解質の知識が平易に語られている入門書．（金井伸行）
　　関連項目：Ⅱ-③-（3）Ca/P/Mgの異常，診断と補正の原則
　　　　　　：Ⅳ-④-（1）下痢・嘔吐のときの輸液

⑩ Rose BD, Post TW：Clinical Physiology of Acid-Base and Electrolyte Disorders, 5th ed
　　出版社：McGraw-Hill
　　発行年：2001
　　コメント：酸塩基平衡の原則は良質な本を1つ読めば十分です．Burton Roseによるこの本は酸塩基平衡のほか電解質や体液の異常がわかりやすく解説された秀逸本です．今回の酸塩基平衡の原則の内容の多くはこの本から取り上げまとめたものです．（三枝孝充）
　　関連項目：Ⅱ-④ 酸塩基平衡異常の分析の原則

⑪ 小山　薫：わかりやすい輸液と輸血
　　出版社：メジカルビュー
　　発行年：2010
　　コメント：輸液と輸血のことが一冊でわかりやすく書かれています．（今井直彦）
　　関連項目：Ⅱ-⑥ 輸液の禁忌

⑫ 飯野靖彦：一目でわかる水電解質 第2版
　　出版社：メディカル・サイエンス・インターナショナル
　　発行年：2002
　　コメント：水電解質の基礎の考え方をわかりやすく説明した本である．（飯野靖彦）
　　関連項目：Ⅱ-⑧ ORS（経口電解質補正液）・スポーツドリンク・ジュース

⑬ 飯野靖彦：一目でわかる輸液 第2版
　　出版社：メディカル・サイエンス・インターナショナル
　　発行年：2003
　　コメント：輸液の考え方をわかりやすく説明した本である．（飯野靖彦）
　　関連項目：Ⅱ-⑧ ORS（経口電解質補正液）・スポーツドリンク・ジュース

⑭ 井上善文：TPNレクチャー　処方・手技・管理のフォトブリーフィング
　　出版社：南江堂
　　発行年：2004
　　コメント：静脈栄養法の実践がわかりやすいうえに，基本的な疑問に答えている．（鷲澤尚宏）
　　関連項目：Ⅲ-② 末梢静脈栄養と中心静脈栄養の原則とメニュー

⑮ 静脈・経腸栄養 第3版─基礎・臨床研究のアップデート．日本臨牀 68 3（増刊3）
　　出版社：日本臨牀社
　　発行年：2010
　　コメント：臨床栄養を網羅しており，知っておくべき基礎知識が把握できる．（鷲澤尚宏）
　　関連項目：Ⅲ-② 末梢静脈栄養と中心静脈栄養の原則とメニュー

⑯ 静脈経腸栄養年鑑 2011 製剤・器具一覧
　　出版社：ジェフコーポレーション
　　発行年：2011
　　コメント：国内に流通している製剤や器具の最新情報確認が可能である．（鷲澤尚宏）
　　関連項目：Ⅲ-② 末梢静脈栄養と中心静脈栄養の原則とメニュー

⑰ 急性呼吸不全に対する人工呼吸患者の栄養管理ガイドライン．人工呼吸 27（1）：75-118
　　出版社：日本呼吸療法医学会
　　発行年：2010
　　コメント：呼吸器疾患のみならず，重症患者の栄養管理についてエビデンスをもとに詳しく解説されている．（西川　元）
　　関連項目：Ⅲ-④ 経腸栄養の原則

⑱ 大熊利忠，金谷節子：キーワードでわかる臨床栄養 改訂版．http://www.nutri.co.jp/dic/
　　出版社：羊土社
　　発行年：2011
　　コメント：WEB上で閲覧でき，わかりやすくまとめてある．（西川　元）
　　関連項目：Ⅲ-④ 経腸栄養の原則

⑲ Paul L. Marino 著, 稲田英一監訳：ICU ブック 第 3 版
出版社：メディカル・サイエンス・インターナショナル
発行年：2008
コメント：救急「初療」の輸液についての本はほとんどない．救急疾患各論からの輸液を
しっかり抑えるか，やはり輸液そのものの基本を抑えるしかない．救急初療で
はないが，さらに critical care での輸液を勉強するには，「一度は目を通してお
くべき書」といえる．しかし，ところどころ著者のセンスが光りすぎて逸脱し
ているきらいがあるようにも感じる．"The ICU Book"の邦訳版が『ICU ブック』
である．できれば，どの洋書でも言えることだが，原書で読んでほしい．（谷
口洋貴）
：有名な本ですが，輸液や輸血の理論的背景がわかりやすく書かれています．（田
中具治）
関連項目：Ⅳ-①-(1) 初療での輸液
：Ⅳ-② 麻酔科で使う輸液

⑳ 日本蘇生協会監：AHA 心肺蘇生と救急心血管治療のためのガイドライン 2005（日本語版）
出版社：中山書店
発行年：2006
コメント：米国心臓学会が出している心肺蘇生についての基本的なガイドラインです．現
時点でのエビデンス集として，処置それぞれの根拠を示してくれています．最
近ガイドライン 2010 も発表されました．（濱中訓生）
関連項目：Ⅳ-①-(2) 心肺蘇生時の輸液

㉑ 熱傷治療ガイドライン 2010．救急医学 37（4）
出版社：へるす出版
発行年：2010
コメント：熱傷の治療について，わかりやすく説明されています．（平川昭彦）
関連項目：Ⅳ-①-(5) 熱傷の輸液

㉒ Q & A とケーススタディで学ぶ　重症熱傷の初期診療．救急・集中治療 19（9・10）
出版社：総合医学社
発行年：2007
コメント：問題形式でより詳しく知りたい人向けです．（平川昭彦）
関連項目：Ⅳ-①-(5) 熱傷の輸液

㉓ 特集 Sepsis．INTENSIVIST 1（2）
出版社：メディカル・サイエンス・インターナショナル
発行年：2009
コメント：敗血症全般についてわかりやすく最新の情報まで網羅されており，より深く知
りたい人向けです．（大野博司）
関連項目：Ⅳ-①-(6) 敗血症性ショックの輸液

㉔ 特集 重症感染症．INTENSIVIST 2（1）
出版社：メディカル・サイエンス・インターナショナル
発行年：2010
コメント：重症感染症についてわかりやすく説明されています．（大野博司）
関連項目：Ⅳ-①-(6) 敗血症性ショックの輸液

㉕ ALI/ARDS 診療のためのガイドライン 第 2 版
出版社：学研メディカル秀潤社
発行年：2010
コメント：最近のエビデンスを盛り込んでおり，人工呼吸管理や薬剤について具体的に記
載されています．（黄瀬大輔）
関連項目：Ⅳ-①-(7) ALI/ARDS の輸液

㉖ 藤谷茂樹ほか編：特集 ARDS．INTENSIVIST 1（1）
出版社：メディカル・サイエンス・インターナショナル
発行年：2009
コメント：ALI/ARDS の病態，治療法の考え方について詳しく説明されています．（黄瀬大輔）
関連項目：Ⅳ-①-（7）ALI/ARDS の輸液

㉗ Rivers EP. Fluid-management strategies in acute lung injury--liberal, conservative, or both? N Engl J Med [CommentEditorial] 354（24）：2598-2600
出版社：Massachusetts Medical Society
発行年：2006
コメント：FACTT study に対する Editorial．ALI/ARDS の病態の進行と変化，それに対する輸液法の考え方について的確に書かれています．（黄瀬大輔）
関連項目：Ⅳ-①-（7）ALI/ARDS の輸液

㉘ Calfee CS, Matthay MA：Nonventilatory treatments for acute lung injury and ARDS. Chest 131（3）：913-920
出版社：American Collage of Chest Physicians
発行年：2007
コメント：FACTT 後の輸液管理法について，それまでの study の詳細なレビューと，実際に臨床にどのように生かしていけばよいかが書かれています．（黄瀬大輔）
関連項目：Ⅳ-①-（7）ALI/ARDS の輸液

㉙ Cribbs SK, Martin GS：Fluid balance and colloid osmotic pressure in acute respiratory failure：optimizing therapy. Exp Rev Respir Med 3（6）：651-662
出版社：Expert Reviews
発行年：2009
コメント：ALI/ARDS における肺循環生理と輸液の使い方についてのレビューです．（黄瀬大輔）
関連項目：Ⅳ-①-（7）ALI/ARDS の輸液

㉚ 光畑裕正：アナフィラキシーショック
出版社：克誠堂出版
発行年：2008
コメント：基礎から臨床までわかりやすくまとまっています．（石倉宏恭・大田大樹）
関連項目：Ⅳ-①-（8）アナフィラキシーショックの輸液

㉛ 箕輪良行：アナフィラキシーQ&A．救急・集中治療 22（7・8）
出版社：総合医学社
発行年：2010
コメント：知っておくべき事項を，初学者からエキスパートに分けて解説してあります．（石倉宏恭・大田大樹）
関連項目：Ⅳ-①-（8）アナフィラキシーショックの輸液

㉜ 岡元和文編著：わかりやすい輸液管理 Q&A―研修医からの質問398 新装版
出版社：総合医学社
コメント：輸液について，各テーマ別にわかりやすくまとめられている．本項も，術前・術中の輸液管理の部分で参考とした．（田中具治）
関連項目：Ⅳ-② 麻酔科で使う輸液

㉝ ミラー麻酔科学 第6版
出版社：メディカル・サイエンス・インターナショナル
発行年：2007
コメント：いわずとしれた麻酔科のバイブル．術中の輸液量計算については，この本を参考とした．（田中具治）
関連項目：Ⅳ-② 麻酔科で使う輸液

㉞ 丸山一男：周術期輸液の考え方
　　出版社：南江堂
　　発行年：2005
　　コメント：周術期の輸液について，基本からわかりやすく説明されています．（畑　啓昭）
　　関連項目：Ⅳ-③　外科で使う輸液

㉟ 稲田英一編：周術期の輸液・輸血療法（麻酔科診療プラクティス）
　　出版社：文光堂
　　発行年：2005
　　コメント：こちらは，①の本より細かなことまで網羅されており，より深く知りたい人向けです．（畑　啓昭）
　　関連項目：Ⅳ-③　外科で使う輸液

㊱ 日本静脈経腸栄養学会編：静脈経腸栄養ガイドライン
　　出版社：南江堂
　　発行年：2006
　　コメント：栄養療法の基本となるガイドラインです．本文引用のASPENのものとほとんど同じ内容です．（畑　啓昭）
　　関連項目：Ⅳ-③　外科で使う輸液

㊲ 和田孝雄，近藤和子：輸液を学ぶ人のために 第3版
　　出版社：医学書院
　　発行年：1997
　　コメント：輸液の基礎が問答形式でわかりやすく示されている．（金井伸行）
　　関連項目：Ⅳ-④-(1)　下痢・嘔吐のときの輸液

㊳ Diaz JJ, et al.：Guidelines for management of small bowel obstruction. J Trauma 64(6)：1651-1664
　　出版社：Lippincott
　　発行年：2008
　　コメント：腸閉塞の診断・治療のガイドライン．世界標準の治療を知ってみては？（奥知慶久）
　　関連項目：Ⅳ-④-(2)　腸閉塞のときの輸液

㊴ 遠藤龍人ほか：肝不全の輸液管理．Nutrition Care 2(6)：624-628
　　出版社：メディカ出版
　　発行年：2009
　　コメント：著者が管理栄養士向けに執筆したもので，実際の症例をもとに基本事項を解説しています．（遠藤龍人・鈴木一幸）
　　関連項目：Ⅳ-④-(4)　肝硬変のときの輸液

㊵ 森脇久隆ほか編：栄養療法ミニマムエッセンシャル
　　出版社：南江堂
　　発行年：2006
　　コメント：病態別の栄養療法のポイントについて，箇条書きでわかりやすく解説されています．（遠藤龍人・鈴木一幸）
　　関連項目：Ⅳ-④-(4)　肝硬変のときの輸液

㊶ 急性膵炎診療ガイドライン2010改訂出版委員会編：急性膵炎診療ガイドライン2010 第3版
　　出版社：金原出版
　　金原出版：2009
　　コメント：急性膵炎の診断から治療まで，エビデンスに基づいて評価されています．診療の基本とすることができます．（山川一馬）
　　関連項目：Ⅳ-④-(5)　急性膵炎のときの輸液

㊷ 佐藤直樹編：徹底ガイド心不全Q&A．救急・集中治療 22（2）
　　出版社：総合医学社
　　発行年：2010
　　コメント：プレホスピタルから慢性期まで項目ごとに詳細に解説されており読みやすい一
　　　　　　冊です．（益永信豊）
　　関連項目：Ⅳ-⑤-（1）心不全のときの輸液

㊸ 北風政史編：循環器臨床サピア8　心不全の急性期対応
　　出版社：中山書店
　　コメント：心不全の急性期の対応から次のステップで何をすべきかが系統立てて解説され
　　　　　　ています．（益永信豊）
　　関連項目：Ⅳ-⑤-（1）心不全のときの輸液

㊹ American Heart Association：AHA心肺蘇生と救急心血管治療のためのガイドライン
2005
　　出版社：シナジー
　　発行年：2008
　　コメント：循環器を志すなら必ず目を通す必要がある一冊です．（益永信豊）
　　関連項目：Ⅳ-⑤-（2）虚血性心疾患のときの輸液

㊺ 村川裕二：循環器治療薬ファイル
　　出版社：メディカル・サイエンス・インターナショナル
　　発行年：2002
　　コメント：病態に応じて，また，薬剤ごとに薬剤の説明がなされているポケットサイズで
　　　　　　重宝します．（益永信豊）
　　関連項目：Ⅳ-⑤-（2）虚血性心疾患のときの輸液

㊻ 今井圓裕：腎臓内科レジデントマニュアル　第4版
　　出版社：診断と治療社
　　発行年：2007
　　コメント：輸液の基本となる電解質，水分の欠乏・喪失量などをわかりやすく解説してい
　　　　　　ます．（田川美穂）
　　関連項目：Ⅳ-⑥ 腎臓内科で使う輸液

㊼ Mazze M, et al：Staged Diabetes Management, 2nd ed
　　出版社：Wiley
　　発行年：2007
　　コメント：臨床病期に応じた糖尿病治療の入門書で，アルゴリズムで示してあり，わかり
　　　　　　やすい．（坂根直樹）
　　関連項目：Ⅳ-⑦ 糖尿病科での輸液

㊽ 佐野喜子：カーボカウントナビ
　　出版社：エクスナレッジ
　　発行年：2010
　　コメント：炭水化物とインスリン調節について学びたい人にお勧めです．（坂根直樹）
　　関連項目：Ⅳ-⑦ 糖尿病科での輸液

㊾ 松田昌文：病棟血糖管理マニュアル理論と実際
　　出版社：金原出版
　　発行年：2010
　　コメント：病棟での血糖管理を理論的に学びたい人に役立ちます．（坂根直樹）
　　関連項目：Ⅳ-⑦ 糖尿病科での輸液

㊿ 林　寛之：ステップビヨンドレジデント6　救急で必ず出合う疾患編 Part 3
　　出版社：羊土社
　　発行年：2010

コメント：DKA/HHS の救急当直を担うレジデント必携の書です．（坂根直樹）
関連項目：Ⅳ-⑦ 糖尿病科での輸液

(51) Kearney T, et al.：Diabetic and endocrine emergencies. Postgrad Med J 83：79-86
出版社：Blackwell Scientific
発行年：2007
www.postgradmedj.com
コメント：内分泌の救急をわかりやすくまとめてある．（島津智子）
関連項目：Ⅳ-⑧ 内分泌科で使う輸液

(52) 日本アレルギー学会：喘息予防・管理ガイドライン 2009
出版社：協和企画
発行年：2009
コメント：日本における喘息のガイドラインです．（黄瀬大輔）
関連項目：Ⅳ-⑩ 気管支喘息発作時の輸液

(53) ECC Committee, Subcommittees and Task Forces of the American Heart Association. 2010 American Heart Association Guidelines for Cardiopulmonary Resuscitation and Emergency Cardiovascular Care. Circulation
出版社：AHA
発行年：2010
コメント：5 年ごとに改訂される AHA のガイドラインの最新版． 蘇生時の輸液療法に関しても言及している．（久我修二・六車 崇）
関連項目：Ⅳ-⑪ ―（1） 小児の輸液

(54) 日本産科婦人科学会・日本産婦人科医会：産婦人科診療ガイドライン―産科編 2011
出版社：日本産科婦人科学会
発行年：2011
コメント：簡便で治療方針の決定にも役立つ．（近藤英治）
関連項目：Ⅳ-⑪-（2） 周産期の輸液

(55) 日本妊娠高血圧学会：妊娠高血圧症候群（PIH）管理ガイドライン 2009
出版社：メジカルビュー社
発行年：2009
コメント：専門的な内容を多く含む． より深く妊娠高血圧症候群を知りたい人は必読．（近藤英治）
関連項目：Ⅳ-⑪-（2） 周産期の輸液

(56) Cunningham F, et al.：Williams Obstetrics, 23rd ed
出版社：McGraw-Hill Professional
発行年：2009
コメント：周産期医療に携わる医療関係者に必須の一冊．（近藤英治）
関連項目：Ⅳ-⑪-（2） 周産期の輸液

(57) Twycross R ほか著， 武田文和監訳：トワイクロス先生のがん患者の症状マネジメント 第 2 版
出版社：医学書院
発行年：2010
コメント：進行がん， 終末期がん患者の諸症状の管理のためのバイブルです． 値段も手ごろで手元に置いておきたい一冊です．（岡崎凡子）
関連項目：Ⅳ-⑪-（4） 終末期に使う輸液

【関連サイト】

① ESPEN Guidelines.　http://www.espen.org/espenguidelines.html
　コメント：欧州経静脈経腸栄養学会のホームページで参照でき，栄養に関するガイドラインのエビデンスを閲覧できる．（西川　元）
　関連項目：Ⅲ-④　経腸栄養の原則

② WHO：International Statistical Clssification of Disease and Related Health Probleds-10, http://www3.who.int/icd/currentversion/
　関連項目：Ⅳ-①-(9)　熱中症の輸液

③ Bouchama A, Knochel JP：Heat stroke. N Engl J Med 346：1978-1988, 2002
　関連項目：Ⅳ-①-(9)　熱中症の輸液

④ The Global Initiative for Asthma：Global strategy for asthma management and prevention update 2009 (http://www.ginasthma.org)
　コメント：国際的な喘息のガイドライン．喘息治療の考え方，方向性を示すものです．（黄瀬大輔）
　関連項目：Ⅳ-⑩　気管支喘息発作時の輸液

⑤ National Heart, Lung and Blood Institute National Asthma Educationand Prevention Program Expert Panel Report 3：Guidelines for the Diagnosis andManagement of Asthma Full Report 2007 (http://www.nhlbi.nih.gov)
　コメント：米国のNHLBIが作成した喘息治療のガイドライン．小児から成人までの喘息治療について網羅しています．（黄瀬大輔）
　関連項目：Ⅳ-⑩　気管支喘息発作時の輸液

⑥ 日本緩和医療学会厚生労働科学研究「第3次がん総合戦略研究事業QOL向上のための各種患者支援プログラムの開発研究」班：終末期癌患者に対する輸液治療のガイドライン
　発行年：2006
　コメント：本文にも引用していますが，終末期がん患者に対する輸液療法の基本となるガイドラインです．（岡崎凡子）
　関連項目：Ⅳ-⑪-(4)　終末期に使う輸液

ここに挙げられたデータは2012年1月時点のものです．

索引

欧文索引

1,25(OH)$_2$ vitamin D$_3$　67
AAA　243
ABC-OMI　151
abdominal compartment syndrome（ACS）　250
ACS　250
acute lung injury（ALI）　187
acute respiratory distress syndrome（ARDS）　183, **187**
ADH　23, **41**
ADH 受容体拮抗薬　44
Adrogue-Madius 式　46, 47
AG　50, **81**, 82
ALI　187
ANP　23, **33**
ARDS　183, **187**
aromatic amino acid（AAA）　243
ASPEN　**125**, 128
AT-Ⅲ濃縮製剤　207
atrial natriuretic peptide（ANP）　23, **33**
αグルコシダーゼ阻害薬　274
bacterial translocation　131
Bartter 症候群　57, 72
basal energy expenditure（BEE）　235
Baxter 公式　177
BCAA　207, **236**, 243
BCAA 輸液製剤　244
BEE　235

BNP　23
branched chain amino acid（BCAA）　207, **236**, 243
β$_2$ 刺激薬　62, 195, 297
β$_2$ 受容体　52
capillary refill time　225
central pontine myelinolysis（CPM）　44, 303
central venous catheter（CVC）　107, 131
central venous pressure（CVP）　34
CHDF　203
Child-Pugh 分類　242
CIN　270
Cl 濃度異常　48
CO$_2$　74
conservative fluid management　189
contrast-induced nephropathy（CIN）　270
CPM　44, 303
CSWS　292
CVC　107, 131
CVP　34
dehydration　30, **224**, 323
DIC　207
early goal directed therapy（EGDT）　182, 189, 251
EDGT での目標　183
EGDT　182, 189, 251
elimination diet　238
ESPEN　125, **128**, 245

FACTT　186, 189
FAO/WHO 基準　135
FENa　32
FEUN　32
FFP　170, 314
FloTrac　36
Fluid and Catheter Treatment Trial　186, 189
Forrester 分類　254
Fr　113
G　113
G-I 療法　62
GFX 組成　134
Gitelman 症候群　57, 72
GLUT1　120
GSX 製剤　136
H$_1$ 受容体拮抗薬　197
H$_2$ 受容体拮抗薬　197
half saline　**154**, 204
Harris-Benedict の式　139
HCO$_3$$^-$　74, 76
HELLP　316
Henderson-Hasselbalch の式　75
HES　101
HMG-CoA 還元酵素阻害薬　260
Holliday と Segar の計算式　302, 303
HPN　238
hungry bone syndrome　287
ICU　33, 280
IL-1　207

inferior vena cava diameter（IVC 径） 34
IVC 径 34
JSPEN 125
Killip 分類 261
K 濃度異常 52
mEq 6
n-3 系多価不飽和脂肪酸 238
NAC 271
NaHCO$_3$ 271
Na 欠乏性脱水 204
Na-糖共輸送 120
Na 濃度異常 38
Na$^+$吸収阻害薬 57
Na 補正推定式（Adrogue-Madius 式） 46, 47
NPC/N 比 **132**, 140
N-アセチルシステイン 271
ORS 118
OS-1 120
PALS 299
Parkland の公式 177
PCI **258**, 261
PCPS 203
PCT 251
PEG 333
PEM 232, 241
peripheral venous catheter（PVC） 107, 130, 131
peripherally inserted central catheter（PICC） 107, 131
pH **75**, 130
PICC 107, 131
PiCCO 36
PPN 130
PPN 輸液 101
PPV 35
principal cell 54
protein-energy malnutrition（PEM） 232, 241

pulse pressure variation（PPV） 35
PVC 107, 130, 131
rapid turnover protein（RTP）値 236
RCC 314
REE 241
refeeding syndrome 235
refilling 期 249
resting energy expenditure（REE） 241
RTP 値 236
SAFE study 183
SIADH **284**, 292, 303
SIRS **181**, 247
Starling の式 188
Stevenson-Nohria の分類 254
stroke volume variation（SVV） 35
SVV 35
Swan-Ganz カテーテル **36**, 206
syndrome of inappropriate secretion of antidiuretic hormone（SIADH） **284**, 292, 303
systemic inflammatory response syndrome（SIRS） **181**, 247
TEO 基準 135
Tmp/GFR 68
TNF-α 207
tonicity 39
total parenteral nutrition（TPN） 232
TPN 232
TPN 輸液 96
Trendelenburg 体位 195
triple-H 291
TTKG 56

UA 49
UC 49
unmeasured anion（UA） 49
unmeasured cation（UC） 49
vaptan 44
volume depletion 30, **224**, **323**
WHO ガイドライン 119

■━━ 和文索引 ━━■

あ

悪液質 329
悪性症候群 171
アジソン病 72
アシデミア 75
アシドーシス 75
アトニン 312
アトニン-O 313, 315
アドレナリン 193
アナフィラキシー 193
アナフィラキシーショック 193
アナフィラキシー反応 193
アニオンギャップ **50**, **81**, 82
アミノグリコシド 72
アミノ酸製剤 132
アムホテリシン B 72
アルカレミア 75
アルカローシス 75
アルドステロン作用 58
アルブミン 169
アルブミン製剤 21
アレルゲン 193
安静時エネルギー消費量 241
アンモニア 240, **242**

い

維持液 17, **92**
維持輸液 8, 26, 299
一次評価 299
1 回拍出量変動 35
溢水 155

イレウス　229
イレウス管　228
胃瘻　144
陰イオン　49, 57
インスリン　52, 280

う
右心不全　254

え
栄養管理　333
栄養不良　126
栄養輸液　91
栄養輸液製剤　96
腋窩の乾燥　322
エネルギー消費量とがんの進展　334
エピペン　199
塩酸プロメタジン　197
炎症性サイトカイン　207
炎症性腸疾患　232

お
嘔気　333
嘔吐　64, **223**, 333
横紋筋融解症　**171**, **205**
悪心　64

か
開始液　92
開始時期　127
外傷　155
潰瘍性大腸炎　232
加温急速大量輸液　196
化学的静脈炎　105
過換気療法　206
果汁　121
家族性低カルシウム尿性高カルシウム血症　65
下大静脈径　34
学校教職員　199
褐色細胞腫　288
活性型第VII因子製剤　315
活性型ビタミンD　67

カテコラミン　52
カテーテル感染　124
カテーテル関連血流感染症　109
カテーテル選択　107
ガベキサートメシル酸塩　315
からだの中での電解質の分布　13
からだの中の水分の分布　13
カリウム製剤　102
カリウム動態　52
カリウムの異常　52
カリウムの移動　52
カリウム排泄　53
カルシウムの異常　64
カルシトニン　66
カルニチン　244
肝硬変　240
患者・家族への配慮　336
肝障害　207
肝性脳症例　240
間接熱量測定　235
完全静脈栄養法　232
感染性合併症　126, 127
感染性下痢　118
甘草　55, **58**
冠動脈灌流圧　159
肝庇護剤　207
肝不全　135
肝不全用経腸栄養剤　246
肝不全用特殊組成アミノ酸輸液製剤　244

き
機械的合併症　110
機械的静脈炎　105
気管支喘息　295
気管挿管　195
キシリトール　94
偽性アルドステロン症　58
偽性副甲状腺機能低下症　67

キット製剤　133
気道分泌　332
キドミン　265, 268
救急救命士　199
救急初療　150
急性冠症候群　258
急性呼吸窮迫症候群　183, **187**
急性呼吸性アシドーシス　85
急性心筋梗塞患者　260
急性心不全　253
急性腎不全　205
急性腎不全利尿期　267
急性膵炎の重症度判定基準　248
急性肺障害　187
急速大量輸液　195
急速輸液　164, **165**, 193, 202
急速冷却　202
凝固障害　**169**, 170
胸水　332
強制利尿　272
橋中心脱髄症候群　**44**, 303
魚類　238
起立性の心拍数増加・血圧低下　323

く
空腸瘻　144
クエン酸　121
窪んだ眼窩　322
クモ膜下出血　290
クラッシュ症候群　171
グリコーゲン　121
クーリングマット　203
グルカゴン　197
グルカゴン-インスリン療法　207
グルコース　94
グルコース・インスリン療法　62
グルコン酸カルシウム　61

クローン病　232

け

計画の軌道修正　129
経口電解質補正液　118
経口補水液　**118**, 121
経口補水塩　118
頸静脈虚脱　323
頸静脈の評価　31
経静脈輸液　121
経腸栄養　124, **143**, 232
経鼻胃管　144, 228
経鼻十二指腸管　144
経鼻小腸管　144
経皮的冠動脈インターベンション　258
経皮的内視鏡下胃瘻造設　333
頸部食道瘻　144
ゲージ　113
血液ガス　55
血液製剤　213
血液透析　272
血液の量　12
血液破壊像　207
血液分布異常性ショック　193
血液冷却法　203
血管透過性　248
血管内脱水　229
血管内皮細胞傷害　207
血管内容量　30
血行力学的脳虚血　290
血漿浸透圧　19, 20, **38**, 56
血漿張度　**21**, 38
血漿レニン活性・血清アルドステロン値　56
血清Ca濃度　64
血清K濃度　52, 53, 60
血清Mg　71
血清Na濃度　39
血清P濃度　68
血栓塞栓性脳虚血　290

血栓溶解療法　261
血糖管理　127
下痢　223
倦怠感　331
原発性副甲状腺機能亢進症　64

こ

高エネルギー外傷　150, **164**
高温多湿環境　201
口渇　23, 330
高カリウム血症　60
高カルシウム血症　**64**, 287
高カロリー輸液　**133**, **139**, 265, 268
口腔ケア　330
口腔内の乾燥　322
高クロル性代謝性アシドーシス　223
高血糖　124, 126, 127, 128, 275
高血糖性緊急症　275
抗原除去食　238
膠質液　101, **169**, **170**, **213**, 301
膠質浸透圧　21
恒常性　129
甲状腺機能低下症　72
高浸透圧性非ケトン性昏睡　275
高浸透圧利尿薬　206
高張アルブミン製剤　21
高張食塩水　45, 285
高張性脱水　204
高ナトリウム血症　**46**, 225
高濃度リドカイン製剤　102
抗ヒスタミン薬　197
高マグネシウム血症　71
絞扼性腸閉塞　228
抗利尿ホルモン　23, **41**
抗利尿ホルモン不適合(切)分泌症候群　**284**, 292, 303
高リン血症　68
高齢者　322

呼吸商　241
呼吸性アシドーシス　76, **84**
呼吸性アルカローシス　76, **87**
骨髄(内)輸液，骨髄輸液路　158, 195, **305**
骨端線　306
古典的熱射病　205
5％ブドウ糖液　15
こむら返り　204
混合性酸塩基平衡異常　82
昏睡度分類　243
コンパートメント症候群　173

さ

細菌性静脈炎　105
在宅医療　322
サイフォニング現象　116
細胞外液　12
細胞外液製剤　**92**, **153**, **164**, **165**, **173**, **195**
細胞外液の減少　323
細胞外液量　17
細胞内液　12
細胞内脱水　323
酢酸　**92**, 210
酢酸リンゲル液　**153**, 195
左心不全　254
サードスペース　212, **216**, **218**, 229
サルコイドーシス　65
サルブタモール　195
酸塩基平衡　74
酸塩基平衡異常　75
産科大量出血　315
三尖弁逆流圧較差　34
酸素供給　213
三方活栓　110

し

ジアゼパム　319
子癇　72, **318**
子宮収縮剤　315

シクロスポリン　72
自己注射キット　199
シスプラチン　72
持続皮下注射法　324
舌の縦じわ　322
シックデイ　274
質量モル濃度　6
ジフェンヒドラミン　197
脂肪乳剤　101, 137, 236, 237
シメチジン　197
周術期輸液　215
重症頭部外傷　170
重症妊娠高血圧症候群　320
重症敗血症　181
重炭酸　92, 210
終末期がん患者　329
終末期の輸液　329
主細胞　54, 57
ジュース　118, 121
出血　211, 216
出血性ショック　164, 167, 169, 170
術前輸液　209
術中の維持輸液　211
腫瘍崩壊症候群　72
循環血液（漿）減少性ショック　193, 202, 249
循環血液量　228
循環血液量減少　154, 212
消化管出血　154
消化吸収障害　235
消化態栄養剤　145, 237
晶質液　91, 169, 170, 301
静脈栄養　124
静脈炎　105, 109
初期輸液（熱傷）　175
ショック　164, 181, 193, 247
ショック（小児）　299
ショックインデックス　167
シリンジポンプ　114

心原性心停止　159
人工膠質液　101, 169, 213
心室細動　196
心室頻拍　196
腎障害　60
新鮮凍結血漿　170, 314
腎臓内科　264
身体抑制　325
心停止　155, 157, 196
浸透圧　9, 119, 130
浸透圧性下痢　223
浸透圧調節系　23
浸透圧の計算　90
浸透圧比　14
腎毒性物質　206
心不全　206
腎不全　135, 264
深部体温　201
心房性ナトリウム利尿ペプチド　23, 33

す
膵炎　247
水分摂取量（小児）　298
スタチン　260
ステロイド　198
ステロイド治療　183
スポーツドリンク　118
スライディングスケール　279

せ
正常分娩時　312
成分栄養剤　145, 237
成分栄養療法　237
生理食塩水　15, 92
生理食塩水の浸透圧　37
赤血球濃厚液　314
全身ステロイド　297
全身性炎症反応症候群　181, 247
喘息発作　295
穿通性外傷　165

前負荷の評価　185

そ
造影剤腎症　270
臓器障害　205
早期の静脈栄養　127, 128
早期目標指向型治療　182
早期目標指向型治療のアルゴリズム　184
総合ビタミン製剤　99
総水分量（小児）　298
挿入部位選択（カテーテル）　107
測定されない陰イオン　49
測定されない陽イオン　49
組織因子　207
ソルビトール　94

た
体液区分のイオン構成　49
体液の電解質組成　217
体液量過剰　42
体液量欠乏　43
体液量（細胞外液量）　17
体腔冷却法　203
胎児被曝線量　310
代謝水　2
代謝性アシドーシス　53, 56, 76, 79, 83
代謝性アルカローシス　53, 76, 77
体重　31
代償性変化　75
体表冷却法　203
多臓器不全（障害）　201, 205
脱水　30, 118, 151, 228
脱水の身体所見　322
多発外傷　164
多発性神経炎　136
炭酸水素ナトリウム　62, 161, 271, 276
蛋白-エネルギー栄養障害

232, 241
蛋白不耐症 242, 246
蛋白漏出 235

ち

チアミン 132
中心静脈圧 34, 206
中心静脈栄養輸液 139
中心静脈カテーテル 107, 126, 131
中心静脈ライン（路） 124, 206
中心性橋髄鞘融解症 44, 303
中枢性塩類喪失症候群 292
超音波ガイド下挿入 110
張度 39
腸閉塞 228

て

低アルブミン血症 246
低カリウム血症 53, 225, 265
低カリウム性周期性四肢麻痺 53
低カルシウム血症 66, 287
定期的に目視にて確認 114, 116
低クロル性代謝性アルカローシス 223
低血糖（小児） 301
低体温療法 162
低蛋白食 246
低張性脱水 204
低ナトリウム血症 38, 119, 225, 284, 292, 303
低マグネシウム血症 72
低容量性ショック 172, 173
低リン血症 69, 265
テオフィリン中毒 72
デキストラン 101
デスモプレシン 286
デメクロサイクリン 293
テーラーメード 135
電解質異常 40, 172, 174

電解質製剤 132
電解質の補正 155
電解質必要量 7
点滴セット 110

と

糖液 132
頭蓋内圧上昇 206
糖質の違い 94
透析 264, 268
等張アルブミン製剤 21
等張晶質液 300
等張尿 267
糖尿病性ケトアシドーシス 275
動脈圧変動 35
当量 6
特殊組成アミノ酸輸液 240
ドレッシング材 110
ドレーンなどからの排液 216
トロンボモジュリン製剤 207
鈍的外傷 165

な

内因性脂質 241
難治性ショック 196

に

ニカルジピン塩酸塩 317
二次性アルドステロン症 155
二次評価 300
二相性反応 198
ニフェジピン 317
1/2生食 154, 204
乳酸 92, 210
乳酸アシドーシス 136, 274
乳酸リンゲル液 92, 153, 195
乳児下痢 118
尿 Ca/Cr 比 68
尿希釈能 265
尿素窒素分子量 19
尿中 K 濃度 56
尿中 Na 排泄分画 32

尿中尿素窒素排泄分画 32
尿濃縮能 265
尿濃縮力（小児） 298
尿比重 33
尿崩症 286
尿量 4, 320
妊娠悪阻 309, 311
妊娠高血圧症候群 316, 319
妊娠と薬 310

ね

ネオアミユー 265
ネクロセクトミー 251
熱痙攣 201
熱失神 201
熱射病 201
熱傷 175
熱傷面積 176
熱中症 201
熱疲労 201

の

脳血管攣縮 291
脳蘇生 206

は

敗血症 181, 251
敗血症性ショック 181
敗血症の定義 181
配合変化 104
肺水腫 206, 320
ハイドロコルチゾン 198, 288
播種性血管内凝固症候群 207
バプタン 44
バルーンタンポナーデ法 315, 316
バンコマイシン 103
半消化態栄養剤 145
半透膜 9

ひ

ビオグリタゾン塩酸塩 274
皮下注射 326
皮下埋没型中心静脈栄養ポート

333
皮下輸液　334
ヒスタミン　103
ビスホスホネート　66
ビタミンA中毒　65
ビタミンB_1　99, 132, 311, 312
非蛋白熱量窒素比　**132**, 140
人アンチトロンビンIII　315
ヒドロキシエチルデンプン　101
ヒドロコルチゾン　198, 288
微量元素欠乏　238
微量元素製剤　**99**, 136
便の水分量　3
頻脈　316

ふ
不安定狭心症　259
フィッシャー比　243
フェニトイン　319
不感蒸泄　3
副甲状腺機能低下症　67
副甲状腺切除の周術期　287
副腎不全　287
腹水　332
浮腫　332
不整脈　196
ブドウ糖　134
ブドウ糖分子量　19
フルクトース　94
フルドロコルチゾン　293
プレドゾロンニン強力静注療法　234
プレバイオティクス　238
プレフィルドシリンジ製剤　136
フレンチ　113
プロカルシトニン　251
フロセミド　320

分岐鎖アミノ酸　207, 236, 243
分子量　6
分泌性下痢　223
分娩後異常出血　313
分娩時　312
分娩第3期　312

へ
ヘスパンダー　267
ペナンブラ　290
ペルジピン　319

ほ
芳香族アミノ酸　243
補充輸液　26, 299
補正Ca濃度　64
ホメオスタシス　129
ポリ塩化ビニルフリー　112

ま
マキシマルバリアプレコーション　110
マグセント　318
マグネシウムの異常　71
末梢静脈栄養法　130
末梢静脈カテーテル　**107**, 130, **131**
末梢静脈穿刺中心カテーテル　**107**, **131**
末梢静脈点滴の代用　324
末端肥大症　69
麻痺性イレウス　121
マルトース　94
慢性呼吸性アシドーシス　85

み
ミオグロビン　171, 172, 173, 174, 205
水制限　284

め
メイラード反応　104, 134, **136**
メチルプレドニゾロン　198

メトホルミン　274

も
モル濃度　6
門脈-大循環短絡（シャント）　241

や
夜間の持続輸液　29
薬物中毒　155

ゆ
有効浸透圧　39
有痛性痙攣　204
輸液管理（熱傷）　179
輸液製剤　91
輸液チャレンジ　185
輸液ポンプ　114

よ
陽イオン　49
容量mol濃度　6
容量調節系　23
ヨード系造影剤　270
4-2-1ルール　4

ら
ラニチジン　198

り
リチウム　293
リチウム摂取　72
硫酸マグネシウム　318
流量制御型　114
リンゲル液　99, 153, 210
リン酸エステル型ステロイド　198
リンの異常　68

れ
レッドマン症候群　103
レニン-アンジオテンシン-アルドステロン　23

ろ
労作性熱射病　205

検印省略

原則から処方の具体例までわかる
輸液のコツとポイント
定価（本体6,200円＋税）

2012年2月14日　第1版　第1刷発行
2020年7月15日　　同　　第5刷発行

編　者	畑　　啓昭（はた　ひろあき）
	BEAM（Bunkodo Essential & Advanced Mook）編集委員会
発行者	浅井　麻紀
発行所	株式会社 文光堂
	〒113-0033　東京都文京区本郷7-2-7
	TEL （03）3813-5478（営業）
	（03）3813-5411（編集）

ⓒ 畑　啓昭・BEAM編集委員会, 2012　　　　　印刷・製本：広研印刷

ISBN978-4-8306-8145-5　　　　　　　　　　Printed in Japan

- 本書の複製権，翻訳権・翻案権，上映権，譲渡権，公衆送信権（送信可能化権を含む），二次的著作物の利用に関する原著作者の権利は，株式会社文光堂が保有します．
- 本書を無断で複製する行為（コピー，スキャン，デジタルデータ化など）は，私的使用のための複製など著作権法上の限られた例外を除き禁じられています．大学，病院，企業などにおいて，業務上使用する目的で上記の行為を行うことは，使用範囲が内部に限られるものであっても私的使用には該当せず，違法です．また私的使用に該当する場合であっても，代行業者等の第三者に依頼して上記の行為を行うことは違法となります．
- JCOPY〈出版者著作権管理機構　委託出版物〉
本書を複製される場合は，そのつど事前に出版者著作権管理機構（電話03-5244-5088, FAX 03-5244-5089, e-mail：info@jcopy.or.jp）の許諾を得てください．